高等中医药院校精品教材

U0265679

中医养生学

（供中医学、针灸推拿学、中西医临床医学、护理学等专业使用）

（第2版）

主　编　吕　明

副主编　（以姓氏笔画为序）

马惠升（宁夏医科大学中医学院）　　　石国凤（贵州中医药大学）

刘晓艳（长春中医药大学）　　　　　　刘源香（山东中医药大学）

杨云才（云南中医药大学）　　　　　　张思超（山东中医药大学）

黄锦军（广西中医药大学）　　　　　　翟　伟（天津中医药大学）

樊　云（湖北中医药大学）　　　　　　魏玉龙（北京中医药大学）

编　委　（以姓氏笔画为序）

王　列（辽宁中医药大学）　　　　　　王　彭（天津中医药大学）

王　辉（江西中医药大学）　　　　　　王卫刚（陕西中医药大学）

王晓东（浙江中医药大学）　　　　　　田　辉（辽宁中医药大学）

邢海娇（河北中医学院）　　　　　　　纪　清（上海中医药大学）

李　丹（天津中医药大学）　　　　　　李　武（湖南中医药大学）

李　洁（河北中医学院）　　　　　　　杨茜芸（湖南中医药大学）

应　荐（上海中医药大学）　　　　　　汪　莹（重庆医科大学中医药学院）

宋志秀（南京中医药大学）　　　　　　张　静（山东中医药大学）

张友健（贵州中医药大学）　　　　　　张玲玲（广西中医药大学）

张献文（贵州中医药大学）　　　　　　陈　建（福建中医药大学）

陈红亮（河南中医药大学）　　　　　　邵　瑛（广州中医药大学）

郑娟娟（上海中医药大学）　　　　　　徐　飚（南京中医药大学）

郭建红（宁夏医科大学中医学院）　　　常佳怡（黑龙江中医药大学）

熊常初（湖北中医药大学）

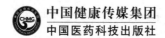
中国健康传媒集团
中国医药科技出版社

内容提要

　　本教材为高等中医药院校精品教材之一。本教材分上、中、下三篇和附篇：上篇主要介绍了中医养生学概述、中医养生学发展简史、中医养生学的基本观点和基本原则；中篇为方法篇，主要介绍了中医养生的一般方法、特色方法以及其他方法；下篇为应用篇，重点介绍了中医养生方法的运用；附篇则主要介绍了中医养生文献辑要等内容。

　　本教材可供全国高等中医药院校中医学、针灸推拿学、中西医临床医学及护理学等专业的本科生使用，也可供广大中医养生爱好者参考使用。

图书在版编目（CIP）数据

中医养生学/吕明主编.—2版.—北京：中国医药科技出版社，2021.3（2024.7重印）

高等中医药院校精品教材

ISBN 978-7-5214-2370-9

Ⅰ.①中…　Ⅱ.①吕…　Ⅲ.①养生（中医）—中医学院—教材　Ⅳ.①R212

中国版本图书馆CIP数据核字(2021)第045310号

美术编辑　陈君杞

版式设计　友全图文

出版　**中国健康传媒集团** | 中国医药科技出版社

地址　北京市海淀区文慧园北路甲22号

邮编　100082

电话　发行：010-62227427　邮购：010-62236938

网址　www.cmstp.com

规格　787×1092mm $\frac{1}{16}$

印张　17 $\frac{3}{4}$

字数　418千字

初版　2015年9月第1版

版次　2021年3月第2版

印次　2024年7月第2次印刷

印刷　北京印刷集团有限责任公司

经销　全国各地新华书店

书号　ISBN 978-7-5214-2370-9

定价　55.00元

获取新书信息、投稿、为图书纠错，请扫码联系我们。

本教材是由长春中医药大学等22所医学院校的中医养生专家遵循"科学、先进、实用、系统、高质量"的原则集体编写而成的，主要供全国高等医药院校中医学、针灸推拿学、中西医临床医学、护理学等专业的本科生使用，也可供其他专业选修本门课程的本科生，以及社会上广大中医养生爱好者使用。

本教材立足于继承与创新相结合，与时俱进，突出中医特色，保持中医养生学的系统性和完整性，全面反映中医养生学的基本知识、基础理论、养生方法和应用，有利于老师教学，有利于学生系统掌握中医养生学的内容，能够满足21世纪对高素质中医药专业人才培养的需要，能够充分体现科学性、先进性、实用性、系统性。

本教材由上、中、下三篇和附篇共九章组成。上篇为理论篇，包括第一章至第四章，主要介绍了中医养生学概述、发展简史、基本观点、基本原则。中篇为方法篇，包括第五章至第七章，主要介绍了中医养生的一般方法、中医养生的特色方法、中医养生的其他方法。下篇为应用篇，包括第八章，主要介绍了中医养生方法的运用。下篇为附篇，包括第九章，主要介绍了中医养生文献辑要。

本教材各章节编写分工如下：第一章、第二章由刘源香编写；第三章、第四章由张思超编写；第五章由石国凤、熊常初、宋志秀、应荐、常佳怡、刘晓艳编写；第六章由王彭、吕明、张友健、樊云、王辉、黄锦军、翟伟、张静、王晓东、李武、纪清、田辉、邢海娇、陈红亮、魏玉龙、徐飚编写；第七章由刘源香、王辉、邵瑛、翟伟、王卫刚、李洁、郑娟娟、张玲玲编写；第八章由马惠升、常佳怡、刘晓艳、吕明、杨茜芸、汪莹、陈建、翟伟、王列、李丹、郭建红、张献文、杨云才编写；第九章由刘源香编写。

本教材在编写过程中，注重强化"精品意识""质量意识"，精心编写，反复修改，层层把关，但由于水平和时间所限，教材中的内容难免有疏漏和不足之处，希望广大师生和中医养生爱好者在使用的过程中提出宝贵意见，以便我们再版时修订提高。

编　者

2020年12月

上篇 理论篇

第一章 中医养生学概述 ·· 2
第一节 中医养生学的概念 ··· 2
第二节 中医养生学的特点 ··· 3
一、以中医理论为指导 ··· 3
二、综合调养 ··· 3
三、预防为主 ··· 4
四、中和有度 ··· 4
五、持之以恒 ··· 4
第三节 中医养生学的内容与学习方法 ····························· 5
一、中医养生学的主要内容 ··· 5
二、中医养生学的学习方法 ··· 6

第二章 中医养生学发展简史 ·· 8
第一节 中医养生学理论体系的肇始时期（上古至春秋战国时期） ··········· 8
一、萌芽阶段 ··· 8
二、文化奠基阶段 ··· 9
第二节 中医养生学理论体系的形成时期（秦汉时期） ············ 11
一、中医养生理论的构建 ··· 11
二、中医养生理论的深化 ··· 13
第三节 中医养生学理论体系的丰富时期（晋隋唐时期） ········· 14
第四节 中医养生学理论体系的完善时期（宋金元时期） ········· 15
一、养生保健方法日臻完善 ··· 15
二、老年养生学的发展 ··· 16
三、金元四大家的养生思想 ··· 16
第五节 中医养生学理论体系的发展时期（明清时期） ············ 17
一、重视老年颐养 ··· 17
二、强调动静结合 ··· 17
三、主张综合调养 ··· 18
四、提倡固护真元 ··· 19
第六节 中医养生学理论体系的繁荣时期（近现代） ·············· 19
一、加强科学研究，促进养生保健理论的发展 ··················· 19
二、重视人才培养，建立高素质的健康保健队伍 ················· 20

三、普及养生知识，提高民族健康水平 ⋯⋯⋯⋯⋯⋯⋯⋯⋯⋯⋯⋯⋯ 20

四、开展学术交流，推动学科建设水平 ⋯⋯⋯⋯⋯⋯⋯⋯⋯⋯⋯⋯ 20

第三章　中医养生学的基本观点 ⋯⋯⋯⋯⋯⋯⋯⋯⋯⋯⋯⋯⋯⋯⋯ 23

第一节　中医养生学对健康的认识 ⋯⋯⋯⋯⋯⋯⋯⋯⋯⋯⋯⋯⋯⋯ 23

一、形体健康 ⋯⋯⋯⋯⋯⋯⋯⋯⋯⋯⋯⋯⋯⋯⋯⋯⋯⋯⋯⋯⋯⋯⋯ 23

二、心理健康 ⋯⋯⋯⋯⋯⋯⋯⋯⋯⋯⋯⋯⋯⋯⋯⋯⋯⋯⋯⋯⋯⋯⋯ 25

三、道德健康 ⋯⋯⋯⋯⋯⋯⋯⋯⋯⋯⋯⋯⋯⋯⋯⋯⋯⋯⋯⋯⋯⋯⋯ 26

四、社会适应性健康 ⋯⋯⋯⋯⋯⋯⋯⋯⋯⋯⋯⋯⋯⋯⋯⋯⋯⋯⋯⋯ 26

第二节　中医养生学对疾病的认识 ⋯⋯⋯⋯⋯⋯⋯⋯⋯⋯⋯⋯⋯⋯ 26

一、疾病是阴阳动态平衡的失调 ⋯⋯⋯⋯⋯⋯⋯⋯⋯⋯⋯⋯⋯⋯ 27

二、疾病与健康之间的关系 ⋯⋯⋯⋯⋯⋯⋯⋯⋯⋯⋯⋯⋯⋯⋯⋯ 27

三、疾病可知可防，防重于治 ⋯⋯⋯⋯⋯⋯⋯⋯⋯⋯⋯⋯⋯⋯⋯ 27

第三节　中医养生学对寿命的认识 ⋯⋯⋯⋯⋯⋯⋯⋯⋯⋯⋯⋯⋯⋯ 28

一、生命 ⋯⋯⋯⋯⋯⋯⋯⋯⋯⋯⋯⋯⋯⋯⋯⋯⋯⋯⋯⋯⋯⋯⋯⋯⋯ 28

二、天年 ⋯⋯⋯⋯⋯⋯⋯⋯⋯⋯⋯⋯⋯⋯⋯⋯⋯⋯⋯⋯⋯⋯⋯⋯⋯ 30

三、衰老 ⋯⋯⋯⋯⋯⋯⋯⋯⋯⋯⋯⋯⋯⋯⋯⋯⋯⋯⋯⋯⋯⋯⋯⋯⋯ 31

第四章　中医养生的基本原则 ⋯⋯⋯⋯⋯⋯⋯⋯⋯⋯⋯⋯⋯⋯⋯⋯ 35

第一节　顺应自然 ⋯⋯⋯⋯⋯⋯⋯⋯⋯⋯⋯⋯⋯⋯⋯⋯⋯⋯⋯⋯⋯ 35

一、人与自然的统一观 ⋯⋯⋯⋯⋯⋯⋯⋯⋯⋯⋯⋯⋯⋯⋯⋯⋯⋯ 35

二、人与社会的统一观 ⋯⋯⋯⋯⋯⋯⋯⋯⋯⋯⋯⋯⋯⋯⋯⋯⋯⋯ 37

三、顺应天时，发挥主观积极能动作用 ⋯⋯⋯⋯⋯⋯⋯⋯⋯⋯ 38

第二节　形神共养 ⋯⋯⋯⋯⋯⋯⋯⋯⋯⋯⋯⋯⋯⋯⋯⋯⋯⋯⋯⋯⋯ 38

一、形神共养的重要性 ⋯⋯⋯⋯⋯⋯⋯⋯⋯⋯⋯⋯⋯⋯⋯⋯⋯⋯ 38

二、形神共养的方法 ⋯⋯⋯⋯⋯⋯⋯⋯⋯⋯⋯⋯⋯⋯⋯⋯⋯⋯⋯ 39

第三节　保精护肾 ⋯⋯⋯⋯⋯⋯⋯⋯⋯⋯⋯⋯⋯⋯⋯⋯⋯⋯⋯⋯⋯ 40

一、肾精在养生中的地位和作用 ⋯⋯⋯⋯⋯⋯⋯⋯⋯⋯⋯⋯⋯⋯ 40

二、保精护肾方法 ⋯⋯⋯⋯⋯⋯⋯⋯⋯⋯⋯⋯⋯⋯⋯⋯⋯⋯⋯⋯ 40

第四节　调理脾胃 ⋯⋯⋯⋯⋯⋯⋯⋯⋯⋯⋯⋯⋯⋯⋯⋯⋯⋯⋯⋯⋯ 41

一、脾胃在中医养生中的地位和作用 ⋯⋯⋯⋯⋯⋯⋯⋯⋯⋯⋯ 41

二、调理脾胃的方法 ⋯⋯⋯⋯⋯⋯⋯⋯⋯⋯⋯⋯⋯⋯⋯⋯⋯⋯⋯ 41

第五节　三因制宜 ⋯⋯⋯⋯⋯⋯⋯⋯⋯⋯⋯⋯⋯⋯⋯⋯⋯⋯⋯⋯⋯ 42

一、因时制宜 ⋯⋯⋯⋯⋯⋯⋯⋯⋯⋯⋯⋯⋯⋯⋯⋯⋯⋯⋯⋯⋯⋯ 42

二、因地制宜 ⋯⋯⋯⋯⋯⋯⋯⋯⋯⋯⋯⋯⋯⋯⋯⋯⋯⋯⋯⋯⋯⋯ 42

三、因人制宜 ⋯⋯⋯⋯⋯⋯⋯⋯⋯⋯⋯⋯⋯⋯⋯⋯⋯⋯⋯⋯⋯⋯ 43

第六节　综合调养 ⋯⋯⋯⋯⋯⋯⋯⋯⋯⋯⋯⋯⋯⋯⋯⋯⋯⋯⋯⋯⋯ 44

第七节　持之以恒 ⋯⋯⋯⋯⋯⋯⋯⋯⋯⋯⋯⋯⋯⋯⋯⋯⋯⋯⋯⋯⋯ 45

中篇　方法篇

第五章　中医养生的一般方法 ……………………………………………… 50
　第一节　情志养生法 …………………………………………………… 50
　　一、情志的含义 ……………………………………………………… 50
　　二、情志与健康的关系 ……………………………………………… 50
　　三、情志养生的具体方法 …………………………………………… 53
　第二节　饮食养生法 …………………………………………………… 55
　　一、食物的性能 ……………………………………………………… 55
　　二、饮食养生的作用 ………………………………………………… 56
　　三、饮食养生的原则 ………………………………………………… 57
　　四、饮食养生的方法 ………………………………………………… 60
　　五、饮食养生的禁忌 ………………………………………………… 61
　　六、常用中医保健医疗食品 ………………………………………… 62
　第三节　起居养生法 …………………………………………………… 66
　　一、睡眠养生 ………………………………………………………… 67
　　二、衣着养生 ………………………………………………………… 70
　　三、排便保健 ………………………………………………………… 71
　　四、劳逸适度，合理作息 …………………………………………… 72
　第四节　环境养生法 …………………………………………………… 73
　　一、自然环境与养生 ………………………………………………… 73
　　二、人文环境与养生 ………………………………………………… 75
　　三、居室环境与养生 ………………………………………………… 76

第六章　中医养生的特色方法 …………………………………………… 79
　第一节　中药养生法 …………………………………………………… 79
　　一、中药养生的作用 ………………………………………………… 79
　　二、常用养生中药 …………………………………………………… 80
　　三、养生方剂的应用原则 …………………………………………… 88
　　四、常用养生方剂 …………………………………………………… 90
　　五、古代食饵方剂简介 ……………………………………………… 96
　第二节　传统运动养生法 ……………………………………………… 98
　　一、功法养生的作用 ………………………………………………… 98
　　二、功法养生的特点 ………………………………………………… 99
　　三、功法养生的运动量 ……………………………………………… 100
　　四、功法养生的注意事项与禁忌 …………………………………… 101
　　五、常用养生功法 …………………………………………………… 103
　第三节　推拿养生法 …………………………………………………… 115
　　一、推拿养生的作用 ………………………………………………… 116

二、推拿养生的特点 ……………………………………………… 117

三、推拿养生的常用介质 ………………………………………… 117

四、推拿养生的常用手法 ………………………………………… 118

五、局部推拿养生法 ……………………………………………… 120

六、脏腑推拿养生法 ……………………………………………… 131

七、推拿养生的注意事项与禁忌 ………………………………… 140

第四节 针灸养生法 ………………………………………………… 142

一、针刺养生法 …………………………………………………… 142

二、灸法养生 ……………………………………………………… 146

三、拔罐养生法 …………………………………………………… 151

第五节 刮痧养生法 ………………………………………………… 155

一、刮痧养生的作用 ……………………………………………… 156

二、刮痧养生的现代研究 ………………………………………… 156

三、刮痧器具和介质 ……………………………………………… 157

四、刮痧方法 ……………………………………………………… 157

五、不同部位的刮痧养生 ………………………………………… 158

六、刮拭要领 ……………………………………………………… 159

七、刮拭后的正常反应 …………………………………………… 160

八、刮痧养生的注意事项 ………………………………………… 160

第六节 整脊养生法 ………………………………………………… 160

一、整脊养生的作用 ……………………………………………… 161

二、整脊养生的特点 ……………………………………………… 162

三、整脊养生的技术 ……………………………………………… 162

四、整脊养生的应用 ……………………………………………… 164

五、整脊养生的注意事项与禁忌 ………………………………… 165

第七章 中医养生的其他方法 ……………………………………… 168

第一节 音乐养生法 ………………………………………………… 168

一、音乐养生的作用 ……………………………………………… 168

二、音乐养生的方法或形式 ……………………………………… 170

三、音乐养生的要领 ……………………………………………… 171

四、音乐养生的注意事项与禁忌 ………………………………… 172

第二节 沐浴养生法 ………………………………………………… 173

一、沐浴养生的作用 ……………………………………………… 173

二、沐浴养生防治的疾病 ………………………………………… 173

三、沐浴养生的分类 ……………………………………………… 174

四、沐浴养生的形式 ……………………………………………… 175

五、沐浴养生的要领 ……………………………………………… 175

六、沐浴养生的注意事项与禁忌 ………………………………… 175

第三节 旅游养生法 ………………………………………………… 177

一、旅游养生的作用 177
二、旅游养生的分类 178
三、旅游养生的形式 179
四、旅游养生的要领 179
五、旅游养生的注意事项与禁忌 179

第四节　舞蹈养生法 180
一、舞蹈养生的作用 180
二、舞蹈养生的形式 182
三、舞蹈养生的要领 185
四、舞蹈养生的注意事项与禁忌 186

第五节　书画养生法 187
一、书画养生的作用 188
二、书画养生的形式 189
三、书画养生的要领 190
四、书画养生的注意事项与禁忌 191

第六节　弈棋养生 191
一、弈棋养生的作用 191
二、弈棋养生的形式 193
三、弈棋养生的要领 193
四、弈棋养生的注意事项与禁忌 193

第七节　垂钓养生 194
一、垂钓养生的作用 194
二、垂钓养生的形式 196
三、垂钓养生的要领 197
四、垂钓养生的注意事项与禁忌 197

第八节　色彩养生 198
一、色彩养生的作用 198
二、色彩养生的方法 198
三、色彩养生的要领 199
四、色彩养生的注意事项与禁忌 202

下篇　应用篇

第八章　中医养生方法的运用 206
第一节　不同年龄养生 206
一、胎孕养生 206
二、婴幼儿养生 208
三、儿童期养生 210
四、青少年养生 213

五、中青年养生 ························ 215
六、老年养生 ························ 218
第二节 不同职业养生 ························ 222
一、体力劳动者养生 ························ 222
二、脑力劳动者养生 ························ 224
三、夜间工作者养生 ························ 225
四、沟通交际工作者养生 ························ 226
第三节 人生不同境遇养生 ························ 227
一、逆境之时养生 ························ 227
二、顺境之时养生 ························ 229
三、应激之时养生 ························ 230
第四节 四时养生法 ························ 231
一、春三月养生 ························ 231
二、夏三月养生 ························ 237
三、秋三月养生 ························ 243
四、冬三月养生 ························ 248
第五节 不同体质养生 ························ 254
一、体质养生的作用 ························ 255
二、体质分类与特点 ························ 255
三、不同体质的养生方法 ························ 256
四、体质养生的注意事项 ························ 260

附篇

第九章 养生文献辑要 ························ 264
一、养生总论 ························ 264
二、饮食养生 ························ 265
三、情志养生 ························ 265
四、房事养生 ························ 266
五、老年养生 ························ 267
六、脏腑养生 ························ 267
七、调气养生 ························ 267
八、四时养生 ························ 268
九、积精养神 ························ 269
十、气功、导引养生 ························ 270
十一、运动养生 ························ 270

参考文献 ························ 272

上篇
理论篇

第一章　中医养生学概述

要点导航

1.学习目的　通过学习中医养生学的概念、特点，为学习和掌握中医养生学的相关理论知识打下基础。

2.学习要点　中医养生、中医养生学；中医养生学特点。

"健康与长寿"，不仅是医学研究和卫生事业的主旋律，而且是人人关心的热点之一。要想有健康的体魄，要想达到长寿的目的，就应该学会养生。中医养生学是中华民族优秀文化的重要组成部分之一，是中医药学伟大宝库中的一枝奇葩，它是中国历代中医学家、养生家和劳动人民同疾病作斗争的经验总结。它以中医理论为坚实基础，集各族人民养生智慧为一体，融汇道、儒、释及历代养生家、医学家的养生体验和研究成果，形成了一整套具有民族特色的养生理论和方法，数千年来为中华民族的繁衍昌盛和健康事业做出了卓越的贡献。

第一节　中医养生学的概念

中医养生是中医学特有的概念，是以预防疾病、延缓衰老、健康长寿为目的，以自我调摄为主要手段的一系列综合性保健措施。

养生一词，最早见于《庄子》，其有"养生主"一篇专论养生。古人称之为摄生、道生、卫生、保生、养性、治身等。养，即保养、调养、补养、护养之意；生，即生命、生存、生长之意。养生是指合理选用养精神、调饮食、练形体、慎房事、适寒温等保健方法，通过长期的锻炼和修习，达到保养身体、减少疾病、增进健康、延年益寿目的的技术和方法。简言之，养生就是采取适当措施和方法来保养生命、延年益寿的行为。养生活动，贯穿于人类生、长、壮、老、已全过程。

中医养生学是中医学的重要组成部分，它是以中医理论为指导，通过对脏腑盛衰和人体阴阳气血变化的认识，探索及研究生命的规律，并运用调摄身心、养护生命、预防疾病、延年益寿的方法，来指导人们进行综合性养生保健活动的实用学科。

中医养生学总结了中国历代心理、生理保健的经验，是历代养生家智慧和经验的结晶，但由于历代养生家各自的实践和体会不同，其养生之道在静神、动形、固精、调气、食养及药饵等方面各有侧重、各有所长，由此分化出医家养生、道家养生、儒家养生、释家养生等学术流派。这些学术流派立足自身的特点，从不同角度阐述养生理论、精研养生方法，使中医养生学伴随社会的进步而得到丰富与发展。

中医养生学归属于中医理论体系，又与其他学科紧密关联，其学术范围广，涉及人文、地理、气象、哲学、心理学等诸多学科；运用多学科研究方法，将使中医养生学理论和方法得到进一步充实、改进和提高，使其得到更好地普及，从而为人类的健康事业谱写更加绚丽的篇章。

第二节　中医养生学的特点

中医养生理论与中华民族的生活与思想是一脉相承的，它充分体现出中华文化的特征。在数千年的发展过程中，经过长期的经验积累、理论升华和实践验证，中医养生学逐渐成为一门既富有鲜明民族特色、又涉及多领域的实用性学科。其特点体现如下几个方面。

一、以中医理论为指导

中医养生学是中医学的一个学科分支，其理论的产生和实践方法的设计与运用，均以中医理论为指导，体现出鲜明的中医学特点。中医学理论体系的主要特点，一是整体观念，二是辨证论治。

从整体出发，中医养生学以"天人相应""形神统一"为其学术核心，强调人体自身的整体性和人与自然、社会环境的统一性。中医养生学在整体观念思想的指导下，认为人类必须掌握和了解四时六气的变化规律和不同自然环境的特点，顺应自然界的变化，保持人体与外界环境的协调统一，才能达到养生防病的目的。即所谓"人与天地相参也，与日月相应也"（《灵枢·岁露论第七十九》）。中医认为人之形体与精神活动是相互统一的。养生防病必须形神共养，以保"精气不散，神守不分"（《素问·刺法论篇第七十二》），"形与神俱，而尽终其天年"（《素问·上古天真论篇第一》）。

以辨证论治为诊疗特色，中医养生学强调辨证施养。由于每个人禀赋不同，体质有胖瘦、强弱、阴阳、寒热之分，加上性别、工作性质、社会地位、经济状况、生活环境、情趣爱好、个人习惯等方面的差异，因此，对养生方法的采用有着不同的要求，不能套用同一种养生模式。就是同一个人，不同的年龄段及不同的生活、学习、工作等环境，也要灵活选择适宜的养生方法。应当依据时间、地点、环境、年龄的不同，具体分析，区别对待，做到因人而异，辨证施养。

二、综合调养

人类的生命活动是纷繁复杂的，不同阶段人体的功能状态在不断变化，影响人体健康的各种因素也在不断地发生着变化。因此，养生活动必须结合人体机能状态和所处环境的具体情况，采取多种有效的调养方法进行综合调摄。古今养生学家在漫长的养生保健实践过程中，总结出了不少有益的强身健体方法。从大的方面讲有情志养生、饮食养生、起居养生、房事养生、环境养生、药物养生、运动养生、推拿养生、针灸养生、刮痧养生、整脊养生、音乐养生、沐浴养生、旅游养生、舞蹈养生、书画养生、弈棋养生、垂钓养生、色彩养生等。在每种方法当中又包含若干内容，如起居养生有睡眠、衣着、作息、劳逸等内容。每种养生方法各有特色，但又有局限性和片面性，不能偏执其一，必须在上述各种养生方法中各取所需，实施综合调养，并持之以恒，方能做到外调内养、扶正祛邪、补偏救弊、平衡阴阳，以达到延年益寿的最佳效果。

三、预防为主

《素问·四气调神大论》曰："圣人不治已病治未病，不治已乱治未乱。此之谓也。夫病已成而后药之，乱已成而后治之，譬犹渴而穿井，斗而铸锥，不亦晚乎？"这充分体现出防重于治，未老养生的预防理念。预防疾病是中医养生的重要目的之一，疾病是影响人类健康长寿的主要因素，因此，防止疾病发生、发展及复发，是中医养生学的核心内容。要健康长寿就须做到未病先防、既病防变和病愈防复，这一"治未病"思想是中医养生的最高境界。古今养生学家在预防为主的思想指导下，总结出各种养生措施和手段，使之达到增强体质、延年益寿的目的。

四、中和有度

"中和"指平衡，"度"指适度。任何事物都有一个适度的概念，超过一定的"度"，就会适得其反，这主要体现在阴阳平衡的调节中。人体健康的基本标志就是阴阳平衡，因此，协调阴阳使之平衡自然成为养生的宗旨。《素问·经脉别论》曰："生病，起于过用"。这说明人在生活、工作和学习中，都需要保持适度。比如：情志调和、饮食适量、劳逸结合等等，都体现了适度的特征。晋代养生家葛洪提出"养生以不伤为本"的观点，"不伤"的关键就是遵循自然及生命过程的变化规律，掌握适度，注意调和，维持脏腑、经络、气血等功能的相对稳定协调，达到"阴平阳秘"的生理状态，才可健康长寿。所以重适度、调和，同样为养生的宗旨。

五、持之以恒

养生不仅要方法得当，运用得体，而且要坚持不懈，持之以恒，才能终身受益。首先，要将养生理念融入自己的生活中，在日常生活中有意识地进行养生锻炼，日久天长就会收到强身健体的效果。其次，要树立终身养生的理念，在不同的成长时期，选择合适的养生方法，日积月累便可达到预防疾病、延缓衰老的目的。

第三节 中医养生学的内容与学习方法

一、中医养生学的主要内容

中医养生学的内容，主要包括中医养生的基本理论、中医养生方法以及中医养生方法的运用三部分。

（一）中医养生的基本理论

主要阐释中医养生学的概念、特点、发展简史、基本观点及基本原则。

1.概念及特点 中医养生学是中医学的重要组成部分，它以中医理论为指导，以预防疾病、延缓衰老、健康长寿为目的，运用各种调摄方法，来指导人们进行养生保健活动。其特点突出表现在以中医整体观念和辨证论治为指导，养生保健要做到因人、因地、因时而异。并强调养生活动必须结合人体机能状态和所处环境的具体情况，采取多种有效的调养方法进行综合调摄。同时认为，养生要以预防为主，在生活、工作和学习中，保持适度、注意调和，而且要养神保精、持之以恒。

2.发展简史 中医养生学在上古时期产生萌芽。先秦时期，养生知识和实践经验得以进一步积累，为中医养生理论奠定了基础。秦汉时期，涌现出许多著名的医家和养生家，以及养生专论、专著，此时，古代养生术的种类与方法已俱全，并广泛应用于医学领域，自此，中医养生学理论基本成形。魏晋隋唐时期，道、儒、佛、医思想汇通，从不同角度、不同方面丰富养生学术内容，使养生理论日趋成熟。宋金元时期，众多医家和养生家，坚持继承与创新，不仅充实、丰富了前人养生理论、原则和方法，而且使养老学术得以兴盛，使老年养生学术体系基本形成。明清时期，中医养生学得到前所未有的发展，已成为更加系统、科学、完整的专门学科。近现代时期，中医养生学在科学研究、人才培养及社会化方面得到重视和发展，使之得以弘扬与振兴。总之，中医养生学源远流长，内容丰富，代有发展，为中华民族的繁衍昌盛做出了卓越贡献。

3.基本观点及基本原则 中医养生学基本观点主要从中医养生学对健康的认识、中医养生学对疾病的认识、中医养生学对寿命的认识三个方面来阐述。中医养生学基本原则主要从顺应自然、形神共养、保精护肾、调理脾胃、三因制宜、综合调养、持之以恒七个方面来阐述。

（二）中医养生的方法

1.一般养生方法 情志养生、饮食养生、起居养生、房事养生及环境养生。

2.特色养生方法 中药养生、传统运动养生、推拿养生、针灸养生、刮痧养生和整脊养生。

3.其他养生方法 音乐养生、沐浴养生、旅游养生、舞蹈养生、书画养生、弈棋养生、垂钓养生和色彩养生。

（三）中医养生方法的运用

针对年龄差异、职业不同、境遇之别、四时特点及体质的具体情况，应选择适宜的养生方法。

二、中医养生学的学习方法

中医养生学具有完整的理论体系、丰富的养生方法和技术要求。学习中医养生学，应深入了解、全面掌握本课程的基本理论，理论联系实际，把理论学习与社会实践相结合，熟练掌握书中介绍的各种养生方法及具体操作。学好中医养生学，需要掌握一定的学习方法，主要体现在如下几个方面。

（一）以教材为纲，掌握养生理论要点

中医养生学内容十分丰富，学好养生学，要以教材为纲，深入理解和掌握养生学的基本理论、基本知识和基本技能，较全面地了解中医养生学的理论体系和特点，特别要掌握养生理论要点，加深对本学科的学习和理解，为今后充实和完善自己的养生知识与技能打下坚实基础。

（二）前后呼应，融会贯通

本教材上篇为养生理论，中篇为养生方法，下篇为养生方法的应用，理论来源于实践，又服务于实践，因此，养生理论、养生方法和养生实践，三者相互依存，相互促进。掌握养生方法、并勤于实践，有助于深刻理解养生理论；通晓养生理论，可以择优选择养生方法并得以正确应用。因此，学习教材要前后呼应，相互佐证、相互支持，使学习者理解并牢固掌握教材内容。

（三）自学自练，深刻理解

中医养生学涉及多个领域的知识，要学好中医养生学课程，应结合相关学科的学习，对于了解各种养生流派的思想精华，弄通本义，启发思路，深化认识大有裨益。

学好中医养生学要加强基本技能的锻炼，经过勤学苦练，熟练掌握动作要领和要求，也有助于对养生理论的深刻理解。

（四）学以致用，身体力行

中医养生学是一门实用学科，用以指导人们的生活实践，提高健康水平。因此，学者应学以致用，身体力行，将所学理论运用于日常的养生实践。通过不断实践，进一步理解和感悟养生理论的内涵，从而更好地指导自己和他人的养生保健实践活动。

学习小结

1.学习内容

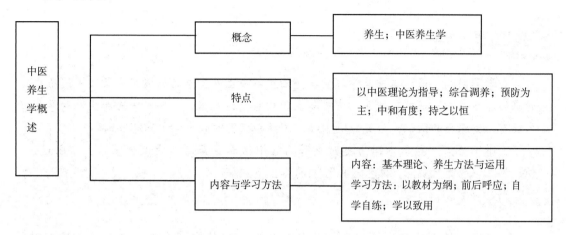

2.学习方法

本章要重点理解和掌握中医养生学概念，要结合相关学科知识来理解中医养生学的特点，熟悉和了解中医养生学的内容和学习方法。

复习思考题

1.中医养生学的概念是什么？

2.中医养生学的特点有哪些？

3.为什么说中医养生学是中医学的分支学科？

第二章　中医养生学发展简史

🧭 要点导航

1.**学习目的**　通过本章节学习，要全面了解中医养生学的形成、发展及不同历史时期的养生特点与成就，便于对中医养生学内容整体把握，从而对中医养生学的学科内涵有着更深刻的认识，为更好地学习、掌握和应用中医养生学奠定基础。

2.**学习要点**　熟悉不同历史时期著名的中医养生家及其代表性著作；了解道、儒、佛三家的养生观点；掌握《内经》的养生观点。

中医养生学的形成和发展经历了漫长的岁月，自从有了人类，就有了防病保健的医疗活动，历代医家、养生家以及广大劳动人民在长期的医疗实践、人类生活及劳作过程中，在不懈的探索、追求、总结中，不断丰富和发展了摄生保健的内容，逐步形成了一套较为完整的理论体系和系统的养生方法。了解中医养生学的形成、发展及不同历史时期的养生特点，有助于我们更好地学习和应用中医养生学，使之得以继承并发扬光大。

第一节　中医养生学理论体系的肇始时期（上古至春秋战国时期）

中国是一个历史悠久的文明古国，如果从原始群居的猿人算起，已经历了近200万年的漫长历史。中医养生学的起源，可以追溯到秦汉以前，养生学的发展经历了萌芽阶段和文化奠基阶段。

一、萌芽阶段

自从有了人类，就有了相应的医疗保健活动，诸如火的应用、居住环境的不断改善、衣着的演变、食物的加工等，都与养生防病、延年益寿密切相关。人们在生产劳动实践中，为了自身的生存发展及种族繁衍，寻找着各种养生的方法和手段。在已经出土的殷商甲骨文中已有"沫"（洗脸）、"浴"（洗澡）等清洁卫生的文字，表明我国早在公元前十四世纪就已经有了预防疾病的措施。《神仙传》等书还记载，彭祖因擅养生之道，活了800岁，当然人活800岁是不可能的，但至少说明早在远古时代，人们就已经开始重视养生之道。但是，在春秋以前，尚无完整的医学体系，治疗手段也很原始，养生学尚处于萌芽时期。主要体现在食物养生、环境养生及运动养生三个方面。

"民以食为天"，原始社会，人类为了生存，必须不断地摄取食物。在"火"发明以前，人们只能吃一些生冷食物，胃肠道疾病很多，寿命也很短。到了旧石器时代，火的发明，对人类的生存和健康具有划时代的意义，彻底改变了人们的食性，熟食可以缩短食物的消化过程、防止消化道疾病。随着食物由植物转向动物、由生食转向熟食，先民开始对所食用的动植物的作用进行总结，从而发挥出它们养生保健的作用，这就是最初食物养生的起源。另外，《战国策》记载，在大禹时代，已经有了酒的应用，并把酒和医疗、养生结合起来，这是先民的一大发现，后世的很多养生药物都是用酒来炮制的。火和酒的出现，使得食疗养生开始兴起。

上古时期，为了生存，我们的祖先必须选择自然环境比较好的平原、河谷区域居住，因为其水源充足、土壤肥沃、食物来源丰富。为了躲避野兽的侵袭，常常"巢居以避之，昼拾橡栗、暮栖木上"。为了适应自然界气候的变化，"冬则居营窟，夏则居橧巢""古者民不知衣服，夏多积薪，冬则炀之"，说明当时的人们已经懂得改变居住环境以适应寒暑变化。在火得到广泛应用以后，又懂得了修筑房屋以安居来抵御严寒酷暑及野兽的侵袭，这也是环境养生的早期萌芽。

原始社会早期，人们经常模仿动物的奔跑来进行舞蹈，久之，发现舞蹈可以消除疲劳、强身健体。传说在尧的时代就已经有了用舞蹈防治疾病的记载，《吕氏春秋·古乐》："昔陶唐之始，阴多滞伏而湛积，水道壅塞，不行其源，民气郁阏而滞着，筋骨瑟缩不达，故作为舞以宣导之"。此处的"舞"已经有了一定的医学含义，就是舒利关节，使气血流畅的一种保健措施，也是一种导引术的雏形。此外，原始人在日常生活中发现，疲劳时舒展一下肢体即感觉轻松愉快；腰腿酸痛时自行拍打，或按摩之后，酸痛症状会明显减轻；胸闷气短时，徐徐吐气后，则气缓胸舒。古人在日常生活中不断总结这些经验，逐渐形成了导引、按摩、吐纳之术。

另外，旧石器时代，火应用以后，古人发现，火不但能御寒和烹饪食物，而且还能祛除身体的不适，逐渐总结发明了灸焫、热熨之术。到了新石器时代，先民们已开始应用砭石、石针防病健身。

总之，古人在和大自然的斗争中，在长期的生活实践中，逐渐总结了适应自然、改造自然以及增强自身抵抗力的方法和经验，虽然内容简单，略具雏形，但基本是朴素的唯物观，这一时期养生经验的积累，为以后中医养生学的发展打下了基础。

二、文化奠基阶段

春秋战国至秦汉时期，随着生产力的发展，社会财富的逐渐积累，阶级划分更趋明显。上层阶级更加注重自我健康及保养，养生方法和实践经验得以进一步积累。生产力的发展，也带动了科学文化的进步，文化领域出现了"诸子峰起、百家争鸣"的局面，其中包括许多养生保健的精辟论述，对养生学影响最大的是周易、道家、儒家和佛家。

（一）周易养生观

《周易》是中国传统思想文化中自然哲学与伦理实践的根源，亦是中华文明的源头活水，对中国文化产生了巨大的影响。在养生学方面，《周易》蕴含着丰富的养生理论，奠定了中医养生学的基本观点，对中医养生学的形成和发展起到了积极作用。

《周易》强调"天人合一"。《周易》以乾坤二卦为始描述自然现象，乾为天、坤为地，天地定位，万物乃生。乾坤为天地，天地又是男女，男女又是乾坤，这就是"天人合一"，它是将人纳入了天地运行发展的整体动态大系统之中。《周易》"天人合一"的思想还表现在它把天、地、人视为一个统一的整体，认为它们各自呈现出自身的规律，衡量人们的行为正确与否，就要看它是否与天地之道相合。《系辞传上》说："天地变化，圣人效之。"就是主张人应该主动适应自然，人的日常活动应遵循自然规律，即达到"天人合一"的状态。"天人合一"思想是中医养生整体观的基本原则之一。

《周易》阴阳和调的平衡观，对中医养生理论的形成与发展影响重大。它以阴阳交替的变化描述世间万物的变化。《周易·系辞》中说："一阴一阳之谓道。"认为世界上千姿百态的万物和万物的千变万化都是阴阳相互作用的结果。《周易》关于生命在于阴阳二气运动变化的理论，对以调节阴阳为中心的养生学的发展，起到了积极推动作用。

《周易》明确提出了未病先防、居安思危的预防为先的思想。《周易·系辞下》指出："君子安而不忘危，存而不忘亡，治而不忘乱，中以身安而国家可保也。"在卦辞中指出："君子思患而预防之。"这种未病先防、防微杜渐的思想，是中医养生学的精华。基于这种思想的启迪，《黄帝内经》提出了治未病思想，成为后世医家和养生家治病防病的一大原则。

（二）道家养生观

春秋战国时期的道家以老子、庄子为代表，道家持"静以养生"的观点，通过避世、清心、寡欲等观点，达到延年益寿、长生不老。如老子在《道德经》中说："淡然无为，神气自满，以此将为不死药。"道家以精、气、神为人身三宝，《瞿仙神隐》指出："勿要损精、耗气、伤神""三者既失，真气耗伤"。推崇的养生方法大致有服食药饵、吐纳导引、炼丹修仙等。道家的养生思想对中医养生学的形成产生了重大影响，在其积极意义之外，其养生理论也带有浓重的成仙登天、炼丹、辟谷、咒禁等迷信色彩，这是需要我们加以识别和扬弃的。

（三）儒家养生观

以孔子、孟子为代表的儒家思想是中国传统思想文化的主流，对中国传统文化产生了深远的影响，宣扬仁义礼乐之教，以"仁爱"为核心、以"中庸"为准则，以"修身、齐家、治国、平天下"为己任，同样对养生学的发展也产生了重大影响。

儒家所倡导的"仁爱""中庸"思想，教导人们要努力完善自我，待人要宽恕、仁厚，处事要刚毅果断，并提出了"仁者寿"的观点，如《春秋繁露》说："故仁人之所以多寿者，外无贪而内清静，心和平而不失中正，取天地之美以养其身"，指出了修身养性和健康长寿的关系。儒家强调孝道，客观上促进了养生学和老年医学的发展。行为上主张要遵循"礼"，这个礼，包括了各种典章制度和礼节礼仪等，涉及生活起居、婚丧嫁娶、饮食卫生等各个方面，在养生学上具有积极意义。

总之，儒家丰富的养生思想和养生经验，为历代医家所遵循，为养生学的形成打下了良好基础。

（四）佛家养生观

佛家又称释家，持"无生"观点，认为形体的存亡是次要的，注重精神方面的修炼。主张凝心、住心、起心、摄心，可见其对修心的重视；强调心的作用，通过调心、调身、调息达到妄念不起、心地清净。佛家极重视戒律，有五戒、十戒等，客观上有益于身心修养，对后世的养生学影响颇大。

此外，先秦杂家的代表作《吕氏春秋》中还记载了其他各家的养生思想，如墨子的凡事当权衡利弊、去害取利；荀子的反对"寡欲""止欲"之说，认为情欲是人的本性，养生也不可拂逆人情，对欲当以修节求其适，若保持适当的情欲即可长生。《吕氏春秋》讲述养生时还主张多运动，鼓励人们通过运动来宣达精气而消除疾病。

春秋战国时期，尽管养生已经从上古时期简单的方式方法，上升为诸子百家的养生思想和理论，由最初的感性认识上升为理性认识，但养生学的思想并未有专门的医学著作来论述，而是散在于文史哲等书籍中。因此，我们尚不能断言中医养生学于此时业已形成，它只是为中医养生学的形成奠定了文化基础。

第二节 中医养生学理论体系的形成时期（秦汉时期）

公元前221年，秦始皇统一天下，建立了中国历史上的封建帝国，社会暂时稳定。秦至汉时期，众多的君王追求长生不老之术，在这种历史背景下，中医养生学得到了快速成长，涌现出一大批著名的医家和养生家，出现了很多的养生专论及著作。道家和儒家养生思想进一步深化。东汉时期，佛教传入中国并迅速传播，道、儒、佛三教思想对当时的养生学术产生了巨大影响。秦与两汉时期，古代养生术的种类和方法已日趋增多，加上养生术与医学的有机结合，中医养生理论和体系初步形成。

一、中医养生理论的构建

《黄帝内经》成书之前，养生理论散落于文史哲等非医学类书籍中，成书于西汉中末期的《内经》，总结了秦汉时期医学发展的经验和成果，确立了中医理论的基本体系。养生理论是《内经》理论体系中重要的组成部分，从诸子百家养生思想中吸取了丰富的营养，并使之得以发挥。《内经》中涉及养生的内容就达40余篇，其中《素问·上古天真论》《素问·四气调神大论》等是专篇论述养生的篇章。

（一）《内经》养生的基本观点

1.生命观 《内经》对人类的生命有着精妙的观察和科学的概括。《素问·宝命全形论》曰："天地合气，命之曰人""人以天地之气生，四时之法成"。指出人的生命是依赖天地之气的物质基础而产生的，人是"天地合气"的产物，是自然界的一部分。《素问·六节藏象论》指出："天食人以五气，地食人以五味"，认为生命的存在要靠天地之气提供物质基础，与自然界是一个整体，这即是《内经》顺应自然、协调阴阳养生原则的基本观点。认为人体健康长寿之本在于阴阳协调，如《素问·四气调神大论》强调："故阴阳四时者，万物之终始也，死生之本也。逆之则灾害生，从之则苛疾不起，是谓得道。道者，圣人行之，愚者佩之。从阴阳则生，逆之则死；从之则治，逆之则乱。"懂得这个规律，就能掌握养生之道、使人健康长寿。此外，还论述了昼夜晨昏、日月星辰、地理环境等对人体的影响，并作为一个重要命题在《素问·生气通天论》中专门讨论。

《内经》中已经科学地认识到人生长壮老已的生命规律，《素问·上古天真论中》论述了不同阶段人体的生长发育特点，突出了肾气在生命活动中的重要地位。《素问·阴阳应象大论》揭示了人体衰老的本质是"阴气自半"、"阴痿，气大衰"。这些既是我国医学史上最早对人体生命周期的划分，也为养生学根据生命规律防老抗衰提供了理论依据。

2.形神观 《内经》认为，神是形的产物，形是神的基础。《灵枢·天年》中说："血气已和，荣卫已通，五脏已成，神气舍心，魂魄毕具，乃成为人"，由此可见，神与形是一个密切联系的统一体，两者相互依存。神是一切生命活动的主宰，是生命存亡之根本，故《内经》认为养生应以养神为先。《素问·宝命全形论》说："一曰治神，二曰养身。"《素问·刺法论》也说："道贵常在，补神固根，精气不散，神守不分……人神不守，非达至真。"说明养神为养生保健的首要问题。《内经》在强调养神重要意义的同时，认为养神与养形二者是不能割裂开来的。《灵枢·本神》曰："故生之来谓之精，两精相搏谓之神"，指出人的"神"来源于父母精气，又赖后天水谷精气的不断补充，"故神者，水谷之精气也"（《灵枢·决气》）。在此基础上，《内经》把人的精神活动归属于五脏，"肝藏血，血舍魂"，"心藏脉，脉舍神"等，所以中医有"五神脏"之说，说明五神是以五脏所藏的精气营血为物质基础，体现了形神合一的学术思想。《内经》中有关养神的论述中，处处体现了形神俱养的养生原则。人之形与神俱，方可"尽终其天年"，反之，死亡的概念就是形神分离。

《内经》的形神观，继承、发展、完善了古代哲学形神关系的理论，也成为中医养生保形全神理论的源泉。

3.预防观 《内经》的另一养生学特点在于"未病先防"的治未病思想。《素问·四气调神大论》中说："圣人不治已病治未病，不治已乱治未乱。"倡导上工治未病，不治已病，强调治未病的重要性，告诫人们，已病早治，不如未病先防。这也是中医养生防病延年的目的所在。

（二）《内经》养生的原则和方法

《内经》在天人合一整体思想的指导下，遵循"综合养生、平衡阴阳"的法则，其养生方法为"和于术数"，具体有起居养生术、房中养生术、饮食养生术、调神养生术、导引养生术、按跷养生术、针刺养生术等等，几乎涵盖了当今所有的养生方法，对后世产生了深远的影响。

《内经》养生重视生命活动的"调"（协调）与"和"（中和），"协调阴阳、中和有度"是《内经》养生学说的另一特色。不论顺应自然、调摄精神、调适饮食起居、避邪防病以至节欲保精等养生法则和具体方法，都是为了促使人体以阴阳为代表的脏腑经络、气血精神达到协调、和顺的健康状态。特别是其"节阴阳而调刚柔"的节欲保精主张，既反对纵欲耗精，又不主张禁欲，更体现中和有度的保健养生思想，而重视保养肾精亦成为《内经》养生学说的一大特色。其他诸如"食饮有节""谨和五味""形劳而不倦"等等，亦均体现了"中和有度"这一养生思想。因此，不论采用何种生活方式或养生手段，都必须适中有节，防止过用，这也是养生实践过程中必须遵循的基本原则。

总之，先秦诸子的"百花齐放、百家争鸣"的学术成果为中医养生学理论体系的建立打下了深厚的文化基础，而《黄帝内经》则是对这一时期医学发展的系统总结，《黄帝内经》构建了中医养生理论，使得中医养生学在中医理论的指导下，蓬勃发展起来。

二、中医养生理论的深化

秦汉时期，除《内经》外，还出现了不少著名医家和养生家，以及养生专论、专著，使养生学理论得以丰富和发展。

（一）张仲景的养生思想与观点

东汉医家张仲景所著的《伤寒杂病论》奠定了中医辨证论治的理论体系，他不仅是一位著名的临床医学家，被尊称为"医圣"，而且是一位著名的养生家。

张仲景指出："凡饮食滋味，以养于生，食之有防，反能为害。"主张饮食要科学、合理，摄取的食物要与季节气候相配合，保持新鲜、适度。精神上要怡情畅志、反对"唯名利是务"，勉励世人无私寡欲，清静调神，认为仁慈有爱心方能长寿。日常起居中导引吐纳，按摩针灸，主张以动形来祛除病邪，并提出预防为主的思想。

张仲景被后人誉为方剂学的鼻祖，所创方剂至今被临床广泛应用。其中很多方剂药性平和，兼具药食之美，可扶助正气、调理脏腑，长期服用无害于身，如甘麦大枣汤、当归生姜羊肉汤、百合地黄丸等，开启了方剂养生的历史。

（二）华佗的养生方法

华佗与张仲景同一时代，医术高超，有"神医"之称。他继承了《吕氏春秋》提出的动作不衰的思想，又继承了《庄子》"吐故纳新，熊经鸟伸"的法则，创立了五禽戏，这套保健体操仿效虎、鹿、熊、猿、鸟五种动物的动作锻炼身体，具有增强脏腑功能、祛病强身、延年益寿之效。五禽戏流传至今，并发展演变成多种流派。

（三）王充的养生观

王充是东汉唯物主义哲学家，著有《论衡》，为我国最早的养生学专著之一，内有养生专论。王充对人体寿夭衰老的原因持先天禀赋说，指出养生保健应当从胎孕时期开始，认为妇女生育过密或妊娠期情志不畅，均可影响后代健康。这种把养生与优生优育联系起来的思想，大大丰富了养生学的内容。

（四）《神农本草经》的药饵养生

成书于东汉时期的《神农本草经》是我国第一部药物学专著，载药365种，分上中下三品，其中上品120种，具补肾强身、养性补虚之效，并在很多种药注中有"长年""不夭""增年""耐老"等字样，以示其抗老防衰之功，提倡用药物增强身体健康，后世医家据此创制了很多延年益寿的方药。《神农本草经》的用药思想，开创了药物养生的先河。

秦汉时期，社会上还出现了一批自称有长生不老药和特殊法术的方士和神仙，于是炼丹术、房中术、服石法之类的所谓养生术充斥天下。相对于这些所谓的养生术，导引吐纳则更具有积极的意义，导引吐纳术在这一时期盛行的情况，在马王堆汉墓出土的《却谷食气篇》与《导引图》中得到了全面证实。

秦汉时期，古代养生术的种类和方法已经非常全面，且养生学也已经广泛应用于医学领域，这些对《黄帝内经》的养生学说给予补充和发挥，也夯实了支撑其体系的框架，此时期标志着中医养生学真正意义上的形成。

第三节　中医养生学理论体系的丰富时期（晋隋唐时期）

两晋至隋唐时期，养生学又有了新的发展，一批养生著作开始问世。如晋代葛洪的《抱朴子》，嵇康的《养生论》，梁代陶弘景的《养性延命录》，北齐颜之推的《颜氏家训·养生篇》以及孙思邈的《千金要方》等等。

两晋时期，有关养生学研究的突出特点是养生家继承了《内经》等中医经典著作以外的学术经验，特别是在老、庄"无为"哲学思想影响下，沉酣于"独善其身"，主张清虚无为，顺应自然，希望通过摄养情志，保持良好的心理状态，以有益健康，达到强身延年的目的。魏晋时期嵇康在《养生论》中认为，养生须本老庄的"清静无为"以养神，且要弃厚味，服补药，饮清泉，浴阳光，节色欲，"呼吸吐纳，服食养身，使形神相亲，表里相济"。东晋医学家葛洪，精研道孝理论，在养生方面做出了很大贡献。他从预防为主的思想出发，首先提出了"养生以不伤为本"，认为良好的生活习惯有利于长寿。他还对导引、吐纳养生术也十分重视。梁代药学家陶弘景众采百家，兼通佛道，尤精于医学。其所撰《养性延命录》中，以道家的观点，对养生的原则及具体实施作了许多论述，提出了养生的各种禁忌事项；特别提倡服气、导引、吐纳、按摩等养生方法，富有临床应用价值，对后世养生学具有较大的影响。

北齐颜之推在《颜氏家训·养生篇》中，以自己的亲身经历告诫后代不要学神仙，而要"爱养神明，调护气息，慎节起卧，均适寒温，禁忌食饮，将饵药物"，便可"遂其所禀，不为夭折"，而尽享天年。

隋唐时期养生学术成就卓著，这一时期的不少医家精研道、儒、佛学，并据自己的理解和认识从不同角度、不同方面吸收、融合，汇通了道、儒、佛的理论观点，使之成为医学理论的组成部分之一，充实、丰富和发展了养生学内容。最具代表性的人物是唐代著名的医药学家孙思邈，其对中医养生做出了巨大的贡献。总结他的贡献主要有五：①继承、发展了《黄帝内经》"治未病"的思想，以此为养生原则，提出了"养性"之说。他主张静养，但又强调运动，提出"养性之道，常欲小劳，但莫大疲及强所不能堪耳。"②奠定了我国食养学的基础。他认为"鱼肉果实"，均可食之，但"厨膳勿使脯肉丰盈，常令俭约为佳。"还主张"学淡食"，反对暴饮暴食，提倡少食多餐，曾说"善养性者先饥而食，先渴而饮"。③强调房中补益。他既强调节欲，又反对绝欲，这种积极的养生思想是十分可贵的。④重视妇幼保健。《千金要方》破历代医书之惯例，首列妇科三卷，次列儿科二卷。⑤融道、儒、佛、医于一体，收集、整理、推广养生功法。

两晋隋唐时期，道、儒、佛、医思想汇通，从不同角度、不同方面丰富了养生学术内容，使养生理论体系日趋充实和完善。

第四节　中医养生学理论体系的完善时期（宋金元时期）

宋金元时期，是中国封建社会的中期，经济稳步发展，科学技术获得突出成就，卫生事业的发展也受到了特别的重视。北宋雕版印刷术的高度发展和活字印刷术的发明，为医药文化的广泛传播奠定了基础。宋代帝王对中医学也非常重视，组织力量编写了《太平圣惠方》《圣济总录》等大型官修医书，医学著作大量问世，社会形成了全面开展医学研究和普及的高潮。中医养生学也进入到一个新的阶段。宋代产生的融道、儒、佛三教于一炉的"理学"，对养生学有所影响，更为重要的是金元时期医学流派的兴起，对中医养生学产生了巨大的影响，使得养生流派出现了许多分支。中医养生学发展到宋代，从秦汉时期兴起的服食药饵、金石，到服食动植物药的兴起，使药物养生沿着正确的方向健康发展，中医养生学进入到一个逐渐完善时期。

一、养生保健方法日臻完善

宋金元时期，随着本草学的蓬勃发展，药物养生取得了长足的进步。金元医家和养生家根据阴阳五行理论，对药物的性味功用也多有发挥，使其既适用于疾病的辨治，也适用于养生保健。公元992年，官修《太平圣惠方》百卷，此书载有很多养生保健的内容，尤其注意药物和食物相结合的方法。《圣济总录》是在《太平圣惠方》的基础上广泛收集当时的民间验方，并结合内府秘方，由政府组织全国的名医加以整理，将汉以后官府所藏和民间流传的延年益寿、强身健体、驻颜美容等单方验方收罗殆尽。如养生名方菟丝子丸就收有

16个不同组成功用的处方；该书还对金石类药物的毒副作用做了详细记载。此外，张元素的《珍珠囊》、李杲的《用药法象》、严用和的《济生方》、朱震亨的《本草衍义补遗》等书也载有大量的药物养生内容，反映了宋金元时代药物养生的发展状况和取得的成就。

与此同时，饮食养生也得到了大力发展。陈直是宋代对饮食养生贡献最大的，他总结了唐以来食养食治方面的经验，在其专著《养老奉亲书》中记载了大量的饮食养生的内容，全书共列方232首，其中有关食养食治的方剂多达162首。方中最具科学价值的当属益气牛乳方，陈直认为牛乳可以补血脉、益心、长肌肉，对老年人尤其适合。在《太平圣惠方》和《圣济总录》两部著作中，也记载了大量的饮食养生的内容。更有元代饮膳太医忽思慧著的《饮膳正要》，是保存至今较完整的营养学专著，也是首次论述饮食与饮食卫生的著作，载有常用食物200余种，记录了多种食谱，并阐述了营养疗法及食物中毒的防治等。该书对饮食养生起到了推广和普及的重要作用。

这一时期，针灸学也有了很大发展，出现了著名的针灸铜人以及很多的针灸专著，如《针灸资生经》《十四经发挥》《新铸铜人腧穴针灸图经》等，还创立了子午流注针法，根据不同时间选取不同的腧穴，以达到保健目的。

此外，宋代还出现了一些记载导引、气功、按摩等有关方法的书籍，如宋代整理的《正统道藏》及其辑要本《云笈七签》，对养生保健具有重要价值。

二、老年养生学的发展

早在西汉时期就已经有了养老尊老的法律，开始重视老年保健。唐代孙思邈对此有专门的论述。宋金元医家在孙思邈重视老年保健的基础上，寻找新的老年保健的方法，全面认识老年人的生理、病理特点，丰富了老年人的养生保健的原则和方法，促进了老年养生学的发展。

宋代陈直的《养老奉亲书》是中国现存最早的一部老年保健学著作。该书提出了老年人的"七养"及"四时养老论"，对老年人的保养、饮食护理及用药宜忌等问题均有论述，丰富了老年养生学的内容。

该时期学术上的百家争鸣，一定程度上促进了养生学的发展，对老年保健的方法和理论认识更加完善。如邹铉强调精神摄养，朱丹溪提出老年人的饮食"尤当谨节""茹淡"，强调节制饮食、避免摄入燥热厚腻之物。此外，还提倡顺时奉养、重视起居调养、注意药物扶持，这些原则均符合老年人的生理特点。

三、金元四大家的养生思想

金元时期出现了许多医学流派，其中最著名的当属"金元四大家"，即刘完素（寒凉派）、张从正（攻下派）、朱丹溪（滋阴派）、李杲（补土派）。他们不仅是著名的临床医学家，也是养生家，他们将医学观点、理论用于养生学，对养生学的发展做出了重要贡献。

刘完素强调"主性命者在乎人"，认为只要发挥人的主观能动性，重视养生，就能达到延年益寿的目的。他重视气、神、精、形的保养，尤其重视气的调养，通过调气、守气、交气达到调和阴阳、灌溉五脏、舒畅气血的作用。

张子和提出"养生当用食补，治病当用药攻"，主张治病用功法，邪去正自安。疾病恢复时当用食补，"以五谷养之，五果助之，五畜益之，五菜充之。相五脏所宜，毋使偏倾可也。"其《儒门事亲》载食疗方10余首，还有用海产品及水果治疗疾病的记载。

李杲论养生重在调理脾胃，认为"内伤脾胃，百病由生"。人早夭的根本原因在于元气损耗，而人身之元气由脾胃所化生，维护后天之本是延年益寿的一个重要原则。调理脾胃的主要方法有：调饮食、畅情志、治病时顾护脾胃。

朱丹溪提出著名的"阳常有余，阴常不足"论点，养生上处处注重护养阴气，在理论上阐明了阴虚与衰老及老年病的关系，并提出了一整套行之有效的滋阴养生方法。如力倡节制色欲以保阴精不致外泄；节私欲以使心静而精气内守；节食欲以防辛温燥热之品耗伤阴精。对老年人，认为老年因阴气暗耗，故养老大法应防相火亢害。

总之，宋金元时期不仅充实和发展了前人的养生经验、原则和方法，而且对老年病学的防治和保健做出了突出的贡献，形成了比较完备的体系。至此，中医养生学理论日趋完备，方法也更加丰富。

第五节　中医养生学理论体系的发展时期（明清时期）

明清时期，中医养生学得到迅猛发展和传播。不仅在理论上有创新和提高，而且非常重视实践。期间，产生了许多著名的医学养生家，养生学专著大量涌现，使中医养生学得到了全面发展。

明清时期，专著的涌现促进了养生学术的普及。而且养生学术中唯心成分日益减少，养生理论和方法更加切合实际。这一时期养生学的主要成就体现在以下几方面。

一、重视老年颐养

明清时期的养生专著大都述及老年人的养生和长寿问题。最具代表的是清代曹庭栋根据自己的长寿经验，参阅了300余家包括经、史、子、集诸书中有关养生的论述，从日常生活出发，根据老年人的生理特点，总结出一整套衣、食、住、行的简便易行的养生方法。他还根据老年人脾胃弱的特点，编制了粥谱，并分为上、中、下三品，对食养的发展作出了较大的贡献。清代著名的温病学家叶天士，在防老抗衰以及治疗老年病方面积累了丰富的经验。他在《临证指南医案》中记载了300多例老年病的治验，叶氏治疗老年病重在调补脾肾，并创立了"久病入络"的新理论，指出老年病病情缠绵，久病入络则适当运用活血化瘀的治疗原则。叶氏治疗老年病还注重因人、因时制宜，且重视调护正气，慎防攻下。叶氏防治老年病的原则和方法，对后世产生了深远的影响。

二、强调动静结合

明清时期明确提出动静结合的养生方法。李梴在《医学入门·保养说》中依据"精神极欲静，气血极欲动"的观点，阐述静养精神、动养形体的辩证关系，并在《摩腹运气图考》（又名《延年九转法》）提出静以养阴、动以养阳的主张。认为："过动则伤阴，阳必偏盛；过静则伤阳，阴必偏胜"，阴阳失衡，人必生病。因此，要保持人体健康就必须动静适宜。清代养生家曹庭栋在形体摄养上，主张动静结合，创卧、坐、立功导引法。

这一时期导引、气功、按摩、武术之类得以蓬勃发展。明代冷谦撰注的《修龄要旨》论述了十六段锦、八段锦导引法、导引却病法等内容，多以歌诀形式介绍其要点及具体方法。冷谦精通养生之道，并且身体力行。据文献记载，年尽一百五十余岁乃终。明代徐春甫《古今医统大全》在结合前人练功经验的基础上，将以气功为主的养生科列为十三科之一。曹元白在《保生秘要》中总结了46种病症的导引治疗方法。高濂的《遵生八笺》旁征博引，在"延年却病笺"中大量引录了古代有关导引及气功的文献资料。并认为"导引乃宣畅要术，人能养气以保神气清则神爽，运体以却病，体活则病离"。张景岳强调养生必练气功，"若摄生者，必明调气之故"。在明清时期，太极拳集静功、动功和武术于一体，得到了大力发展和流传。此时期，武术流派繁多，尚武之风盛行，武术健身得到普及并深受广大群众的喜爱。

三、主张综合调养

明清时期，众多养生家主张综合调养。综合调养促进了养生方法的多元化发展。

（一）调养五脏法

明末汪绮石在《理虚元鉴》中提出："治虚有三本，脾肺肾是也"。强调脾、肺、肾的关键作用；对虚劳的预防，提出了六节、八防、二护、三候、二守、三禁等理论，对于指导人们养生调摄防病抗衰老具有重大意义。李士材把人身中脾肾两脏的作用加以突出，后世提倡以补脾补肾法防治衰老者莫不受其影响。明代高濂的《遵生八笺》从气功角度创立了调养五脏之法。清代尤乘《寿世青编》认为养生应以五脏为核心，并从调神、节食、保精等方面明确了五脏调养的法则，为五脏养生的进一步完善做出了贡献。

（二）药饵饮食养生法

明代张景岳偏重用温补药涵养精血，他创立的左归饮丸、右归饮丸，一补阴精，一补阳精，是防治老年病的名方。明代朱棣等编著的《普济方》载有丰富的养生方药。明代李时珍《本草纲目》对于药饵和食疗的论述颇丰。他重视动植物药养生，收载了大量的无毒易食的补益类药，同时收集了许多食疗方法，充实了中医药食养生文化的内容。万全的《养生四要》，辑录了前人有关的养生论述，结合自身体验，归纳出养生之"四要"为"寡欲""慎动""法时""却疾"，书中还推荐了历代医家及作者所创制的一些临床有效方剂，具有参考价值。万氏还提出了老年用药禁忌。明代御医龚廷贤《寿世保元》中不但载有许多前人的养生论说，而且搜集了大量延年益寿的秘方，并把其中一些重要的编成口诀，所以流传较广。龚氏的主要养生思想是：固肾气，保根本；调脾胃，养后天；饮食重在有节，气血贵在流通；此外，亦很重视房室养生。龚氏主张老年养生宜调补脾胃，提倡运用血肉有情之品，以达补气血、益精髓之功，从而防病保健、延缓衰老。李梴《医学入门》重视药饵保健，认为药饵保健，用药宜平和、中和、温和，补虚在于扶培、缓补、调补，反对温热峻补和滥施汗、吐、下等法。

清代曹庭栋《老老恒言》重视食疗养生，依老年人脾胃虚弱的特点编制了粥谱，认为"气味轻清，香美适口者为上品；稍逊者为中品；重浊者为下品"。书中收集粥谱一百多种，既可养生保健，又可病时调理，此书可谓粥疗大全。清代著名医家王孟英认为"颐气无玄妙，节其饮食而已"。指出养生长寿的奥妙在于调整饮食，充分强调了饮食养生的重要性。

（三）治形宝精养生法

明代张景岳著有《治形论》，集中体现出张氏在养生学方面的创见。张氏认为形是神和生命的物质基础，明确指出："善养生者，可不先养此形以为神明之宅？"其所言之形，就是养精血。曰："治形者，必以精血为主"。因此，善养生者必当治形宝精。

四、提倡固护真元

明代著名医家赵献可、张景岳、孙一奎等认为命门为人体阴阳消长的枢纽，为生命形成的本原，是人体脏腑生理功能的动力。反对滥用苦寒，提倡保护命门阳气，成为明代重要的医学和养生学的特点。如赵献可在《医贯》中提出："余所以谆谆必欲明此论者，欲世之养身者、治病者，得以命门为君主，而加意于火之一字"，主张养生及治病以保养真火为要。张景岳认为阴与阳这一对立统一体中，阳是起主导作用的，因此，他提出"阳强则寿，阳衰则夭"的观点，张氏特别注重用温补真元的方法来养生防治疾病，这对改变当时那种滥用寒凉、败胃伤阳、致成时弊的情况，是有重要意义的。

清代名医徐灵胎提出了有关寿命学说的独特见解。认为寿命的长与短取决于元气的盛衰，从而强调"谨护元气"是养生治病的关键。徐氏的见解，与当时盛行的寿命遗传学说有异曲同工之妙。

第六节　中医养生学理论体系的繁荣时期（近现代）

1840年鸦片战争以后，中国逐步地沦为半殖民地、半封建社会。此时期，出现了全盘否定中华民族文化遗产的思潮，对中医进行排斥、限制和消灭，使中医学受到严重摧残，养生学的发展也随之遇到了严重的阻力，养生著作很少，且理论和方法多无创新之意。新中国成立以后，百废待兴，中医养生学迎来了快速发展的春天。特别是改革开放以来，弘扬中华养生文化，共享和谐健康新生活，已经成为时代的潮流。近年来，中医养生学出现了大繁荣景象。

一、加强科学研究，促进养生保健理论的发展

从20世纪50年代中期开始，我国陆续建立了老年学及老年医学的研究机构，开展现代

老年病学研究。近年来，受到国际老年学蓬勃发展的推动，全国各地在探索衰老与长寿的奥秘、流行病学调查及老年病学基础研究和临床研究等方面，均取得了新进展。相继成立了一些老年病防治研究所（室）、中医养生研究所（室）、中医养生研究院等组织机构，广泛开展养生保健的科研活动，全面研究养生保健的理论和方法，进一步促进养生保健活动的深入开展。

二、重视人才培养，建立高素质的健康保健队伍

为了满足社会对中医养生保健人才的需求，从1987年开始，国家教育部门决定在部分中医院校开设中医养生康复专业，并把《中医养生学》《中医饮食营养学》和《中医养生康复学概论》列为中医高等院校的课程之一。自2005年开始又相继出版了《养生康复学》《中医养生康复学》和汉英双语教材《中医养生学》。当前，多数中医院校开设中医养生康复专业，并开设养生、营养、美容、推拿按摩等课程，个别中医院校把中医养生学列为重点学科，培养了具有学士、硕士、博士学位等不同层次的中医养生人才。另外，部分高等学校还开设中国养生文化研究生课程。与此同时，各地还开办了多种培训班，如保健按摩班、养生康复班、营养师班、老年养生保健班等，传授传统的养生保健理论和方法。通过多层次、多渠道、多形式的措施和方法培养人才，建立高素质的健康保健队伍，是确保学科发展和社会化服务的关键。

三、普及养生知识，提高民族健康水平

随着科学的进步、社会经济的发展和人民生活水平的提高，人们对养生保健的自主意识日益增强，社会化的保健教育全面展开。由于中医养生根植于深厚的中华文化，因而中国民众更易于接受中医养生教育。当前，普及中医养生保健的科普期刊和著作大量面世。同时，利用各种新闻载体，举办中医养生保健大讲堂，深受民众喜爱，为提高全民族的健康水平作出了贡献。健康是我们每个人的追求，人民健康是我们国家走向文明富强的基础，是社会安定的必要条件。以全民健康来促进全面小康，为实现中华民族伟大复兴的中国梦奠定坚实的基础。

四、开展学术交流，推动学科建设水平

自20世纪60年代开始，我国就举办了全国老年医学座谈会，促进了老年养生保健研究。20世纪80年代中后期，随着改革开放的扩大，人民生活水平逐步提高，民众对健康医疗的需求不断增长，加上国际老年医学的迅猛发展，为中医养生学学科发展带来了动力和机遇。特别是近年来，广泛举办多种形式和各个系统的防病保健学术交流会、全国养生学术研讨会、国际养生会议及相关专业委员会的成立，对加强学术交流、促进学科建设起到了重要的推动作用。

综观历史，中医养生学是在长期生活和医疗实践中发展起来的，经历了漫长曲折的起

源，至秦汉时期的形成，晋隋唐时期的丰富与充实，之后逐步完善与发展。可谓源远流长，代有发展，对增强中华民族的体质、预防疾病和繁衍昌盛发挥了重要作用。我们相信，伴随着人类文明的不断进步，中医养生学定会为人类的健康事业作出更大的贡献。

学习小结

1.学习内容

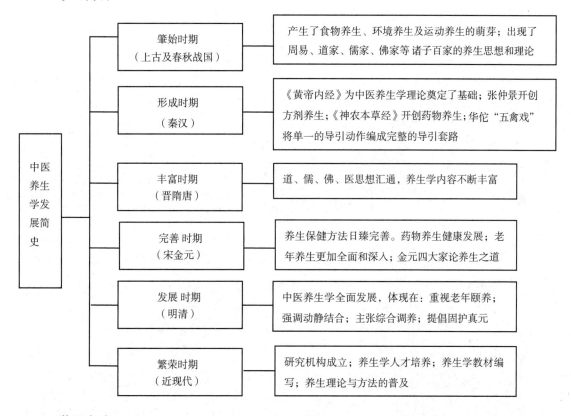

2.学习方法

　　本章要重点理解和掌握历代养生家的学术观点和代表性著作，熟悉中医养生在各个历史阶段养生文化的基本特点。

复习思考题

　　1.试述上古先民的养生做法。

　　2.周易的养生观主要体现在哪些方面？

　　3.道、儒、佛的养生观对中医养生方法有何影响？

　　4.《黄帝内经》对中医养生学理论的形成有何重要影响？

5.孙思邈在养生学方面的成就有哪些？

6.试述宋金元时期老年养生学的发展。

7.如何理解金元四大家的养生思想？

8.叶天士防治老年病的特点是什么？

9.举例说明明清时期对药饵、饮食养生的重视。

第三章　中医养生学的基本观点

要点导航

　　1.学习目的　通过对中医养生学基本观点的学习，掌握中医养生学对健康、疾病、寿命的基本认识。

　　2.学习要点　中医养生学对健康的认识主要包括形体健康、心理健康、道德健康及社会适应性健康；中医养生学认为疾病是阴阳动态变化的失调；疾病与健康并存，不能分离；疾病可知可防，防重于治；生命、寿命、天年、衰老的含义以及中医养生学对其认识观点。

　　中医养生学在长期实践经验的基础上，逐步形成了中医对健康、疾病、寿命等认识的基本观点，主要内容如下。

第一节　中医养生学对健康的认识

　　中医对健康的认识，理论深刻，内容广泛，不仅有具体的躯体健康观，还涉及心理健康、道德健康及社会适应性健康观等。对这些健康观点的认识，充分体现在《素问·上古天真论》中，如"志闲而少欲，心安而不惧，形劳而不倦，气从以顺，各从其欲，皆得所愿。故美其食，任其服，乐其俗，高下不相慕，其民故曰朴。是以嗜欲不能劳其目，淫邪不能惑其心，愚智贤不肖不惧于物，故合于道。所以能年皆度百岁而动作不衰者，以其德全不危也。"说明了人体健康，不只是躯体的健康，更重要的是心理、道德上的健康。世界卫生组织给健康的定义为："健康是一种身体上、精神上、社会适应上的完好状态和健全的道德，而不是没有疾病及虚弱现象。"它包含了四个基本要素：躯体健康、心理健康、道德健康、具有社会适应能力。

一、形体健康

　　《素问·宝命全形论》中说："人生有形，不离阴阳"，说明了人是一个由阴阳物质组成的复杂结构体。就人体四大物质气血阴阳来讲，阳气属阳，阴血属阴，阴平阳秘，阴阳平衡而协调，人体的脏腑、经络、肌肉、筋骨就得以滋养，各组织器官发育良好，功能正常，人体就处于健康状态。躯体健康取决于先天禀赋及后天的饮食起居生活习惯。若先天禀赋条件良好，又注重后天调养，则形体康健。表现为体态适中、面色红润、精力充沛、脏腑功能状态强健壮实为主要特征的一种健康状态。躯体健康是健康的基础，大多数人可以达到。躯体生理健康的具体特征为如下几方面。

1.目光有神 目光炯炯有神，无呆滞之感，说明精充、气足、神旺，脏腑功能良好。《灵枢·大惑论》说："五脏六腑之精气，皆上注于目而为之精。"说明眼睛为脏腑精气汇聚之所。"精之窠为眼，骨之精为瞳子，筋之精为黑眼，血之精为络，其窠气之精为白眼，肌肉之精为约束"，则又指出眼睛与人体筋脉肉皮骨也有密切关联。中医将眼睛的不同部位分属五脏，整个眼睛是精气神的外在表现。由此可见，眼睛的生理病理与五脏六腑的精气息息相关。

2.记忆力好 中医认为"脑为元神之府""脑为髓之海""肾主骨生髓"。脑是精髓和神明高度汇聚之处，人的记忆依赖于大脑的功能，肾中精气充盈，则髓海得养，表现为记忆力强、理解力好。

3.睡眠安和 无失眠发生，说明心血充足，心神能够得以营养，是形与神俱的最基本体现。

4.面色、肤色红润光泽 面色、肤色是五脏六腑气血的外荣。如果面色红黄隐隐，明润含蓄，表明人体五脏六腑功能强健，气血津液充足。因为"十二经脉，三百六十五络，其血气皆上于面而走空窍。"（《灵枢·邪气脏腑病形》）

5.头发稠密有光泽 发为血之余。头发稠密有光泽，说明人体血液充沛，且肾精旺盛，化生血液能力较好，故有"肾者……其华在发"（《素问·六节藏象论》）之说。

6.形体适宜 体形匀称，不胖不瘦。中医认为，胖人多气虚，多痰湿；瘦人多阴虚，多火旺。过瘦或过胖都是病态。

7.不易疲劳 腰腿有力、步伐从容是肾精充足、肝血旺盛的表现。

8.牙齿坚固 口腔卫生，无龋齿和其他口腔疾病发生。"肾主骨""齿为骨之余"。牙齿是骨的一部分，与骨同源，依赖肾中精气来充养。肾精充足，则牙齿坚固而齐全。

9.胃口良好 食饮正常，无纳呆、偏食或嗜食，说明后天之本脾胃的功能强健，人体气血生化的主要来源旺盛。故"有胃气则生，无胃气则死"之说。

10.二便正常 《素问·五脏别论》说："魄门亦为五脏使，水谷不得久藏，"《景岳全书·传忠录》亦指出："二便为一身之门户。"说明大便正常，没有便秘现象，大便不干不稀呈条状，淡黄色，为大肠腑气通畅，也表明其他脏腑功能较好，是健康的表现。小便是排出水液代谢产物的主要途径，并与肺脾肾密切相关，小便通利与否，标志着人体健康与否。

11.呼吸平稳 呼吸与人的心、肺、肝、肾关系极为密切，《难经》指出："呼出心与肺，吸入肝与肾。"呼吸平稳，不急不缓、从容不迫，表明脏腑功能良好。

12.声音洪亮 《素问·五脏生成》说："诸气者，皆属于肺。"肺气足，全身之气旺盛，则声音洪亮。

13.舌淡苔薄白 舌体柔软灵活，舌色淡红明润，舌苔薄白均匀，苔质干湿适中。表明胃气旺盛，气血津液充盈，脏腑功能正常。

14.脉象和缓 一息四至（每分钟脉搏70~80次），不浮不沉，不大不小，节律均匀，从容和缓，流利有力，尺脉沉取不绝。反映人体气血的运行良好。

二、心理健康

心理健康的广义是指一种高效而满意的、持续的心理状态，狭义是指人的基本心理活动的过程内容完整、协调一致，即认识、情感、意志、行为、人格完整和协调，能适应社会，与社会保持同向而行。心理健康是一种比躯体健康较高层次的健康要求，因为人的心理健康标准不及人的躯体生理健康标准具体与客观，而人的心理也往往与先天禀赋的优劣、外界刺激的程度等有关。中医历来重视心理健康，强调"恬愉为务""高下不相慕"（《素问·上古天真论》）、"志意和"（《灵枢·本脏》）等，在生活实践中，如果各种情绪变化适中，无太过和不及现象发生，能够正确认识自我，正确对待外界影响，从而使心理保持阴阳平衡协调，就已具备了心理健康的基本特征。

心理健康对于一个人是非常重要的，正常情况下其生理、心理与社会处于相互协调和谐状态，其特征如下：

1.智力正常 这是人们生活、学习、工作、劳动的最基本的心理条件。肾藏精，精生髓，脑为髓之海。髓海充足，智力正常，记忆力好。否则，髓海空虚，则记忆力减退，智力低下。

2.精神愉快 这是心理健康的重要标志。现代研究认为一个人的中枢神经系统处于兴奋与抑制相对的平衡状态，意味着机体功能的协调，人的精神恬静而愉快。心理健康的人，行为协调统一，并受意识的支配和自我控制能力。如果一个人的行为与思想相互矛盾，注意力不集中，思想混乱，语言支离破碎，做事杂乱无章，其精神也是不愉快的，就应该进行精神心理调节。

3.适应良好 人生活在社会中，就要善于与人友好相处，助人为乐，建立良好的人际关系。人的交往活动能反映人的心理健康状态，人与人之间正常的友好的交往不仅是维持心理健康的必备条件，也是获得心理健康的重要方法。人生活在纷繁复杂、变化多端的大千世界里，一生中会遇到各种事情的变化，因此，一个人当具备良好的适应能力。无论现实环境有什么改变，都将能够做出调整而适应，这也是心理健康的重要方面。

4.心态平和 "阴平阳秘，精神乃治"（《素问·生气通天论》）。心态平和，无七情的太过和不及，不大喜大悲，做到"和喜怒而安居处"（《灵枢·本神》），则能保持稳定平和的情绪状态。

5.内省能力 人生复杂，只要拥有一个恬静的心，不断内省自己的心态、行为，不断改进自身缺点，才能立足于世，心理也会变得更加健康。

发现自己的心理状况某个或某几个方面与心理健康特征有一定距离，就应针对性地加强心理锻炼，有意识的加强心理的养生，以期达到心理健康水平。如果发现自己的心理状态严重地偏离心理健康特征，就要及时地求医，以便早期诊断和治疗。

三、道德健康

道德健康属于健康中的高层次范围。一个人思想道德良好，往往能够长寿，如孔子提出的"仁者寿""大德必得其寿"《论语·述而》即是此义。唐代孙思邈提出了道德健康胜过服用药饵，他在《备急千金要方·养性序》中说："性既自善，内外百病皆悉不生，祸乱灾害亦无由作，此养性之大经也……故养性者，不但饵药餐霞，其在兼于百行，百行周备，虽绝药饵，中以遐年，德行不充，纵服玉液金丹，未能延寿……道德日全，不祈善而有福，不求寿而自延，此养生之大旨也。"说明了一个人处在社会中，其日常行为当符合社会道德水准，用良好的品行要求自己，省察自己。言语和善，乐于奉献，品行端正，知仁知义知礼，如此，则可健康长寿，从而达到养生的目的。故《尚书·洪范》中所说的人有"五福"就包含道德之意，即"一曰寿，二曰富，三曰康宁，四曰修好德，五曰考终命。"

四、社会适应性健康

社会适应性健康，指个体与他人及社会环境相互作用并具有良好的人际关系和实现社会角色的能力。社会适应性健康，是人类健康群体的高级状态。随着"生物-心理-社会"医学模式的认识，人类与社会成为有机的整体，不可分割，这也是中医整体观内容的重要部分。《素问·气交变大论》说："上知天文，下知地理，中知人事，可以长久，"表明人类处于天地之间，了解天与地的规律，还不够健康，还要充分认识并适应人类之间的事宜，在人类社会的大环境中，充分发展身心的潜能，与人的交往要始终保持谦逊态度，诚心诚意待人接物，保持精神、行为与社会环境的和谐相处，正如《备急千金要方·道林养性》中说："常以深心至诚，恭敬于物，慎勿诈善以悦于人，终生为善""为人所嫌，勿得起恨，"即是此意。

判断一个人的社会适应性可从以下两个方面：一是以人的心理和行为是否严重违背社会公认的道德规范和行为准则。如果一个人的心理和行为表现不符合公认的社会道德规范，不为常人所理解接受，那么这个人的心理和行为可能是不健康的，也是不适应社会的。二是以某个人一贯的心理活动和行为表现为依据。例如，一个人平时一向乐观开朗、助人为乐、活泼好动，突然变得抑郁寡欢、众叛亲离、静而不动；或者相反等，都表明这个人的心理和行为发生了异常的变化，形成了病态心理。社会适应性健康体现了人与人友好相处，心情舒畅，少生烦恼，知道如何结交朋友、维持友谊，知道如何帮助他人和向他人求助，能聆听他人意见、表达自己的思想，能以负责任的态度行事并在社会中找到自己合适的位置。

第二节 中医养生学对疾病的认识

疾病是一种自然过程，其形成发展有一定的规律。

一、疾病是阴阳动态平衡的失调

人体各部分之间，只有经常保持其相对的阴阳协调关系，才能维持正常的生理活动，保持健康状态。阴阳失调则是一切疾病发生的最基本的机理之一，如果阴阳的动态平衡遭到破坏，阴阳出现偏盛偏衰，即导致疾病的发生发展。人体脏腑、经络、气血、营卫等皆有阴阳，因此，阴阳失调既是疾病发生发展的内在根据，又是中医病机的总纲。《素问·生气通天论》中说："凡阴阳之要，阳密乃固。两者不和，若春无秋，若冬无夏，因而和之，是谓圣度"。《素问·阴阳应象大论》又说："阴胜则阳病，阳胜则阴病；阳热则热，阴胜则寒"。即是对人体阴阳失调导致疾病的高度概括。

二、疾病与健康之间的关系

（一）疾病与健康相互共存

中医学认为，疾病与健康共同存在于生命过程之中，生命的本身就是健康与疾病的相对变化过程。健康是一个动态的概念，只有使健康经常处于动态平衡之中才能保持和促进健康。健康和疾病往往可在同一机体内共存，仅从主观上判断健康可能失误，应用所检查的客观指标往往可在机体主观感觉仍是"健康"状态下明确揭示疾病的存在。健康和疾病在同一机体内此消彼长的关系是二者共存的特点。随着疾病病情的好转，健康逐渐康复。反之，随着疾病病情的发展，健康状况也必被削弱。此种观点是相对科学的认识思维模式。

（二）疾病与健康相互分离

普通人对健康的认识主要是感性认识：长的壮、不怕冷、抵抗力强、没有病。他们主要把没有病当健康，判断有没有病的依据主要靠自我感觉，如果全身舒服，就认为是健康；如果感到头痛发烧或有其他不适感，就认为有病不健康了。此种认识即把身体状况分为健康、有病两种，非此即彼。采取有无疾病的方法判断健康，是一种对健康的初级认识，因为许多疾病并不能为个人所发现。

西医主要依靠医疗仪器或检测指标来判断人的健康，这种判断方法也有很大的缺陷性，例如，有的人出现疲劳、失眠、纳呆、情绪不宁等症状时，到医院检查各项指标正常，往往被告之无病或健康。当查出某个指标或身体的某个部位有问题时，医生就会在体检结论上指出问题所在。但从中医看，以上症状的出现已经显示有不健康现象发生。将健康与疾病分离认识观点，是不全面的。

三、疾病可知可防，防重于治

（一）未病先防，注重养生

中医认为，疾病的发生离不开内外因素，都有原因所为，"或生于阴，或生于阳"（《素问·调经论》），因此，病因可寻。"见肝之病，知肝传脾"（《金匮要略·脏腑经络先后病脉证》），故病的传变可测。在疾病的发展过程中，中医强调"不治已病治未病，不治已乱治未乱"（《素问·四气调神大论》）的预防为主思想，而养生之道就是治未病的主要途径，故不通养生之道，就不能称"上工""良医"。治未病包含两种含义：一是防病于未然，平时注重养生；二是既病之后防其传变，强调早期诊断和早期治疗，及时控制疾病的发展演变。防病于未然即是采取中医养生学的理论和方法以预防疾病的发生，例如注重调摄精神、顺从四时、食饮有节、起居有常、形劳不倦、节欲保精等方法。反对"以酒为浆，以妄为常，醉以入房，以欲竭其精，以耗散其真"（《素问·上古天真论》）的错误养生策略。否则，就会导致疾病的发生或早衰。

（二）预防疾病，辨证养生

中医的"证"是指疾病在演变过程中作用于机体的整体反应，是诊察和思辨所得。它以相应的症、舌、脉、形、色、神表现出来，能够不同程度地揭示病因、病位、病性、邪正盛衰、病势等病机内容。不同的个体有不同的证，同样的一个证又因个体差异而不同。如胃火证，因性别及年龄不同，胃火的轻重程度及表现不同。针对胃火证，就可以采取清热的食物或药物去养生调理，并根据不同人的胃火辨证加减。胃寒证要采取温胃散寒原则摄生调养，不可再用寒凉的食物或药物。近几年，中医养生被人们所重视，各种媒体的养生内容目不暇接，有些内容符合中医养生理念，而有些则背离了中医的养生理论，过分夸大某种食物或药物的作用，或用清法，或用下法，或用活血等，使某一法推广到所有大众养生中，不但起不到很好的养生作用，而且对身体造成严重损害甚至危及生命。

第三节　中医养生学对寿命的认识

"生、长、壮、老、已"是人类生命的自然现象，探索其发生发展规律，对于中医养生学理论及实践都有重要意义。

一、生命

（一）生命的起源

中医学对生命起源的学说，源于朴素的唯物主义和自发的辩证法。

1.人以天地之气生，四时之法成　天地水火是生命发生发展的物质根源，人虽是最高等的动物，但也不过是"物之一种"，从万物群生分化出来，均来自"天地合气"。所以《素问·宝命全形论》说："人以天地之气生，四时之法成"。《素问·天元纪大论》也谓："太虚廖廓，肇基化元，万物次始，……生生化化，品物咸章"，即是此意。

"人以天地之气生"，是说人类生命的起源，源于天地日月，其中主要源于太阳和地球，特别是太阳的火和地球的水。万物生长靠太阳，一切生物，归根到底，依靠于太阳的光能和热能。地球的水是生命形质的原料。《灵枢·本神》说："天之在我者德也，地之在我者气也，德流气薄而生者也"。这里的德流气薄，就是天道与地道两相结合，即天之阳光雨露与地之植物水分两者阴阳和合之谓。只有"天地气交"，才能"万物华实"。太阳之阳与地球之阴相交转化，才能产生生命现象。

"四时之法成"是指人的生命活动离不开春、夏、秋、冬四时自然气候的变化。否则，人体生理节律就会受到干扰，五脏六腑功能就会失调而发生病变，因此，《素问·四气调神大论》指出："夫四时阴阳者，万物之根本也""逆春气则少阳不生，肝气内变；逆夏气则太阳不长，心气内洞；逆秋气则太阴不收，肺气焦满；逆冬气则少阴不藏，肾气独沉"，故四时阴阳之气的消长变化运动，是万物生命的根本。

2.阴阳是生命之源　阴阳是自然界运动发展的根本规律，是万物生成变化的总纲领。正如《素问·阴阳应象大论》说："阴阳者，天地之道也，万物之纲纪，变化之父母，生杀之本始，神明之府也"。《素问·生气通天论》又指出："夫自古通天者，生之本，本于阴阳"。由于世界上的一切事物都是阴阳在不断地运动变化，有着新生和消亡的规律，故生命的根源，本于天地阴阳的变化。

（二）生命的物质基础

精、气、神是人体生命活动的三大要素，是生命的核心，被称为人体"三宝"。精、气、神三者相互为用，是保持和恢复人体健康、维持正常生理活动的重要物质和功能，为养生长寿之根本。

1.精　精是生命的基础。人的生成必从精始，由精而后生成身形五脏、皮肉筋骨脉等。精是与生俱来的，禀受于先天，出生后得到后天滋养的物质，为生命的起源物质，故《灵枢·本神》中说："故生之来，谓之精"，《灵枢·决气》也说"两神相传，合而成形，常先身生是谓精"。从而说明万物化生，必从精始。男女之精相合，便构成人之身形。不仅如此，人出生之后，犹赖阴精的充养，从而维持人体生长的生命活动。若阴精充盈，则生命活动旺盛，身健少病；若阴精亏损，则生命活动减退，早衰多病。

2. 气　气的含义有二：一是指流通着的微小难见物质如水谷之气、呼吸之气；二是指人体组织活动能力如五脏之气、六腑之气、经脉之气等。中医认为气既是构成人体的基本物质，又是人体的生命动力。不仅是物质性的，而且具有无限的生命力。生命现象，通过气的升降出入运动形式，完成新陈代谢过程。人之所以有生命，也就是因为构成人体的"气"具有生命力的表现。《庄子·知北游》里说："人之生，气之聚也，聚则为生，散则为死……故曰通天下一气耳"，东汉哲学家王充亦云："天地合气，万物自生"（《论衡·辨祟》）。人体生命力的强弱，生命的寿夭，就在于元气的盛衰存亡。

3. 神　是人的精神、意识、知觉、运动等一切生命活动的集中表现和主宰者，它是生命活动的现象，其物质基础是精气，正如《灵枢·平人绝谷》说："故神者，水谷之精气也"。胚胎形成之际，生命之神也就产生。神的一切活动都必须依赖于后天的滋养，所以，只有水谷精气充足，五脏和调，神的生机才能旺盛。

精、气、神三者之间相互滋生、相互助长。生命起源是"精"，维持生命的动力是"气"，而生命的体现就是"神"的活动。故精充则气足，气足则神旺；精亏气就虚，气虚神则衰。

（三）生命的运动变化

生命是物质运动的形式，"升降出入"是其基本规律，正如《素问·六微旨大论》说："出入废则神机化灭，升降息则气立孤危，故非出入，则无以生长壮老已；非升降，则无以生长化收藏，是以升降出入，无器不有"。活着的人体，是一个运动变化着的人体。人体气机的出入升降是生命活动首要的功能。它直接影响着人体的体内气机与体外气机，五脏与五脏之间，五脏与六腑之间，五脏与气血津液之间，五脏与四肢之间，心理与生理之间的运化状态。可以说，气机出入升降功能状态的正常与否直接影响着人体的健康与寿命。

二、天年

（一）天年的概念

《素问·上古天真论》有"尽终其天年，度百岁乃去"的说法。天，即自然。年，指年龄。天年就是天赋的年寿，即自然寿命。对于人类自然寿命究竟有多长这一问题，虽然不同学者解答的方式各不相同，但结论基本一致，大都认为在百岁到一百二十岁之间，如《尚书·洪范篇》："寿，百二十岁也"，嵇康《养身论》也说："上寿百二十，古今所同"，此外，老子、王冰也都认为天年为120岁。目前常见的学说主要有：细胞论。人体自然寿命与体外培养细胞的分裂周期呈正相关。人体细胞自胚胎开始分裂，平均每次分裂周期相当于2.4年。一般人的细胞可分裂50次以上，因此，推测人的自然寿命应该在120岁左右。成熟期论。人的寿命与哺乳动物的寿命具有共同规律。哺乳动物的最高寿命为性成熟的8~10倍，人在14~15岁左右性成熟，因此，人的自然寿命应为112~150岁；生长期论。动物中凡生长期长的，寿命也长。一般哺乳动物的寿命是其生长期的5~7倍，人的生长期为20~25岁，因此，人的自然寿命应该是100~175岁。

（二）寿命

寿命是指从出生经过发育、成长、成熟、老化以至死亡前机体生存的时间，通常以年龄作为衡量寿命长短的尺度。寿命的长短与以下两个方面有关：一是社会经济条件、卫生医疗水平；二是决定于体质、遗传因素、生活条件等个人差异。虽然具体某个人的寿命有多长难以预测，但可以通过科学的方法计算并告知在一定的死亡水平下，预期每个人出生时平均可存活的年数，这就是人口平均预期寿命。人口平均预期寿命是指假若当前的分年龄死亡率保持不变，同一时期出生的人预期能继续生存的平均年数。平均预期寿命是我们最常用的预期寿命指标，它表明了新出生人口平均预期可存活的年数，是度量人口健康状况的一个重要的指标，也是衡量一个社会的经济发展水平及医疗卫生服务水平的指标。新中国前，我国人口平均预期寿命只有35岁左右。据专家估计，20世纪50年代初，我国人口的预期寿命在48岁左右。根据第六次全国人口普查详细汇总资料计算，2010年，我国人口平均预期寿命达到74.83岁，比10年前提高了3.43岁。2010年，我国男性人口平均预期寿命为72.38岁，比2000年提高2.75岁。女性为77.37岁，提高4.04岁。男女平均预期寿命之差与十年前相比，由3.70岁扩大到4.99岁。目前，我国人口预期寿命与发达国家比较，约低5岁左右。中华人民共和国成立以来，由于党和政府对人民生活的关心重视，使得社会经济发展和医疗卫生服务的水平有了迅速提高，中国人口的平均预期寿命更是直线上升。

三、衰老

衰老是一种自然现象，随着年龄的增长，人体内外都会发生一系列变化。

（一）早衰

衰老有生理性衰老及病理性衰老之分。生理性衰老是指随年龄的增长到成熟期以后所出现的生理性退化，《养老奉亲书》记载："年老之人，萎瘁为常"。老年人的主要生理特点是脏腑机能萎瘁，即五脏六腑及外表体窍表现功能衰退，这是一切生物的普遍规律。另一类为病理性衰老，即由于内外原因使人体发生病理性变化，使衰老现象提前发生，此种衰老又称为早衰。

（二）衰老的病因病机

1.先天说 人的衰老进程和寿命长短取决于先天父母禀赋。《灵枢·天年》曰："以母为基，以父为楯。"后世继承并发展了此学说。东汉王充在《论衡·气寿篇》中所说："强寿弱夭，谓禀气渥薄也……夫禀气渥则其体强，体强则寿命长；气薄则其体弱，体弱则命短，命短则多病寿短"。先天禀赋强，则身体壮盛，精力充沛，衰老速度就慢。反之，先天禀赋弱则身体虚弱，精神萎靡，衰老就快。现代遗传学说研究发现，人的寿命和衰老进程是由遗传基因中原有的程序安排所控制的。在我国长寿地区的调查中发现，长寿之人，性染色体畸变、断裂和丢失的发生率明显低于一般老人，为中医先天说提供了依据。

2.后天说 后天摄养是否得当在人的衰老发展进程和寿命长短中起重要作用。梁代陶弘景《养性延命录·教诫》曰："我命在我，不在于天"；元代刘河间《素问·病机气宜保命集》曰："修短寿夭，皆自人为"。这些学说与世界卫生组织认为的"人的健康和寿命60%由生活方式决定"非常吻合。若是长期生活方式不良，如七情太过、寒暑不避、饮食不节、纵欲耗精，都会导致形神动摇，半百而衰。

（1）社会因素 社会因素对人类寿命影响较大。社会因素中，因时代、医疗科技水平、生活条件、社会制度等不同，人的寿命也有别。《素问·疏五过论》指出："故贵脱势，虽不中邪，精神内伤，身必败亡"。由于社会地位的急剧变化，会给人带来精神和形体的衰老。原始社会，人的平均寿命只有18岁。随着社会的进步，奴隶社会人的平均寿命增长至20~30岁。封建社会平均寿命维持在40岁以下。现在随着社会的不断进步，科学的发展，物质生活和卫生条件的改善，人类寿命增长了一倍，因此，社会愈发展，人类寿命也相应地延长。通过研究社会因素与健康、疾病之间的关系和规律，现在出现了"社会医学"学科。

（2）自然环境 任何生命都离不开自身的生存环境。人类和自然环境息息相关，不同的自然环境造成了人体不同的体质。古代医家通过观察指出了环境与衰老有一定关系，如

《素问·五常政大论》指出："高者其气寿，下者其气夭"。高，是指空气清新，气候寒冷的高山地区，因气候寒冷，元气不易耗散，所以多寿；下，是指平原地区，如东南地区，因气候炎热，元气容易发泄，所以多夭。当有害的环境因素长期作用于人体，或者超过一定限度，就要危害健康，促进早衰。如空气中的种种污染物会造成空气中过氧化物增加，使人体加速衰老或疾病出现。此外，污染的空气和水源中含有多种致病物质，都会使人类患病或促使早衰。随着地理环境与人体健康关系研究的深入，现在逐渐形成了"地理医学"学科，主要探讨地理环境因素与健康、疾病之间的关系和规律。

（3）情志失调 人类必须有喜、怒、忧、思、悲、惊、恐的七情变化。长期的太过或不及的七情改变，就会引起体内阴阳气血失调、脏腑经络的功能紊乱，从而导致疾病的发生，促进衰老的来临。"笑一笑，十年少。愁一愁，白了头"谚语，即是此理。情志失调应当以防为主，平时要注意心理养生，尽量保持情绪平稳，既不过喜大悲，也勿忧怒过度。做到宠辱不惊，才能享受惬意人生。

（4）劳逸失度 劳和逸是一种相互对立、相互协调的辩证统一关系，二者都是人体的生理需要。人们在生活中，必须有劳有逸，既不能过劳，也不能过逸。《素问·上古天真论》曰："以妄为常……故半百而衰也。"所谓妄，是指错误的生活方式，如劳伤过度，房劳过度，过于安逸等。因此，违反日常行为的正常生活规律就会折寿。劳伤过度日久则可内伤脏腑，成为衰老诱因，故《素问·宣明五气篇》说："五劳所伤，久视伤血，久卧伤气，久坐伤肉，久立伤骨，久行伤筋。"古人主张劳逸"中和"，有常有节。长期以来的实践证明，劳逸适度对人体养生保健起着重要作用。

3.脏腑虚损说 是中医衰老理论中影响最大的学说之一。肝心脾肺肾，在五行中分属木火土金水。人类从40岁开始出现衰老的外在变化。50岁以后，从肝脏起，以10年为一周期，按照木、火、土、金、水的五行相生规律，五脏逐一衰退，各种老年期的表现相继出现。如《灵枢·天年》曰："四十岁，五脏六腑十二经，皆大盛以平定，腠理始疏，荣华颓落，发颇斑白，平盛不摇，故好坐。五十岁，肝气始衰，肝叶始薄，胆汁始灭，目始不明。六十岁，心气始衰，苦忧悲，血气懈惰，故好卧。七十岁脾气虚，皮肤枯。八十岁，肺气衰，魄离，故言善误。九十岁，肾气焦，四藏经脉空虚。百岁，五藏皆虚，神气皆去，形骸独居而终矣。"五脏六腑虚损日久则因虚致实，导致气、痰、瘀、湿等病理产物，形成虚实夹杂，变生它病，加速衰老。

（1）先天之本亏虚 肾为先天之本，为水脏，藏精气，一身气血阴阳生化之根，为元气之本，有促进人体的生长、发育和生殖的功能。肾的盛衰影响着元气的盛衰和生化功能的强弱，肾虚则元气衰，元气衰则生化功能弱，人的衰老就会加速，故《素问·金匮真言论》曰："夫精者，身之本也。"《医原》亦曰："肾为阴阳互根之地，精气之本源"。可见肾在人体生长发育及衰老等生理过程中起着重要的作用。《素问·上古天真论》中更是详细地记述了肾中精气由未盛到逐渐充盛，由充盛到逐渐衰少继而耗竭的演变过程。女子以七岁为一个周期，男子以八岁为一个周期。女子身体最强壮的时期是在四七，即28岁，男子则是在四八，即32岁，女子开始衰老是在五七，即35岁，男子则是在五八，即40岁。这也符合男女正常的生长发育和衰老的自然规律。

（2）后天之本亏虚 脾胃为后天之本，气血生化之源，且为人体气机升降之枢纽。《本草纲目》云："土者万物之母，母得其养，则水火既济，木金交合，而诸邪自去，百病不生"。说明了脾胃与衰老的关系。脾胃亏虚影响衰老主要体现在以下两个方面：一是脾虚气血乏源导致衰老；二是脾虚气机不利导致衰老。若脾胃虚衰，饮食水谷不能被消化吸收，人体所需要的气血津液得不到及时补充，或影响其他脏腑的气机升降，便会影响机体健康，从而加速衰老，甚至导致死亡。

基于肾为"先天之本"、脾为"后天之本"观点，中医抗衰老的核心，历代仍以补肾益脾为主。

学习小结

1.学习内容

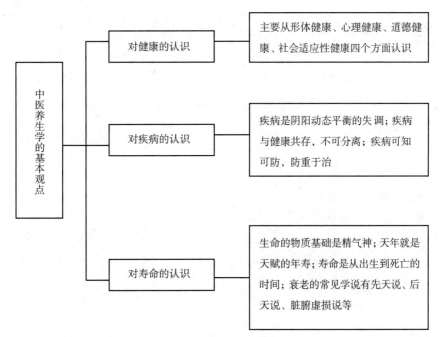

2.学习方法

本章要重点理解和掌握中医养生学对健康、疾病、寿命的认识观点。对健康的认识不只是形体健康，更重要的包括心理、道德及社会适应性健康，通过学习各自健康的基本特征，正确判断其健康状态。通过临床案例理解疾病与健康的关系。正确区分生命、天年、寿命的不同含义。结合年龄不同阶段及临床，学习衰老的先天说、后天说、脏腑虚损说。

复习思考题

1. 中医养生学对健康的认识主要有哪些?
2. 形体健康及心理健康的基本特征是什么?
3. 疾病与健康是何关系?
4. 何谓天年、寿命?
5. 衰老常见哪些学说?

第四章 中医养生的基本原则

[图] 要点导航

1.学习目的 通过学习中医养生的基本原则，把握学习和研究中医养生的方法特点，为进一步学习中医养生学理论体系奠定基础。

2.学习要点 中医养生的基本原则内容及实施策略。

中医养生是在中医理论指导下进行的生命保养保护活动，其养生原则具备中医理论体系特点，但同时又有鲜明特征的中医养生理论或原则，只有掌握运用这些基本的养生原则，才能真正达到符合中医养生特点的却病延年、健康长寿的目的。

第一节 顺应自然

人生天地之间，属自然界之物，其生命活动与大自然、人类社会密切相关，因此，养生必须顺应天地、四时、万物的变化规律，利用各种条件为自身服务，慎防自然异常变化对人体的影响。

一、人与自然的统一观

人与自然息息相通，和谐相处，才能长久。自然界的四时气候、白昼黑夜、日月运行，各种变化都会对人体产生影响。

（一）四季变化对人体的影响

春夏秋冬四季，有着生长收藏的规律，其气候变化也有春温、夏热、秋凉、冬寒的改变。处于天地之间的人类，需要做好适应自然的这种规律变化，人体必须随时与其保持一致，否则就对养生不利，甚至会产生各种病理变化。

1.四季与人体七情变化 自然界的气候变化常常会引起人的情志改变，正如《素问·阴阳应象大论》所说："天有四时五行，以生长收藏，以生寒暑燥湿风；人有五脏化五气，以生喜怒悲忧恐"。所以《素问》有"四气调神"之论，并提出了春三月"使志生"、夏三月"使志无怒"、秋三月"使志安宁"、冬三月"使志若伏若匿，若有私意，若已有得"的四时调节情志方法。《黄帝内经直解》指出："四气调神者，随着春夏秋冬四时之气，调肝心脾肺肾五脏之神志也"。因此，调摄精神，需遵照自然界生长收藏的变化规律，才能达到阴阳的相对平衡。

2.四季与人体脏腑气血经络变化 五脏应于四季，五脏的功能强弱在不同的季节中也不同。正如《素问·阴阳应象大论》所说的"肝旺于春，心旺于夏，脾旺于长夏，肺旺于秋，肾旺于冬"理论。了解五行相生相克、阴阳平衡和人体气机升降出入，掌握某脏腑的某个季节的生理和病理变化，则能更好地防病治病，达到养生目的。

人体的气血也随着四时阴阳变化而有着不同的改变。春夏阳气发泄，气血易趋向于表，故皮肤松弛，疏泄多汗等；秋冬阳气收藏，气血易趋向于里，表现为皮肤致密少汗多溺等。正如《素问·八正神明论》说："天温日明，则人血津液而卫气浮，故血易泻，气易行，天寒日阴，则人血凝泣而卫气沉。"《灵枢·五癃津液别》篇说："天暑腠理开故汗出……无寒则腠理闭，气湿不行，水下留于膀胱，则为溺与气"。

四季变化对人体经络也有着密切的影响，正如《素问·四时刺逆从论》指出："春气在经脉，夏气在孙络，长夏在肌肉，秋气在皮肤，冬气在骨髓中"。因此，根据四时变化，可进行针灸保健，促使经络畅通，脏腑功能旺盛。

3.四时与人体发病关系 由于四时具有温热寒凉的不同，人体患病也往往有一定的季节性。例如春季多风湿病，夏节多暑病、湿温病，秋季多秋燥病等。《素问·金匮真言论》中也指出："故春善病鼽衄，仲夏善病胸胁，长夏善病洞泄寒中，秋善病风疟，冬善病痹厥"。另外，某些慢性宿疾，往往在季节变化和节气交换发作或增剧。例如，心系病证中的真心痛、胸痹及肺系中的咳嗽、哮喘等常在秋末冬初和气候突变时发作，精神疾患易在春秋季发作，青光眼好发于冬季等。掌握和了解四季与疾病的关系以及疾病的流行情况，对防病保健有一定指导作用。

（二）昼夜对人体的影响

白昼阳气盛阴气衰，夜晚阳气虚而阴气盛，所以《素问·生气通天论》说："故阳气者，一日而主外，平旦人气生，日中而阳气隆，日西而阳气已虚，气门乃闭"。说明人体阳气白天多趋向于表，夜晚多趋向于里。一日之内昼夜也似四季的阴阳消长进退变化，人的气机升降出入及水液代谢也发生相应的改变。正如《灵枢·顺气一日分为四时》谓："以一日分为四时，朝则为春、日中为夏、日入为秋、夜半为冬"。由于人体阴阳之气有昼夜的消长变化，反应到人体中也会出现相应的病理影响，从而导致人体正气与邪气抗争的能力不同。阳气升，正气较旺盛，阴气盛，正气偏衰。故《灵枢·顺气一日分为四时》说："夫百病者，多以旦慧、昼安、夕加、夜甚……朝则人气始生，病气衰，故旦慧；日中人气长，长则胜邪，故安；夕则人气始衰，邪气始生，故加；夜半人气入脏，邪气独居于身，故甚也"。此"生物钟"原理，现在被广泛应用于临床，从而创立了时间诊断学、时间功效学、时辰药理学等。根据昼夜阴阳之气消长规律，结合自己体质，妥善安排工作、学习和休息，顺应一日之内阴阳的消长，以求达到最佳的效果。诚如《庄子》说："安时而处顺，哀乐不能入也"。

昼夜对人体阴阳的消长变化，与一日之内太阳与月亮的运行及圆缺有着密切的关系。

古人早就观察到月亮的圆缺对人体的生理病理有直接影响，如《素问·八正神明论》说："月始生，则血气始精，卫气始行；月郭满，则血气实，肌肉坚；月郭空，则肌肉减，经络虚，卫气去，形独居。"因此，在治疗上，《素问·八正神明论》提出了"月生无泻，月满无补"的原则。太阳属阳，月亮属阴，人体绝大部分是由水液组成，月球的引力会对人体的水液起作用，即形成生物潮。它随着月相的盈亏，对人体产生不同影响。满月时，人体气血也最旺盛，流动也较快。如妇女的月经周期变化以一月为周期，其体温高低、激素分泌、免疫功能、心理变化等也随着月象的圆缺而变化。正如《妇人良方》中指出的："经血盈亏，应时而下，常以三旬一见，以象月则盈亏也"。另外，婴儿的出生也和月象有一定关系，统计发现，月圆出生率最高，新月前后最低。根据月象养生，可在月圆日直接对月进行呼吸训练、冥想锻炼等。

总之，中医养生学在"天人相应"观指导下，把人体看成是与天和谐相通的，精气神三位一体的、以五脏为核心的有机整体。人的生命活动与天地大自然是密切联系的有机整体，不可分割。

二、人与社会的统一观

人不仅是自然的一部分，也是社会的一部分，人生活在社会中，人体和社会环境也是辩证的统一，人与人的交往是否和谐统一，也是决定生命长久的重要因素，正如《素问·气交变大论》所说："上知天文，下知地理，中知人事，可以长久。"明确指出了把天文、地理、人事作为一个整体看待可以延年益寿的道理。

不同的社会制度、不同的生产力发展状况，形成了不同的社会环境，决定着人们所处的经济条件、劳动条件、卫生条件、生活方式以及文化教育等。良好的社会环境能够供给人们所需要的各种物质生活资料，往往也易促成良好的心理活动。不良的社会环境，如暴力社会、经济衰退、战乱不断、失业增多等，会影响着人们生理和心理上的平衡。一旦这种社会稳态失调，就可以影响身心健康，从而出现心身疾病和疑难病症。因此，健康长寿及疾病的发生与社会状况有密切关系。

"生物–心理–社会"医学模式近年来取得了长足的进步，越来越显示出重视社会因素和心理保健对人类健康的重要性。现代社会，由于社会发展的工业化及城市的都市化加快，人的生活方式发生了改变。一方面受到社会环境诸如空气、水、食品、土壤、噪声等污染，另一方面，社会出现激烈竞争，人们承受各种工作机遇、人际关系等压力增大，造成了现在诸多流行的心身疾病，如抑郁症、高血压、消化性溃疡、癌症、过敏性鼻炎、过敏性哮喘、高脂血症、肥胖等。心血管病、脑血管病、癌症和意外死亡（车祸、自杀等）人数占全年死亡人数的80%以上。据国内外研究证明，其致病与死亡原因多与社会因素、心理因素密切相关，充分说明了人类的健康和疾病的发生与社会环境有联系。因此，注意自己良好的社会生活方式，有着热爱社会、热爱人民、尊老爱幼的积极心态和良好的道德品质，就能适应社会环境，有利于身心健康。《尚书·洪范》中指出的人有五福的标准，即"一曰寿，二曰富，三曰康宁，四曰修好德，五曰考终命"。

三、顺应天时，发挥主观积极能动作用

顺应天时，按照自然规律养生，并不是被动的适应自然，而是采取积极主动的态度，提高认识，通过掌握自然变化的规律，使个体或群体更好地适应自然，从而达到防御外邪侵袭的目的。《吕氏春秋·尽数》指出："天生阴阳寒暑燥湿，四时之化，万物之变，莫不为利，莫不为害。圣人察阴阳之宜，辨万物之利以便生，故精神安乎形，而年寿得长焉"。《灵枢·本神》也指出："智者之养生也，必顺四时而适寒暑，和喜怒而安居处，节阴阳而调刚柔，如是僻邪不至，长生久视"。因此，"天人相应"观指导中医养生，反映了以人为中心的自然环境思想。一方面强调适应自然，另一方面则强调天人相应，突出人的主观能动作用。

万物之中，只有人类有生有知有义，人类最为宝贵，只有人类才能够具有征服自然的能力。《素问·宝命全形论》说："天复地载，万物悉备，莫贵于人"，《灵枢·玉版》则指出："人者，天地之镇也"，强调了人的主观能动作用在中医养生中的地位。只要具备了自我养护和锻炼的积极养生观念，才能得到长寿。"我命在我不在天"（《抱朴子内篇·黄白》），突出显示了生命之存亡、年寿之长短，不是决定于天命，而是取决于自身态度。后世的养生家在这种充分发挥人的主观能动性的基础上，在遵循自然规律的前提下以主动进取的精神去研究人类的健康长寿，创造了许多养生方术，如食养、服气、外丹、内丹、房中术等，为后来探索延年益寿积累了一定经验。这种积极主动的养生观比那种将生死寿夭归结为"天命"观，更科学，为中国养生学的发生发展提供了良好的基础。

第二节　形神共养

形即形体，包涵人体中的脏腑、肌肉、血脉、筋骨等器官和组织，与精、气、津、液等共同组成了形体结构。神在人体有广义、狭义之分，广义的神是指生命活动的全部外在表现，狭义的神即情志、意识、思维等。形神共养，体现了形态与功能、精神与物质、本质与现象的相互协调的养生统一整体观。

一、形神共养的重要性

形与神的关系是物质与意识的关系，即"物质决定意识，意识对物质有反作用"。中医学认为，形者神之质，神者形之用；形为神之基，神为形之主；无形则神无以生，无神则形不可活。张景岳在《类经》中说："形者神之质，神者形之用，无形则神无以生，无神则形不可活"。说明了神必须依赖于形体而存在，二者不可分离，有形无神，则形废。形盛则神旺，形衰则神衰，形毁则神灭。《灵枢·天年》也说："神气皆去，形骸独居而终矣"。因此，中医养生活动中，要想健康长寿，不仅要注重形体的养生，而更重要的还要注意神的调摄，即《素问·上古天真论》所说的"形与神俱，而尽终其天年"。

二、形神共养的方法

（一）形神共养，养神为先

《黄帝内经》认为应以养神为先。如《素问·灵兰秘典论》中讲："主明则下安，以此养生则寿，主不明则十二官危，以此养生则殃。"在形神关系中，"神"起着主导作用，"神明则形安"。故中医养生观是以"调神"为第一要义，养生必须充分重视"神"的调养。所谓"内无思想之患，以恬愉为务"即是要人除去一切有害的情绪，创造良好的心境，要驾驭自己的情感，保持乐观、安静、心平气和的精神状态。在恬静的基础上，愉快欢乐，才能达到调心养神最佳境界。调神摄生的内容很丰富，主要可从以下方面入手。

1.清静养神 指人的精神应保持恬淡宁静的心态，减少名利和物质欲望，和情畅志，协调七情活动，使之平和无过，如《素问·上古天真论》中所说："恬淡虚无，真气从之，精神内守，病安从来。"《素问·生气通天论》中谓："清静则肉腠闭拒，虽有大风苛毒，弗之能害"。如此，则可使精神情志保持淡泊宁静状态。

2.四气调神 顺应一年四时阴阳变化，使精神活动与四时阴阳相协调。

3.练功养神 通过调理身心、调摄呼吸等方法，以达到对神养的自我锻炼目的。

4.修性怡神 通过琴棋书画及养花、垂钓、旅游等多种形式，培养自己的情趣爱好，陶冶情感，从而起到怡情养性、调神健身的作用。

（二）静以养神，动以养形

动静结合，刚柔相济，以动静适宜为度。形神共养，动静互涵，才符合生命运动的客观规律，有益于养生。

1.静以养神 《素问·痹论》指出："静则神藏，躁则消亡"。故中医养生学提出"静以养神"的原则。所谓"静"有两层含义：一是指机体不可过劳，保持形体上的相对安静；二是指心不可妄动，保持精神上的清静。静以养神就是要求人之心神宜静，不宜妄动，即《内经》所谓的"和喜怒，养心神"。《医述·医学溯源·养生》亦指出："欲延生者，心神宜恬静而无躁扰"。神静则可达到气血调和，经脉流通，脏腑功能活动有序的目的。

清静养神的思想在一定程度上占据着中国传统养生文化的主流地位，这是由于中国传统养生文化在历史上长期受到道教的影响。先秦道家以"清静"学说立论，如老子所说："致虚极，守静笃""无欲以静，无下将自定"，这种思想对中医清静养生学说的发展有着很大影响。其理论依据主要认为神是生命的主宰，人身各脏腑器官都由神统御。神的属性好静，但人的社会活动和生产活动又使神时时处于躁动状态，使神易于耗损，伤及精气，乃至形体衰弱，患病夭折。静神养生方法很多，如少私寡欲、调摄情志、顺应四时、常练静功等。

2.动以养形 形体是人体生命存在的基础，有了形体，才有生命，有了生命才能产生精神活动和生理功能。因此，保养形体是非常重要的。张景岳说："形伤则神气为之消""善养生者，可不先养此形以为神明之宅；善治病者，可不先治此形以为兴复之基乎？"养形需动，动包括运动和劳动，其目的是达到人形体气血的流畅，否则，易出现形体中的气血、筋脉等瘀滞现象。故《吕氏春秋·尽数》说："流水不腐，户枢不蠹，动也，形气使然……形不动则精不流，精不流则气郁"。动形养生常用的方法有：舞蹈、散步、导引、按摩等。动形的同时，为防止人体耗伤精血津液，还要适时地从自然界获取精血，《景岳全书》说："精血即形也，形即精血。"故在调理上，《素问·阴阳应象大论》提出"形不足者，温之以气，精不足者，补之以味"的措施。阳气虚损，要温补阳气，阴气不足，要滋养精血。同时，保养身体必须遵循自然规律，做到调饮食、保脾胃、适劳逸、慎起居等。

养神和养形有着密切的关系，二者不可偏废，要同时进行，在"形神合一"理论指导下，达到保健养生的目的。

第三节　保精护肾

一、肾精在养生中的地位和作用

《类经》指出："善养生者，必宝其精，精盈则气盛，气盛则神全，神全则身健，身健则病少，神气坚强，老而益壮，皆本乎精也"。《图书编·肾脏说》云："人之有肾，如树木有根"，即明确指出肾精对健康长寿的重要性。肾精为人体根本之精，来源禀于父母的先天之精和后天的滋助，它在人体生命活动中起着重要的根基和滋养温煦人体的作用。肾之精气的盛衰直接关系到人体衰老的速度，故肾为先天之本。因此，扶正固本，增强体质，延年益寿多从肾入手，历代医家在中医养生方面也把保精护肾作为抗衰老的基本措施。中医肾脏与现代医学中的垂体、肾上腺皮质、甲状腺、性腺，以及自主神经系统、免疫系统等，都有密切关系，肾精虚者可导致以上方面的功能紊乱，从而影响五脏六腑的生理功能，出现病理变化和早衰之象。因此，"肾"的护养，对于防病、延寿、抗衰老有着积极的意义。肾中精气旺盛，则元气充沛，人体抗病能力增强，就能更好地适应于自然。引起肾精亏虚的常见原因有：房劳过度，精血亏损太多；年老肾精不足；久病耗伤肾精；失血大汗等损伤肾精。《千金要方·养性》中指出："精竭则身惫。故欲不节则精耗，精耗则气衰，气衰则病至，病至则身危"。告诫人们宜保养肾精，在生命活动中起着十分重要的作用，所以，欲延年益寿，身体健康，精力旺盛，养精则是十分重要的一项内容。

二、保精护肾方法

保精护肾的方法很多，如节欲保精、运动保健、导引补肾、按摩益肾、食疗补肾、药物调养等。具体可从以下几个方面入手。

（一）节欲

节欲，是指男女间性欲要有节制，即房事要适度，不可过度。男女肾中生殖之精，是人体先天生命之源泉，泄漏不可过多。如果纵情恣欲，房事频繁，往往肾精日渐匮乏，日久而可枯竭，出现真气耗散而致未老先衰。男女之欲是正常生理要求，欲不可绝，亦不能禁，做到既不绝对禁欲，也不纵欲过度，节欲可防止阴精的过分泄漏，如此，肾精可得保养。房事保健、气功、导引等，在中医养生法中均有节欲葆精的作用。

（二）保精

广义的精是指汗、血、津液等，故保精不仅指要保养肾中的精气，还要保护人体的血、津液、汗等。不过多出汗，防止津液及血耗伤，就是保精的基本措施。广义的精，禀于先天，来源于水谷而藏于五脏，若后天充盛，脾胃功能康健，五脏安和，气血津液充足，则精自然得养，故保精即是通过养五脏以不使其过伤，调情志以不使其过极，忌劳伤以不使其过耗，来达到养精保肾的目的。在传统养生法中，调摄情志，四时养生，起居养生等诸法中，均贯彻了这一养生原则。《素问·上古天真论》所说的："志闲而少欲，心安而不惧，形劳而不倦"。即是避免精气伤耗，从而保存肾精的有效方法。

第四节　调理脾胃

一、脾胃在中医养生中的地位和作用

《景岳全书》说："土气为万物之源，胃气为养生之主。胃强则强，胃弱则弱，有胃则生，无胃则死，是以养生家必当以脾胃为先。"《图书编·脏气脏德》说："养脾者，养气也，养气者，养生之要也。"都说明了脾胃在中医养生中的地位，脾胃强弱是决定人之寿夭的重要因素。脾胃位居中焦，属土，为水谷之海、后天之本、气血生化之源。人体中的气血、津液、精髓、元气等物质基础，均依赖于脾胃的化生，脾胃健旺，化源充足，则五脏六腑功能强盛。中焦脾胃是气机升降运动的枢纽，脾胃气机协调，上焦及下焦脏腑功能也得以安康。上焦心肺所居，脾胃功能正常，其土生金能力旺盛，肺主气功能则得以发挥。火生土，脾胃正常，则心亦安。中焦脾胃也是元气的重要来源，故李东垣提出"内伤脾胃，百病丛生"、"人以脾胃中元气为本"的思想，在《脾胃论》中指出："真气又名元气，乃先身生之精气，非胃气不能滋"。提出了脾胃伤则元气衰，元气衰则人折寿的观点。强调了脾胃功能强弱在中医养生的作用，故调理脾胃、扶正益气也是预防保健的重要法则。

二、调理脾胃的方法

调养脾胃的方法较多，如饮食调节、药物调养、精神调摄、针灸按摩、气功调养、起居劳逸调摄等，皆可达到健运脾胃，调养后天，延年益寿的目的。在上述诸多调理脾胃的方法中，应注意以下几个方面。一是脾主四肢肌肉，劳倦容易伤脾，故不宜过劳，《素问·上古天真论》指出"形劳而不倦"的养生思想，明确告诉人们在调理脾胃中，除饮食有节外，生活中的起居劳逸也非常重要。二是药物调养中，主要以药食同源类药物为主，药性平和，无毒副作用，利于脾胃的护养。三是精神调摄过程，要注意肝木与脾土的关系，及时的疏肝解郁，调畅肝气，也是护脾养胃的重要思路。

第五节　三因制宜

"三因制宜"理论源于《内经》，经后世医家不断丰富完善而成为中医养生学中的重要学说体系。"三因"即因时、因地、因人，"制宜"谓根据不同情况制定适宜的方式方法。"三因制宜"强调养生时要根据当时的季节气候条件、患者的个体差异、所处地区的不同，选择养生方法和立法处方，是中医整体观念和辨证论治思想应用到养生防病领域的重要体现。

一、因时制宜

四时阴阳的变化对人体的五脏六腑及情绪等都有影响，因时制宜养生即是通过顺应自然，适应四时气候以及日夜晨昏的变化规律，让人体节律与外界节律协调而保持健康的状态。正如《素问·四气调神大论》曰："四时阴阳者，万物之根本也，所以圣人春夏养阳，秋冬养阴"。又曰："阴阳四时者，万物之终始也，死生之本也。逆之则灾害生，从之则苛疾不起，是谓得道"。《灵枢·本神》亦说："智者之养生也，必顺四时而适寒暑"。皆明确指出了因时养生的重要性。

（一）因时调神养生

四时调神法在《素问·四气调神大论》中有详细论述，如春三月中的"以使志生，生而勿杀"，以顺应肝木喜条达的特性来养神；夏三月中的"使志无怒"以顺应自然界夏季阳气盛长的变化；秋三月的"使志安宁……无外其志"以缓解由于秋气肃杀而使人产生的悲观情绪；冬三月的"使志若伏若匿，若有私意，若已有得"以顺应冬藏之气养神。历代医家都把根据四时气候的变化，适度调摄精神作为养生长寿之本，防病治病的良药。

（二）因时起居养生

四时的气候变化影响着人们的生活起居，如《素问·四气调神大论》指出春夏季节宜"夜卧早起"以适应阳气的升发；夏日更要"无厌于日""所爱在外"；秋季宜"早卧早起，与鸡俱兴"以适应人体气血内收的特点；冬季宜"早卧晚起，必待日光"以顺应人体气血闭藏特点。四时季节交替之时，人体阴阳变化较大，腠理开合往往失度，对六淫之邪抵御能力有所降低，提出"虚邪贼风，避之有时"，以防止春季疾病的发生，老年人及体质弱者更应遵循。

二、因地制宜

我国地域面积较广，从南方到北方，从东方到西方，各地的地理环境及气候相差较大，这些地域的变化，在一定程度上，也影响着人体的生理活动。

（一）顺应地理环境

我国地理环境不同，造成了人的饮食习惯及体质不同，如《素问·异法方宜论》中说：

"东方之域……其民皆黑色疏理。其病皆为痈疡，其治宜砭石。……西方者，……其民华食而脂肥，故邪不能伤其形体，其病生于内，其治宜毒药。……北方者，……其民乐野处而乳食，脏寒生满病，其治宜灸烤。……南方者，……其民嗜酸而食胕，故其民皆致理而赤色，其病挛痹，其治宜微针。……中央者，……其民食杂而不劳，其病多痿厥寒热，其治宜导引按蹻"。详细论述了东西南北中五方之人，因地理方位、地势气候以及生活习惯不同等因素，形成不同的体质，易感疾病和治疗方法。可以看出南方多湿热，人体腠理多疏松，饮食适量的辣椒、姜之类的食物，可促使腠理开，以排出湿气；北方多燥寒，人体腠理多致密，平时养生宜食温性食物，如牛羊肉等。若一旦易地而居，饮食起居也需要一个适应过程，其养生方法也应随地而变，要根据地域的不同情况，采取不同的养生方法。

（二）改善生活环境

生活环境与健康日益为人们所重视。作为医学与地理学交叉综合而形成的一门新的学科——医学地理学，也得到了较快发展。随着社会经济的不断变化，人类所处的生态环境遭到了严重破坏，空气、水源、食物等对人体造成了严重污染，使人体健康受到威胁。因此，改良生存环境，保护大自然，提高人们健康福祉，是每个人的责任和义务。

三、因人制宜

因人制宜是三因制宜理论的重要组成部分，它是根据病人性别、年龄、体质、生活习惯等不同特点，采取辨证施养的原则。

（一）按照性别施养

就男女性别而言，各有其生理病理特点。养生过程中当分男女性别不同而采取不同的养生策略。妇女属阴，生理上以血为主体，以肝为本，病理上有经、孕、带、胎、产诸疾及乳房、胞宫之病。特别是月经期、妊娠期，养生用药时当慎用或禁用峻下、破血、重坠、开窍、滑利、走窜及有毒药物；带下以祛湿为主；产后则应考虑是否有恶露不尽或气血亏虚，从而采用适宜的养生策略。男子属阳，生理上则以精气为主，肾为先天，病理上精气易亏而有精室疾患及男性功能障碍等特有病证，如阳痿、阳强、早泄、遗精、滑精以及精液异常等，宜在调肾基础上结合具体病机而养生。

（二）区分年龄施养

生命可划分为胚胎、婴儿、儿童、少年、青年、壮年、老年不同时期。每个阶段，人体的生理有别，其养生方法也不尽相同。例如老年人，年过四旬，气阴不足，尤其是肝肾不足更为明显。因此，老年人在养生方面以平补肝肾为主，兼顾活血通脉、祛湿化痰。补肾类，如六味地黄汤符合老年人的生理病理特点，对于经常有眩晕、消渴、肿瘤、震颤等病的老年人，宜注意调理阴阳，扶正为主。运动养生时动作要缓慢柔和，肌肉放松，如步行、太极拳、太极剑、慢跑等，不宜做剧烈活动。

（三）审察体质施养

人体体质不仅与地理环境有关，而且即便是同一地区同一环境，也存在着人体体质的明显不同。同样是气虚体质，虚弱程度也有别。《灵枢·阴阳二十五人》详细论述了这种差异。因此，人们应根据自己体质的类别，选择适宜的养生方法。如气虚之人不宜劳累太过，阳虚之人注意保暖，湿热之人不宜多食肥甘厚味等。

第六节　综合调养

综合调养的思想，在《素问·上古天真论》中即有明确论述，强调要顺四时、慎起居、节饮食、调情志、适劳逸、和术数等。至明清时期，综合调养受到广泛推崇，成为养生学中的重要原则。生活中只有注意综合方法的使用，并突出重点，才能收到较好的养生效果。综合调养作为养生的指导原则之一，主要是告诫人们养生要有整体观念。具体运用时要注意以下几点。

（一）多法调养

多法调养包含顺四时、慎起居、节饮食、戒色欲、调情志、动形体，以及针灸、推拿按摩、药物养生等诸方面内容。多法调养的原则不仅体现在人与自然关系的调养，而且更重要的是以上诸法的联合应用。体现人体内部脏腑、经络、精神情志、气血等方面的统一整体观思想。正如李梴在《医学入门·保养说》所说："避风寒以保其皮肤、六腑""节劳逸以保其筋骨、五脏""戒色欲以养精，正思虑以养神""薄滋味以养血，寡言语以养气"。避风寒就是顺四时以养生，使机体内外功能协调，不仅保护皮肤，而且对六腑也有益；节劳逸就是指慎起居、防劳伤以养形，使脏腑协调，对养筋骨和五脏有利；戒色欲、正思虑、薄滋味等，是指精、气、神三宝的保养，防止肾精、心肺之气耗伤的有效方法；动形体、针灸、推拿按摩，是调节经络、脏腑、气血，以使经络通畅、气血周流，脏腑协调；药物保健则是以药物为辅助作用，强壮身体、益寿延年。综合调养即是根据以上各个不同方面，对机体进行全面调理保养，使机体内外协调，适应自然变化，增强抗病能力，避免出现失调、偏颇，达到人与自然、体内脏腑气血阴阳的平衡统一。

（二）养宜适度

在实际调养过程中，无论哪种养生方法，都要恰到好处，适度而止。养不可太过，也不可不及。过分注意保养，则会瞻前顾后，不知所措。例如稍微劳动，就怕耗气伤神；天气稍微变凉，便足不出户；以为食疗可以养生，便强食肥甘厚味；惧怕饮食过多而肥胖，就节食少餐等。虽然主观渴望养生，但自己却因养之太过而受到约束，则达不到很好的养生效果。在养生活动中，有些人认为"补"即是养，于是，饮食养生，只注重滋补食物，盲目强调食物的营养成分。为求得益寿延年，甚至还以补益药物为辅助。另外，有人忽略了动静结合、劳逸适度的养生原则，认为"生命在于运动"，只强调"动则不衰"，而使机体超负荷运动，同样会使新陈代谢失调，虽然主观愿望是想养生益寿，但结果往往是事与愿违。所以，养生应该适度，按照生命活动的规律，做到合其常度，才能真正达到"尽终其天年"的目的。

综上所述，综合调养主张动静结合、劳逸结合、补泻结合、形神共养、内外诸法配合等，并根据个体情况不同分别采用食养、药养、运动养生、针灸、推拿、按摩等不同方法中某一种或多种。要从机体整体观着手，进行调养，不可养之过偏。

第七节　持之以恒

养生保健不是一朝一夕的事，要持之以恒，经常、持久的将适合自己的养生方法坚持下去，日久才能不断改善体质。只要坚持，就能看到养生良好的效果。

（一）养生贯穿生命始终

养生不只是老年人的问题，人的生命从胎前到老年始终都应将养生贯穿其中。养生是一个连续的过程，不只是生命中的某个阶段。健康时要养，得病时更要养，老年人重视养生，胎儿及婴幼儿更要养生。人的一生各种因素都会影响最终寿限，因此，养生必须贯穿生命的始终。

胎孕时就要重视养生思想。如张景岳在《类经》中指出："凡寡欲而得之男女，贵而寿，多欲而得之男女，浊而夭。"强调了胎孕养生保健的重要性，告诫为人父母，若怀孕前父母清心寡欲，怀孕出生后的孩子身体康健，反之，则寿命缩短。说明了生命出生之前，常为一生寿夭强弱的重要时期，重视节欲，以保全精血，可造福后代。古人也非常重视小儿及青少年的养生，如金代刘完素在《素问·病机气宜保命集》指出："人欲抗御早衰，尽终天年，应从小入手，苟能注重摄养，可收防微杜渐之功。"防微杜渐的办法是通过"节饮食，适寒暑，宜防微杜渐，用养性之药，以全其真"。小儿稚阴稚阳，在养生过程中应注意阴气或阳气的保护和调养，不伤阴，更不能伐其阳。张景岳则主张补肾，保全真元对中年健壮有重要意义。男子二八，女子二七，标志着人体进入成年阶段。这时的男女精气神旺盛，宜嗜食恣情，据此特点，刘完素认为："其治之之道，辨八邪，分劳佚，宜治病之药，当减其毒，以全其真"。这种"减毒"预防伤正思想，对于抗御早衰有重要作用。人到中年，气阴不足，张景岳强调："人于中年左右，当大为修理一番，则再振根基，尚余强半。"通过中年的调理护养，根基坚固，为进入老年期打下基础。人到老年，气血阴阳俱不足，精气神衰退，因此，刘完素提出"其治之之道顺神养精，调腑和脏，行内恤外护"的养生方法，即通过内养精气神，外避风寒暑，以达到保其正气，调和脏腑的目的。对于年高之人，尚需适当锻炼，并辅以药养和食养，则有益于延年益寿。正如刘完素在《素问·病机气宜保命集》所说："其治之之道，餐精华，处奥庭，燮理阴阳，周流和气，宜延年之药，以全其真。"古人的这种一生整体养生思想，符合现代对人体生命和养生的认识，有指导意义。

（二）练功养生贵在精专

在中医养生方法中，饮食及药物养生容易遵循，也往往能够坚持下去。练功养生则需要一个人的心神与形体的有机结合，并且持之以恒，因此，把握起来往往较难。养生的功法甚多，应合理选择。选定功法后，就要专一精练，不可因为起初效果不显而功亏一篑，更不能见异思迁，功法贪多。功法专一精练并持之以恒的目的，是防止各种功法之间互相干扰，会影响生命活动的有序化。因为每一种功法都有自身的规律，专一精练能强化生命运动的节律，提高生命运动的有序化程度。功法只要循序渐进，坚持不懈，专心致志，拥有信心、专心、恒心，勤学苦练，细心体会，一定能取得强身健身的效果。

（三）养生重在日常生活

深奥的中医养生理论来源于百姓的普通实践的积累升华，因此，实际养生过程中，也应将理论回到实践中，以指导具体的养生活动，养生体现在生活中，将养生活动生活化，人们才不觉得有负担，也更容易去执行并坚持日久。日常生活的各个方面，如作、息、坐、卧、衣、食、住、行等等，都有养生的理论和方法，可根据自己的生活习惯和规律，发现符合自己的正确养生理念，找出符合个体生理特点、自然和社会的规律，把养生保健的思想深深扎根生活之中，掌握健身方法，就可做到防病健身，祛病延年，提高健康水平。

学习小结

1. 学习内容

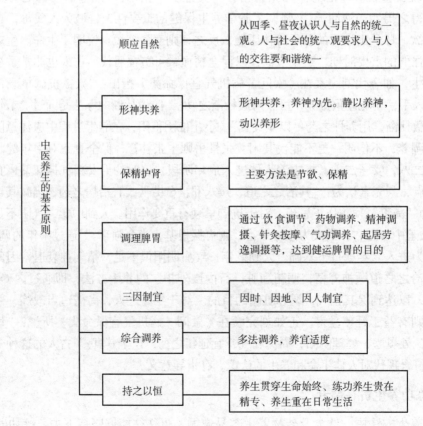

中医养生的基本原则
- 顺应自然 —— 从四季、昼夜认识人与自然的统一观。人与社会的统一观要求人与人的交往要和谐统一
- 形神共养 —— 形神共养，养神为先。静以养神，动以养形
- 保精护肾 —— 主要方法是节欲、保精
- 调理脾胃 —— 通过饮食调节、药物调养、精神调摄、针灸按摩、气功调养、起居劳逸调摄等，达到健运脾胃的目的
- 三因制宜 —— 因时、因地、因人制宜
- 综合调养 —— 多法调养，养宜适度
- 持之以恒 —— 养生贯穿生命始终、练功养生贵在精专、养生重在日常生活

2. 学习方法

中医养生的基本原则是中医基础理论的实践应用，学习时应理解和掌握中医的天人相应观、精气神、脾胃为后天之本、肾为先天之本、三因制宜等理论，在此理论指导下，强调中医养生需要综合调养并持之以恒。

复习思考题

1. 中医养生的基本原则有哪些？
2. 中医养生如何做到形神共养？
3. 中医养生保精护肾的方法有哪些？
4. 中医养生如何做到综合调养？
5. 中医养生如何做到持之以恒？

中篇
方法篇

第五章 中医养生的一般方法

🧭 要点导航

1.学习目的 通过学习情志养生法、饮食养生法、起居养生法、房事养生法及环境养生法相关知识，掌握调摄情志、调控饮食、调节起居、保养肾精、安定居处等中医养生的一般方法。

2.学习要点 中医养生一般方法的含义、方法、注意事项、禁忌。

第一节 情志养生法

一、情志的含义

中医学认为，情志包括情绪和情感，是人们在接触和认识外界客观事物时，正常精神心理活动的综合反映。主要包括喜、怒、忧、思、悲、恐、惊，统称为七情。七情与脏腑的功能活动有着密切的关系，正如《素问·阴阳应象大论》所言："人有五脏化五气，以生喜怒悲忧恐。"这就是人的精神活动中常见的情绪状态。喜、怒、思、忧、恐五种情志的变动称之为"五志"。情志的变动和脏腑机能有关，表现为"心在志为喜、肝在志为怒、脾在志为思、肺在志为忧(悲)、肾在志为恐"。由此说明，情志活动正常，是脏腑功能正常、精气充盈、气血顺畅的反映。由于情志活动与脏腑、气血有关，当情志活动过度，如不加以调节和控制，就会直接损伤脏腑的气血阴阳，从而引起机体的气机逆乱。《素问·举痛论》曰："余知百病生于气也。"认为疾病的发生和脏腑气机失调有关。《素问·气交变大论》云："有喜有怒，有忧有丧，有泽有燥，此象之常也。"意为每个人都有有时高兴、有时喜笑、有时发怒、有时忧愁、有时悲伤等情绪表现，就像自然界气候的变化有时下雨、有时干燥一样，这是一种正常的现象。七情六欲，人皆有之，情志活动是机体对外界刺激和体内刺激的一种保护性反应，属于人类正常生理现象，有益于身心健康。

二、情志与健康的关系

人具有社会属性，总是存在于一定的劳动、生活社会关系之中，人们在认识事物和社会交往时，总会表现出喜悦、愤怒、思虑、悲忧和恐惧等不同的情感。情志对健康的影响是最直接、最广泛和最常见的。中医学认为"情志和悦，动而中节，则气血调和，脏腑生机益然，百病不生；情志变动，过激过久，则气血逆乱，脏腑功能失常，疾病丛生。"由此说明，在正常情况下，适度有节制的七情活动不仅不会对机体造成危害，还能对机体生理功能起着协调作用。反之，如若持久强烈的情志变化，超越了人体自身调节的范围，使脏腑气血机能紊乱，则会导致各种临床疾病。正如《素问·阴阳应象大论》曰："喜伤心，怒伤肝，思伤脾，忧伤肺，恐伤肾。"《素问·举痛论》曰："余知百病生于气也，怒则气上，喜则气缓，悲则气消，恐则气下……惊则气乱……思则气结。"七情致病的特点是直接伤及脏腑，所以，对人体健康损害较大。

（一）情志是五脏气机的表现形式

情志适度，脏腑坚固。适度的情志反应是脏腑功能正常的表现，通常情况下不会导致或诱发疾病。《素问·阴阳应象大论》提出："人有五脏化五气，以生喜怒悲忧恐。"指出情感的产生以五脏精气为基础。人们在认识外界客观事物的过程中，如果事物的发展与自己意愿一致，就会产生满意、愉快、赞赏等积极的情绪反应。正如《素问·举痛论》曰："喜则气缓"，一般来说，心情舒畅、情志和调能够缓和紧张的情绪，使气血和畅，营卫通利，脏腑功能活动得以维持正常。人们生活在复杂的自然社会环境中，经受各种情志因素刺激，适度的情绪反应能使身心机能正常。及时发泄消极不良情绪，能够宣泄气血郁结，有助于维持和恢复脏腑功能的协调平衡。

（二）情志对脏腑气机功能的影响

情志失和是引起脏腑气机功能失调乃至疾病产生的重要原因。《素问·举痛论》认为"百病生于气"，情志是通过引起脏腑气机紊乱而致病。情志过激可导致人体气机逆乱、阴阳失调，出现"气上""气下""气结""气郁化火"等病理变化。中医学称"七情内伤"，即是指突然、强烈或长期持久的情志刺激，如果超过人体正常的生理调节范围，可致人体阴阳失调、气血不和、经络受阻、气血脏腑功能紊乱而致病。

1.怒伤肝　怒是人的一种很常见的不良情绪，是个体因某种目的、愿望没有达到或对某事物具有强烈不满时的心理表现，是人的本能反应。《东医宝鉴·内景篇》说："七情伤人，唯怒为甚，盖怒则肝木克脾土，脾伤则四脏俱伤矣。"怒伤肝，肝失疏泄，升降气机失和，进而导致其他脏腑功能失调。《淮南子·精神训》云："人大怒破阴，大喜坠阳，大忧内崩，大怖生狂。"因暴发性强烈刺激致病，表现出发病急、病情危重、甚或夭亡。轻度、暂时的发怒，能够使压抑的情绪得到宣泄，有助于肝气的调达舒畅，利于身心健康。但是过度、持久的怒气可使气机逆乱导致疾病的发生，轻者致肝气郁滞，食欲不振；重者会导致肝气疏泄功能失常，肝阳上亢，出现头疼、眩晕、面色苍白、四肢发抖，甚者昏厥而亡。正如《素问·生气通天论》中所说："大怒则形气绝，而血菀于上，使人薄厥。"描述了发怒致人体气血运行紊乱，脏腑功能失调，从而引起头痛、中风、吐血、昏厥等病症，重者可能因暴怒而致身亡。

2.喜伤心　喜是人的一种积极心理状态，是个体某种目的、愿望达到后，紧张焦虑状态消失，或得到意外收获时的一种快乐的情绪表现。一般情况下，喜乐的情绪对健康有利，但暴喜、狂喜即可伤人。正如《灵枢·本神》中所说："喜乐者，神惮散而不藏。"指出暴喜、狂喜，可导致"气缓"，即心气涣散，血运无力而瘀滞，出现心神不敛、癫狂、哭笑不休等症状。如清代医学家喻昌所著《寓意草》里记载："昔有新贵人，马上扬扬得意，未及回寓，一笑而逝。"即是说明过喜不利于人体的健康。

3.思伤脾 思是指集中精神考虑问题，是人的正常思维活动。但如果思虑过度，可能会导致多种病症。《素问·汤液醪醴论》曰："嗜欲无穷，而忧患不止，精气弛坏，荣泣卫除，故神去之而病不愈也。"认为思虑最易伤脾，脾胃运化失常，致食欲大减，饮食不化。《素问·举痛论》曰："思则心有所存，神有所归，正气留而不行，故气结矣。"指出思虑过度不仅耗伤心气，而且还会影响脾胃的消化功能，导致心脾气血两虚，出现心悸、失眠、眩晕、健忘、多梦、面色萎黄、食欲不振、腹胀便溏、神倦乏力等症。有研究表明，长期从事脑力劳动的人，由于大脑常常处于高度紧张状态易患心脑血管疾病和胃溃疡。

4.忧(悲)伤肺 忧是指忧愁、苦闷、担心。悲是怆恻之意，是个体为失去执着追求和期盼的事物而表现出的悲伤、悲痛、悲哀。悲时常表现为抑郁寡欢、悲伤恸哭、气怯神弱。若悲哀太甚，可致心肺郁结。轻者，愁眉苦脸、寡言少语、意志消沉、唉声叹气；重者，失眠、烦躁、焦虑，出现干咳、咳血、气短、呕吐、纳呆、癫痫等症。正如《黄帝内经》里说："悲则气消。"如悲痛欲绝，还可引起昏厥或突然死亡。性格内向，常常悲伤的人，较他人更易患癌症或其他的疑难重症。

5.恐伤肾 恐是恐惧的意思，是个人企图摆脱某种害怕的情绪，是一种精神高度紧张而导致的内心胆怯表现。如《灵枢·本神》所云："恐惧而不解则伤精，精伤则骨酸痿厥，精时自下。"意指恐伤肾，可引起心肾不交、肾气不固，主要表现为遗精、阳痿、遗尿，甚至神智失常。惊是指突然遭遇到意外事件，导致心理上骤然紧张的表现。中医认为"惊则气乱"，主要表现为大惊失色、目瞪口呆、身出冷汗、四肢不灵，重则惊呼、神昏僵仆、二便失禁。过度的惊恐主要伤及人的肾气。恐与惊二者密切相关，但又不同，恐持续时间较长，而惊持续时间较短；恐多事前自知，惊多事前不自知，多为先惊而后恐，所以，惊恐常常并提。一般来说惊多由外界刺激而引起，恐常常由内心害怕而产生。

（三）情志对疾病康复的影响

良好的情志状态有利于提高机体疾病的康复能力，不良的情志刺激超过人体一定限度就会损害健康。情志变化对人的行为意识、生理病理均有较大影响。对于健康的人而言，如若情志失调，则容易患病；而对于患病的人来说，情志如若调摄失常，就会产生严重后果，轻则可致旧病复发，重则新病加重，变生他症，严重则可能造成阴阳逆乱、亡脱而死亡。因此，对于患病的人，注重病后情志调护尤为重要。情志调和得当，如心无所思、无所想、无所念，做到清静为养；欲能节、情能舒，则能使脏腑安宁不受扰动，气血平和不行逆乱，再加上饮食睡眠的适宜调养，这样就非常有利于疾病的康复。所以说情志养生对提高机体疾病的康复能力有着重要的意义。

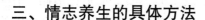

三、情志养生的具体方法

情志养生是中国传统养生的核心和关键，其根本为道德品质修养，主干为精神心理调养，通过培养良好的情趣爱好，达到情志和调、脏腑坚固的目的。情志养生被历代养生家看作养生寿老之本法、防病治病之良药。《淮南子》说："神清志平，百节皆宁，养性之本也；肥肌肤，充肠腹，供嗜欲，养性之末也。"情志养生之法概括起来有：修身养性、疏泄情绪、移情易性、以情胜情和节制情志。

（一）修身养性

修身，使身体健康，原意是指修养身心，努力提高自身的思想道德修养水平；养性，使心智之本性不受损害。修身养性是指通过自我反省和体察，使心身达到更高的境界。中医养生，一直提倡道德修养。受中国传统文化的影响，修身在中国的传统养生中甚至被看作是"养生之根"。孔子提出"德润身"，在《中庸》中指出"修身以道，修道以仁""大德必得其寿"，提出"吾日三省吾身"等观点。老子则主张"少私念，去贪心"，认为"罪莫大于可欲，祸莫大于不知足，咎莫大于欲得"。反之，如果未能养德则必定为祸，如孙思邈《备急千金要方》指出："德行不克，纵服玉液金丹，未能延年。"有崇高品德的人行事光明磊落，性格豁达开朗，就能达到神志安宁，气血和调，形与神俱，就能得到美好的名誉，就能得到长久的寿命。修身养性的方法有四：其一，积善为本。《荀子·劝学》云："积善成德，而神明自得，圣心备焉。"《千金要方·养性序》指出："夫养性者，欲所习以成性，性自为善""性既自善，内外百病皆悉不生，祸乱灾害亦无由作，此养生之大经也。"一个人能做到乐于助人，先人后己，以奉献为荣，在给别人无私关爱的过程中保持心态自然平和，那么生理功能就会处于稳定和谐的状态，就不会被内外各种刺激因素所冲击，自然能够健康长寿。其二，心思纯正。《素问·上古天真论》云："恬淡虚无，真气从之，精神内守，病安从来。"孔子曰："《诗》三百，一言以蔽之，曰'思无邪'"。告诫人们在日常生活中，一定要保持一颗平常心，克服自卑、胆怯、恐惧、忧虑、愤怒等不良情绪，做到"得意淡然，失意坦然。""芝兰生于深林，不以无人而不芳；君子修道立德，不为穷困而改节"。其三，志存高远。《道德经》曰："胜人者有力，自胜者强。"《周易·乾》云："天行健，君子以自强不息。"屈原在《离骚》中说："路漫漫其修远兮，吾将上下而求索。"告诫人们导致情志异常变化的因素诸如：社会的复杂、生活的不安定、工作的不如意、经济上的竞争等，都可使人们出现焦虑、疲劳、神经衰弱等心理现象。因此，要努力学会自我调节、自我管理，学会做自我调控情绪的主人。当遇到挫折时要冷静处理，切忌惊慌失措。要树立正确的世界观、人生观和价值观，提高自我抗挫能力，培养积极进取的拼搏精神。其四，淡泊名利。东汉·班固《汉书·扬雄传》云："不汲汲于富贵，不戚戚于贫贱。"陶渊明在《归去来兮辞》中说："富贵非吾愿，帝乡不可期。"《太上老君养生真诀》中提出养生要除六害："一者薄名利，二者禁声色，三者廉货财，四者损滋味，五者除佞妄，六者去妒忌。"概括了排除私心杂念的内容和方法。告诫人们在生活工作中，要努力做到心清气顺，静心养神，避免"七情"过极，扰乱清净之神。总之，培养良好的道德情操，消除各种负面的影响，提高心理应激能力，达到心绪宁静、充实、安乐。在繁杂的社会中安然处世，使气血调畅，做到"心安而不惧"。

（二）疏泄情绪

疏泄情绪是指用适当的方法把积聚、压抑在心中的不良情绪，通过哭诉等方式宣达、发泄出去，以使失衡的心理尽快得到恢复。宋人方岳诗："不如意事常八九，可与语人无二三。"每个人都会面临各种各样的烦恼，当面临较大的情感压力时，应找到适当的方式及时发泄不良情绪。清·程文囿《医述·医学溯源》："神者，伸也，人神好伸而恶郁，郁则伤神，为害匪浅。"疏泄情绪符合中医学"郁则发之""结则散之"的防治思想。其方法有直接疏泄法，如哭诉宣泄即是化解悲郁的方法之一。研究发现，因情感变化而流出的泪水中含有两种神经传导物质，这两种物质随泪液排出体外后，悲伤、痛苦的情绪也会随之得到缓解。此外，还有间接疏泄法：如对着高山大海呼喊、唱歌、跳舞、赋诗作文、打球等宣泄心中的不快；通过寻求专业的心理机构进行心理评估和辅导，排解心理障碍；向亲朋敞开心扉、与朋友沟通，帮助理清思路、解开心结等，也可将心中的不良情绪宣散出去。

（三）移情易性

移情易性又称转移法。移情即是转移内心情结的指向；易性是指改变不良的情绪和习惯，即更易心志。移情易性是通过一定的方法和措施改变人的情绪和意志，或者改变周围环境，使其与不良的刺激环境因素脱离，使之从不良情绪中解脱出来。《续名医类案》中说"失志不遂之病，非排遣性情不可""投其所好以移之，则病自愈"，生活中有些人往往将注意力集中在某件事情上，整天胡思乱想，陷入忧愁烦恼之中而不能自拔，以至于产生痛苦、烦闷、紧张、忧愁、恐惧等不良情志，即可采取移情易性法。如《北史·崔光传》记载："取乐琴书，颐养神性。"《理瀹骈文》亦载："七情之病者，看书解闷，听曲消愁，有胜于服药者矣。"根据自身的素质修养、兴趣爱好、环境与经济条件等从事自己喜欢的活动，选择音乐歌舞、琴棋书画、交友览胜、种花垂钓等，培养情趣、陶冶情操、排解愁绪、舒畅气机，以达到身心健康。

（四）以情胜情

以情胜情是根据情志及五脏之间存在的阴阳五行生克制化原理，采用互相制约、互相克制的情绪转移和干扰原来对机体有害的情志，借以达到恢复"五脏平衡协调""阴平阳秘"、协调情志的目的。如《素问·阴阳应象大论》指出："怒伤肝、悲胜怒，喜伤心、恐胜喜，思伤脾、怒胜思，忧伤肺、喜胜忧，恐伤肾、思胜恐。"此观点被历代养生家应用于养生学中，并根据"以偏纠偏"的原理创立了"以情胜情"的独特方法。如"逗之以笑，激之以怒，惹之以哭，引之以恐"等，采取因势利导，宣泄积郁之情来畅通情志。又如金代张子和在《儒门事亲》中以喜胜怒，并结合暗示疗法治疗不食症；朱丹溪采用激怒而后欣喜之法治愈郁思成疾患者。在运用情志相胜疗法时，要注意刺激强度，不能超过个体所能承受的限度。

（五）节制情志

节制即调和节制情感，以防七情过激，从而达到心理平衡的方法。《吕氏春秋》曰："欲有情，情有节，圣人修节以止欲，故不过行其情也。"喜怒之情，人皆有之，喜贵于调和，而怒宜于戒除。养生名著《老老恒言·戒怒》曰："人借气以充身，故平日在乎善养。所忌最是怒，怒气一发，则气逆而不顺，窒而不舒，伤我气，即足以伤我身。"可知怒对人体健康的危害最大。制怒之法，首先是以理制怒。理智地控制自己过极情绪，使情绪反映"发之于情""止之于理"。一旦发怒或将发怒，应先考虑发怒的后果，想到怒足以伤身；其次是以养"耐"性，使怒气消于缓冲之中；再者转移注意力，使怒失之自然。除此之外，还应该尽量避免消极、悲观、抑郁等不良情绪，使心境处于怡然自得的积极乐观状态，正如养生谚语："大肚能容，容天下难容之事。"这样自然达到内不生火，气顺血充，健康长寿。

第二节　饮食养生法

饮食养生，是在中医基础理论的指导下，按照食物的性能，合理调配膳食，以保健强身、延缓衰老的方法，又称食养。自古以来，饮食与人类健康的关系密不可分。在饮食与养生的关系上，仲景明确指出："凡饮食滋味，以养于生，食之有妨，反能为害，所食之味，有与病相宜，有与身为害，若得宜则益体，害则成疾，以此致危，例皆难疗，"所以"服食节其冷热、苦酸辛甘"。这说明饮食养生的科学化、合理化，在人们的实际生活中是非常重要的。

一、食物的性能

中医对食物的认识，认为食物和药物一样，在性能上存在相通之处，食物也有性、味、归经、升降浮沉等属性。

（一）四性

食物的性质有寒、热、温、凉四种。除此之外，还有一些寒热之性不明显的平性食物，平性食物是相对而言，其实也存在偏凉偏温，故中医习惯上把食物的性质称为四性。不同性质食物，其作用也是不一样的。一般来说，在程度上，凉次于寒，温次于热。寒凉性质归属为阴，温热性质归属为阳。寒凉食物具有清热、泻火、滋阴、凉血等功效；温热食物具有温经、散寒、助阳、通络等功效。

（二）五味

食物的滋味有酸、苦、甘、辛、咸五种，此外，还有淡味或涩味的食物，由于"淡附于甘""涩乃酸之变味",故中医习惯上把食物的滋味称为五味。一般而言,辛、甘、淡味归属为阳,酸(涩)、苦、咸味归属为阴。辛味食物具有发散、调理气血的作用;甘味食物具有健脾、补益、缓急的作用;淡味食物具有利尿、渗湿的作用;酸(涩)味食物具有固涩、收敛的作用;苦味食物具有燥湿、降逆、泻热坚阴的作用;咸味食物具有补肾泻下、软坚散结的作用。正所谓《素问·至真要大论》曰:"五味入胃,各归所喜,故酸先入肝,苦先入心,甘先入脾,辛先入肺,咸先入肾。久而增气,物化之常也。"

(三)归经

食物的归经主要是指食物对机体脏腑经络的选择作用。比如,同为清热的食物,因为归经不同,清热效果也不一样。梨入肺经、香蕉入大肠经、茶入肝经、莲心入心经等。掌握食物的归经,可以有针对性地指导合理膳食。

(四)升降浮沉

食物的升降浮沉皆与食物的四性五味有关。食物的性味与其阴阳性质的归属决定了食物作用的趋向。一般而言,寒凉性质、酸(涩)苦咸味的食物属阴,其作用趋向于沉降,比如梅子、冬瓜、莲子、杏仁等;温热性质、辛甘淡味的食物属阳,其作用趋向于升浮,比如蒜、花椒、姜等。

如前所述,我们在应用食物时,应当将食物的四性、五味、归经和升降浮沉等性能综合起来考虑,才能更好发挥出食物的功效。

二、饮食养生的作用

饮食养生受到历代养生学家的重视。饮食养生作用取决于食物本身的性、味、归经、升降浮沉等特性。其作用大致归纳为以下几方面:

(一)滋养作用

中医学认为饮食的滋养是人类维持生命的基础。《素问·阴阳应象大论》曰:"味归形,形归气,气归精,精归化。"中医认为人体最重要的物质基础是精、气、神,统称为"人体之三宝"。此三宝乃生命之所系,都离不开饮食的滋养,故《寿亲养老新书》曰:"主身者神,养气者精,益精者气,资气者食。食者生民之天,活人之本也。"有滋养作用的食物大多性平、味甘,能有效地提供人体所需的营养素,如蛋白质、脂肪、糖、维生素、微量元素等,有效防治营养不良导致的疾病。

(二)调整作用

《素问·至真要大论》曰:"谨察阴阳所在而调之,以平为期。"中医学认为人体要达到"阴平阳秘"的正常生理状态,必须保持机体阴阳协调平衡,这是养生最重要的法则。对于因阴阳失调所导致的病理状态,可以利用饮食的性味来进行调整。比如,偏热体质或热性疾病,可选择藕汁、梨汁、西瓜、绿茶、绿豆等性质属寒的食物,用于清热、生津、止渴、利尿；偏寒体质或寒性疾病，可选择茴香、胡椒、生姜、辣椒、芫荽等性质属热的食物，用于温里散寒；阳虚之人当温补，可选择韭菜、海虾、狗肉、鹿肉、羊肉、干姜、牛肉等甘温、辛热类食物，用于补助阳气；阴虚之人当清补，可选择甲鱼、百合、银耳、海参、荸荠等甘凉、咸寒类食物，用于养阴生津。在日常生活中，饮食养生的调整作用体现在运用阴阳平衡规律调整机体功能，以达到人体自身阴阳及人与大自然的协调平衡。

（三）延缓衰老作用

饮食养生是益寿防衰的重要环节。《养老奉亲书》曰："高年之人真气耗竭，五脏衰弱，全仰饮食以资气血。"临床实践发现，肺、脾、肾三脏功能亏损，会加速人体衰老。从历代保健食疗食谱中所含成分进行统计，不难发现，其功效多从补肺、补脾、补肾三方面入手。经常服用如山药、芝麻、枸杞子、龙眼肉、薏苡仁、蜂皇浆、胡桃、人乳、甲鱼、牛奶等补脾肾的食物，能有益于抗衰延寿，增强健康。

三、饮食养生的原则

随着生活水平的提高，人们餐桌上的菜肴越来越丰富，美味佳肴，享足了"口福"。但却不知道在其背后隐藏着发生各种疾病的危险因素。在我国现实生活中，人们的科学营养意识还比较淡薄，营养知识也较欠缺。从调查情况来看，营养不良和营养过剩的情况都存在。一部分居民高脂肪、高蛋白和高热量的"三高"饮食摄入过多，因营养过剩带来的肥胖症及"富贵病"呈不断攀升之势。从世界范围来看，二十一世纪，生活方式疾病将成为危害人类健康的头号杀手。其中不科学的饮食结构和不良饮食习惯是引起现代"富贵病"的重要原因之一。例如，高热量食物的摄入，饮酒过量等等，导致多种"富贵病"的发生，如心脑血管病、高脂血症、高血压、脂肪肝、肥胖症、糖尿病、癌症等。

（一）合理膳食

现代营养学认为，饮食多样化是保证合理营养的首要原则。必须强调多种食物组成的膳食，才能达到平衡膳食的要求。中医传统营养学是食养杂食平衡观。在世界饮食科学史上，最早提出平衡饮食观的是中国。早在2000多年前，《黄帝内经》就明确提出："五谷为养，五果为助，五畜为益，五菜为充，气味和而服之，以补益精气"及"谷肉果菜，食养尽之，无使过之，伤其正也"的思想。上述平衡饮食的整体观思想，至今看来仍然古而不老，含有深刻的科学道理。"五谷为养"是指黍、秫、菽、麦、稻等谷物和豆类作为养育人体之主食。这些食物富含碳水化合物、蛋白质和脂肪等。中国人民饮食习惯是以碳水化合物作为热能的主要来源，而人类的生长发育和自身的修补则主要依靠蛋白质。故"五谷为养"是符合现代营养学观点的。"五果为助"是指枣、李、杏、栗、桃等水果和干果。水果富含维生素、纤维素、糖类和有机酸等物质，在平衡饮食中是不可缺少的辅助食品。"五畜为益"是指牛、犬、羊、猪、鸡等禽畜肉食，在这里泛指肉食类和海产品等动物性食品，这些食品多为高蛋白、高脂肪、高热量，而且含有人体必要的氨基酸，是人体正常生理代谢及增强机体免疫力的重要营养物质。"五菜为充"则指葵、韭、薤、藿、葱等各种蔬菜。

蔬菜含有多种微量元素、维生素、纤维素等营养物质，有增食欲、助消化、补营养、防便秘、降血脂、降血糖、防肠癌等作用，故对人体的健康是十分有益的。

日常生活应坚持五谷、五果、五畜、五菜的合理搭配，做到营养平衡。中国的营养学家们根据具体国情，在中国传统整体营养平衡思想的基础上，为城乡居民设计了《中国居民膳食指南》(《指南》)，并把这个《指南》绘制成了《平衡膳食宝塔》，形象地表述了食用各类食物的比例关系。可以把这个《平衡膳食宝塔》看作是一个等腰三角形，将两斜边分成五等分并划上连线。在最底层的是谷物类、薯类及杂豆类，每人每天应吃250~400g，并饮水1200ml；第二层是表示蔬菜300~500g、水果200~400g；第三层是鱼禽肉蛋等动物性食品，每天应吃125~225g（其中鱼虾类50~100g，畜禽肉50~75g，蛋类25~50g）；第四层是奶类及奶制品300g，大豆坚果类食物30~50g；最上层塔尖是油脂类每天不超过25g，盐每天不超过6g。上述数量是根据一般人设定的，不同年龄、不同职业、不同体质等情况，要根据具体情况灵活掌握。

1.荤素搭配 荤主要是肉类食物，素是蔬菜、瓜果等。荤素搭配就是饮食要有荤有素，以素食为主，少吃肉食。中国历代养生家一直提倡"薄滋味，去肥浓"的素食主张。肉类食物固然有滋养脏腑、润泽肌肤、补益人体的功效，能提供人体需要的优质蛋白质等，但是如果过食，容易助湿、化热、生痰，导致形成高脂血症、糖尿病、肥胖症、冠心病等。蔬菜水果等素食具有开胃消食、疏通血管、防癌治癌、预防肥胖、预防营养缺乏症等功效，但不吃荤菜，仅靠素食又难以满足人体所需要的全部营养素。故饮食的合理搭配应该是蔬菜的总量要超出荤菜的一倍。

2.五味调和 《素问·至真要大论》曰："五味入胃，各归其所喜，故酸先入肝，苦先入心，甘先入脾，辛先入肺，咸先入肾。久而增气，物化之常也。"五味各有所归之脏，欲使人体阴阳平衡、气血充盛、脏腑协调，必须均衡地摄入五味，力求五味调和，不可偏嗜。正如《素问·生气通天论》指出："是以谨和五味，骨正筋柔，气血以流，腠理以密，如是则骨气以精，谨道如法，长有天命。"反之，如果五味有所偏胜，现代研究发现，偏嗜甜食容易导致形成糖尿病、肥胖症等；偏嗜食盐容易导致形成动脉硬化症、高脂血症、高血压病等。故饮食的合理搭配应该是五味调和。

3.寒温适中 饮食不宜过于偏食寒性或热性的食物，以免日久影响机体的阴阳平衡，引起体质的变异。日常生活中，应尽量选择平性或稍具温、凉之性的食品。也可以利用相反的食性而调节食物的寒温之性，如水产品鱼、鳖之类多有寒凉之性，烹调时多佐以葱姜等调味品，或加料酒，可借其辛温之性以消除水产食物的寒性。《灵枢·师传》曰："食饮者，热无灼灼，寒无沧沧，寒温中适，故气将持，乃不致邪僻也。"《千金翼方》曰："热无灼唇，冷无冰齿。"现代研究发现，体内各种消化酶能否发挥作用，取决于食物与人体的温度差，温差越小，消化酶发挥作用越充分，食物消化和吸收就越好。

4.粗细搭配 粗粮是指高粱、荞麦、玉米、大麦、燕麦等类；细粮是上等的粳米、精制面粉等类，故粗细搭配又称五谷相杂。解放后，人们解决了温饱，随着社会生活水平的提高，一日三餐开始追求精细化食物，导致高血压、高脂血症、高血糖等"富贵病"逐年增多，发病率居高不下，发病年龄普遍年轻化。现代营养学发现，粗粮的营养价值高于细粮，并且有预防肥胖、糖尿病、高血脂、脚气病等特殊疗效。

（二）饮食有节

饮食有节是指进食时间要定时，有规律；进食数量要合理适中，不可过饥过饱。《吕氏春秋·季春纪》曰："食能以时，身必无灾，凡食之道，无饥无饱，是之谓五脏之葆。"《灵枢·平人绝谷》曰："胃满则肠虚，肠满则胃虚，更虚更满，故气得上下，五脏安定，血脉和利，精神乃居。"即有规律地定时定量进食，使胃肠"传化物而不藏"，保持更虚更满的功能状态，才能使脾胃功能协调，张弛有度，维持平衡，保证人体消化系统有节奏地正常运转。

1.定时　进食的时间要较为固定。我国传统饮食习惯是一日三餐，现代研究发现，为了符合健康的要求，建议各餐间隔时间约4~6小时，早餐安排在上午7点前后，午餐安排在中午12点前后，晚餐安排在晚上6点前后，不要拖到7点以后。在以上三个时间段，人体的消化系统最为活跃，有助于食物的消化吸收，以供养全身。反之，如果进食时间无规律，会破坏机体的运作规律，影响健康。

2.定量　进食的量要适量。长期饮食过饥，消耗多于摄入，机体会营养不良；长期饮食过量，摄入大于消耗，必然加重胃肠负担，影响食物的消化吸收，导致胃扩张和十二指肠穿孔等症，甚至早衰短命。《黄帝内经》曰："饮食自倍，肠胃乃伤。"《养性延命录》曰："不渴强饮则胃胀，不饥强食则脾伤。"故中国历代养生学家认为，食至七八分饱是饮食适量的标准。此外，一日三餐还应遵循"早饭宜好，午饭宜饱，晚饭宜少"原则，也就是说，早餐要营养全面，量少而精，需提供一天总能量的30%；午餐量要足，需提供一天总能量的40%；晚餐量要少，需提供一天总能量的30%。这样安排，正如《老老恒言》所云："日中而阳气隆，日西而阳气虚，故早饭可饱，午后即宜少食，至晚更必空虚。"

（三）三因制宜

三因制宜即在饮食的选择上应该因人、因地、因时制宜。

1.因人制宜　是指因人的年龄、体质、职业等方面的差异，饮食调摄也应区别对待，不可一概而论。例如：青少年时期新陈代谢旺盛，是人生生长发育的第二个高峰期，故需要摄食足够的热量，而脂肪、碳水化合物是提供热量的主要来源。同时，还需要注重摄取鱼、禽、蛋、奶等优质蛋白质来满足大脑的需要。人到老年，机体生理功能和形态学方面出现退行性变化，故饮食方面要做到宜多样化、宜清淡、宜温热熟软、宜少、宜缓，其中清淡要符合三多三少原则，即维生素多、蛋白质多、膳食纤维多；低糖、低脂肪、低盐。阴虚体质之人应清补，如多食芝麻、蜂蜜、梨、柚子、豆腐、鱼等。阳虚之人宜温补，如多食牛肉、羊肉、桂圆、鹿肉等。体胖之人，多有痰湿，应多食健脾化痰祛湿的食物，如冬瓜、白萝卜、扁豆、赤小豆、薏苡仁、荷叶等，少食肥甘厚腻之品。体力劳动者，饮食方面需摄取足够的热量来满足机体的消耗。脑力劳动者，需低热量饮食，多摄食核桃、杏仁、松子、菌类等健脑食物。

2.**因时制宜** 《饮膳正要》曰:"春气温,宜食麦以凉之;夏气热,宜食菽以寒之;秋气燥,宜食麻以润其燥;冬气寒,宜食黍以热性治其寒。"说明人要根据时令气候特点来选择食物。春季,阳升阴降,万物升发,为了扶助阳气,宜多食香菜、香椿苗、荠菜、菠菜、韭菜、芹菜、春笋等轻灵宣透、清温平淡之品;夏季,阳气最旺,万物茂盛,为了养护阳气,应选用西瓜、番茄、菠萝、金银花、菊花、芦根、绿豆、冬瓜、苦瓜、黄瓜、生菜、豆芽等清凉生津食品,以清热祛暑,不可食用味厚发热的食物;秋季,阴长阳消,燥气当令,万物收敛,宜多食沙参、麦冬、胡麻仁、阿胶、甘草、枇杷、菠萝、芝麻等滋阴润燥食物,少食姜、蒜、葱等辛味食物;冬季,阳气潜藏,阴气盛极,万物闭藏,是一年四季中进补的最好时节,宜多食姜、桂、胡椒、羊肉、牛肉、鹿脯、枣、狗肉、鳝鱼等温热助阳之品,以扶阳散寒。

3.**因地制宜** 是指根据不同地方的地理环境、气候特点选择适宜的食物。如东南沿海地区,地势偏低,气候比较潮湿、温暖,宜选用清淡渗湿或甘凉的食物;西北高原地区,地势偏高,气候比较干燥、寒冷,宜选用温热散寒、滋阴润燥的食物;诸如克山病、大骨节病、甲状腺肿等地方性疾病,则应结合地理环境特点审因施膳。

(四)饮食卫生

饮食卫生内容主要包括以下两个方面。

1.**食物新鲜** 《论语·乡党》曰:"鱼馁而肉败不食,色恶不食。"强调饮食物要保证新鲜、清洁。张仲景对此作了进一步发挥,在《金匮要略》中强调说:"秽饭、馁肉、臭鱼食之皆伤人。"这实际上是在告诫人们,凡变质变坏的东西,都是有害的,千万不要去碰它,要懂得舍弃和规避。

2.**食物宜熟** 《千金要方·养性序》说:"勿食生肉,伤胃,一切肉惟须煮烂。"尤其是老年人,更须如此。自古以来,火的发现与利用,使人类开始摆脱了生吃食物的不良习惯,大部分食物通过加热变熟后,致病因素被消除了,更易被机体消化吸收。

四、饮食养生的方法

根据传统的饮食保健观念,为了更好地愉悦情志,促进饮食营养被机体消化吸收,在进食前、进食过程中和进食后,都有一些具体保健措施。

(一)食前保健

1.**餐前洗手** 在我国民间,有"百病从口入"的说法,要想防止细菌和病毒侵入体内,饭前洗手应养成习惯。

2.**餐具消毒** 餐具消毒也是防止病毒和细菌传播的重要环节,特别是在外吃饭,最好选择有使用餐具消毒设备的餐馆。建议大人带小孩外出吃饭,最好给小孩自备餐具。

3.**食前忌大量饮水** 大量饮水会稀释胃液,不利于胃内容物的消化吸收。

4.**食前忌饮浓茶** 茶叶中含有鞣酸,而鞣酸易与食物中蛋白质结合,影响蛋白质的吸收,故长期饭前饮浓茶会导致营养不良。

（二）进食保健

1.进食宜缓　指吃饭时，要从容和缓、细嚼慢咽。这样进食，既有利于消化液的分泌，营养能充分被吸收，又能稳定情绪，避免急食暴饮，保护胃肠。

2.食宜专致　就是进食时要抛开头脑中的杂念，专心致志地品尝食物的味道。《论语》曰："食不语"，《千金翼方》云："食无大言"。说明古人早就认识到专心进食有利于消化的道理。倘若进食时，头脑中仍思绪万千，或边看书报，边进餐，心不在"食"，既不会有食欲，也不利于消化。

3.进食宜乐　古人早就有"食后不可便怒，怒后不可便食"。因为情绪状态与消化有密切关系。因此，进食时要有良好的心情，营造一个舒畅的氛围。气氛要轻松愉快，环境要宁静整洁，条件方便，可以听一听轻松柔和的乐曲。《寿世保元》中说："脾好音声，闻声即动而磨食。"这样，可以获得美食的享受。

（三）食后保健

进食之后，为了帮助消化食物，可做一些简便易行的保健调理。

1.食后漱口　《金匮要略》曰："食毕当漱口数过，令牙齿不败口香。"经常漱口可使口腔保持清洁，牙齿坚固，并能防止口臭、龋齿等疾病。

2.食后摩腹　进食之后，可以用手绕腹揉摩数十次，这种方法有利于腹部血液循环，促进胃肠消化功能，是一种简便易行、行之有效的养生法。

3.食后散步　食后宜做一些从容和缓的活动，有利于胃肠蠕动，促进消化吸收。散步是最好的活动方式。

五、饮食养生的禁忌

在长期的生活实践和与疾病作斗争的过程中，人们逐步发现饮食禁忌很重要，如果不注意，就会随时危害我们的健康甚至生命。其实，早在1800多年前，汉代医圣张仲景在《禽兽鱼虫禁忌并治》和《果实菜谷禁忌并治》两篇中提出了饮食养生的禁忌，至今仍有科学价值。

（一）防止误食

《金匮要略》曰："六畜自死，皆疫死，则有毒，不可食之""果子落地经宿，虫蚁食之者，人大忌食之""肉中有朱点者，不可食之""生果停留多日，有损处，食之伤人""诸肉及鱼，若狗不食，鸟不啄者，不可食之。"人们还发现发芽的土豆、河豚、野生蘑菇等，对人体有毒，如果误食也会危害健康。除此之外，在日常生活中，要控制腌制品、烟熏和炭烤的食物的摄入。现代研究认为，这些食品如果加工过程不科学，容易出现致癌物质，对人体造成伤害。

（二）疾病时的饮食禁忌

中医养生学很重视食物的禁忌。特别是在发生疾病时，就应结合病情，对食物有所选择。《灵枢·五味》曰:"肝病禁辛,心病禁咸,脾病禁酸,肾病禁甘,肺病禁苦。"按照中医古代文献记载,痰湿证患者忌食肥肉、荤油、奶酪、油炸之品;内热证患者忌食烟、酒、姜、蒜、辣椒、葱、花椒等辛辣之品;痰热证、风热证、斑疹疮疡患者忌食无鳞鱼、蟹、虾、海鱼、干贝、淡菜、羊肉等腥膻之品;外感初起或脾虚纳呆患者,忌食糯米、肉类等粘滑之品;脾胃虚寒患者忌食冷饮冷食等生冷之品;哮喘、动风等宿疾旧病易发患者,忌食上述辛辣、腥膻之品外,还需慎食鸭头、猪头、驴头、鸡头肉、苜蓿等特殊食物。一般而言,寒证慎食生冷之品;热证忌食辛辣之物;脾胃虚弱者忌食生冷黏滞油腻之物。

(三)服药期间的饮食禁忌

根据中医中药的传统说法,中药学有"十八反""十九畏",是指某些药物不能同时使用,否则不但降低原有功效,还会产生毒副作用,危害患者健康。有些食物与药物,或食物与食物之间也有些禁忌,如服人参、黄芪、何首乌,忌食萝卜;服甘草、黄连、桔梗、乌梅、薏苡米、莲子,忌食猪肉;薄荷忌食鳖肉;天冬忌食鲤鱼;人参忌山楂、恶黑豆;鳖鱼忌食苋菜;白术忌食大蒜;鸡肉忌食黄鳝;服人参、土茯苓、威灵仙、铁剂,忌饮茶叶;服用丹参、茯苓,忌醋;螃蟹忌荆芥、柿子等等。正如《调疾饮食辩》曰:"病人饮食,借以滋养胃气,宣行药力,故饮食得宜,足为药饵之助,失宜,则反与药饵为仇。"总之,尽管古代文献记载了不少药食相反的内容,但还有许多内容留待现代药物学的研究证实。

六、常用中医保健医疗食品

中医保健医疗食品是指根据传统食品风味加工而成的具有养生保健、增强体质、延年益寿作用的食物,又称为"药膳""御膳""寿膳"。其种类众多,功效实用,散见于中国医疗典籍中,现将其常用类型举例如下。

(一)鲜汁、饮、露

1.姜茶饮(《圣济总录》)

【组成】干姜3g,绿茶10g,沸水适量。

【制作】干姜、绿茶切丝,放入瓷杯中,用沸水冲泡,待温服用。

【功效主治】用于治疗呕吐、烦躁、泄泻等。

2.饴萝卜汁(《本草汇言》)

【组成】饴糖100g,白萝卜1000g。

【制作】先将白萝卜洗净切碎,用洁净纱布绞汁。每次取白萝卜汁30ml,饴糖20ml,用沸水适量冲泡,待温服用,每日3次。

【功效主治】用于新久咳嗽,喘息、胸满等。

3.金银花露(《本草纲目拾遗》)

【组成】新鲜金银花250g,水适量。

【制作】金银花加水适量置放于蒸馏瓶中,依法蒸馏,取蒸馏液1000ml。冷饮或温饮,每日2次，每次30~50ml。

【功效主治】用于暑温口渴、热毒疮疖等。

（二）汤

1.雪羹汤（《古方选注》）

【组成】荸荠4枚，海蜇50g，食盐适量。

【制作】荸荠去皮洗净、海蜇用温水洗净，并将荸荠和海蜇切块备用，然后将它们放入锅中加水、食盐，旺火烧沸后再改用小火，煮约15分钟即可。

【功效主治】用于痰热内扰，大便干结。也可用于糖尿病、高血压病和慢性支气管炎等病的防治。

2.鲤鱼赤小豆汤（《外台秘要》）

【组成】赤小豆150g，新鲜鲤鱼1000g左右。

【制作】鲤鱼去鳞、内脏、头、尾及骨头，再洗净备用。赤小豆洗净后，置于锅中加清水，旺火烧沸后再改用小火，煮至半熟时加入鲤鱼，直至熟烂即可食用。

【功效主治】用于水肿、脚气。也可用于营养不良性水肿和肝硬化腹水等。

3.当归生姜羊肉汤（《金匮要略》）

【组成】当归20g，生姜30g，羊肉500g，黄酒、食盐各适量。

【制作】当归、生姜冲洗干净，用清水浸软，切片备用。羊肉剔去筋膜，放入开水锅中略烫，除去血水后捞出，切片备用。当归、生姜、羊肉放入砂锅中，加清水、黄酒、食盐，旺火烧沸后撇去浮沫，再改用小火炖至羊肉熟烂即成。食用时捡去当归和生姜。

【功效主治】本品有温中补血、祛寒止痛的功效。适用于产后血虚，腹中冷痛，寒疝腹中痛，以及虚劳不足，为治疗心腹血虚寒痛的常用方。

（三）酒、醴、醪

1.红花酒（《金匮要略》）

【组成】红花100g，60度白酒400ml。

【制作】红花放入细口瓶中，加入白酒，浸泡1周，每日振摇1次。每次10~20ml，每日2次。

【功效主治】适用于妇女血虚、血瘀性痛经等。本品孕妇不宜服用。

2.桂圆醴（《万氏家抄方》）

【组成】60度白酒400ml，桂圆肉200g。

【制作】将桂圆肉放入细口瓶中，加入白酒，密封瓶口，每日振摇1次，15天后饮用。每次10~20ml，每日2次。

【功效主治】适用于虚劳、健忘、失眠、心悸。本品内有痰火或湿滞停饮患者忌服用。

3.桑椹醪（《本草纲目》）

【组成】糯米500g，新鲜桑椹1000g。

【制作】先将桑椹洗净捣汁，再将糯米与药汁混合同煮，煮至干饭后，待冷加入酒曲适量，拌匀，发酵成酒酿即可。每日随量佐餐食用。

【功效主治】适用于肝肾阴虚、消渴、耳鸣、便秘、瘰疬等。

（四）蜜膏

1.秋梨蜜膏（《本草求原》）

【组成】新鲜生姜250g，鸭梨1500g。

【制作】先将鸭梨洗净、去核、切碎、用洁净的纱布捣汁，再将鲜生姜洗净、切丝、用洁净纱布绞汁备用。取梨汁放在锅中，以大火煮开后，改用小火，煎取汁液，煎熬至黏稠时，兑入一倍量的姜汁、蜂蜜，搅拌均匀，继续加热至沸后停火，待凉装瓶，备用。每日1勺，开水冲服。

【功效主治】适用于喉痛、肺热型咳嗽、痰黄等。本品不宜用于痰湿咳嗽患者。

2.琼玉膏（《饮膳正要》）

【组成】人参50g，茯苓200g，生地200g，蜂蜜适量。

【制作】将人参、茯苓、生地和清水放入锅内，以大火煮开后，改用小火，煎取汁液。留渣再煎，连续3次，合并汁液，煎熬至黏稠时，兑入蜂蜜，搅拌均匀，加热至沸停火，待凉装瓶，备用。每日1勺，开水冲服。

【功效主治】益气养阴，驻颜益寿。

（五）粥

1.小麦红枣粥（《本草纲目》）

【组成】小麦50g，粳米50g，红枣5个，桂圆肉15g，白糖适量。

【制作】先将小麦淘洗干净，加热水浸胀；将粳米和红枣洗净；桂圆肉切成细丁。然后将小麦、粳米、红枣、桂圆放入砂锅中，共同煮成粥。起锅时再加入白糖。每日2次，趁温热服。

【功效主治】养心安神。

2.胡桃仁粥（《海上集验方》）

【组成】胡桃仁50g，粳米100g。

【制作】胡桃仁切成细米粒样大小备用。粳米淘洗干净备用。粳米放入锅内，加清水，旺火烧沸后，改用小火煮至粥成，然后加入胡桃仁，候两三沸即可。

【功效主治】本品有补肾固精、温肺定喘功效，但偏于温补，故阴虚火旺及痰热咳嗽者不宜食用。

3.黄精粥（《调疾饮食辩》）

【组成】黄精50g，粳米100g。

【制作】黄精用清水浸泡后捞出，切碎备用。粳米淘洗干净备用。黄精与粳米放锅内，加清水，旺火烧沸后改用小火煮至粥成。

【功效主治】本品有补虚损、益气阴之功效，适用于虚弱劳损者。本品性质滋腻，易助湿生痰，故脾虚湿困、痰湿咳嗽以及中寒便溏者不宜食用。

（六）羹

1.羊乳羹（《食疗本草》）

【组成】羊乳250g，羊脂60g。

【制作】羊脂、羊乳放入锅中，煮作羹食。

【功效主治】本品补虚滋润效果较强，尤其适用于虚劳羸瘦、肌肤枯憔患者。本品温润补虚，故外感未清及痰火内盛患者忌食。

（七）糖果、蜜饯、糖渍食品

1.香砂糖（《本经逢原》）

【组成】香橼20g，砂仁12g，白砂糖500g，水适量。

【制作】白砂糖放在锅中，加水少许，以小火煎熬至较稠厚时，加入香橼粉、砂仁粉，拌匀，再继续煎熬至铲挑起即成丝状，而不粘手时，停火。将糖倒在表面涂过食用油的大搪瓷盘中，待稍冷，将糖分割成条，再分割成小块，即可。

【功效主治】本品具有开胃、行气、健脾之功效。可用于食欲不振、食后腹胀等症。本品行气颇强，故阴虚血燥及孕妇气虚患者慎服。

2.蜜饯山楂（《医钞类编》）

【组成】蜂蜜250g，生山楂500g，水适量。

【制作】山楂洗净，去果柄、果核，放在锅内，加水适量，煎煮至七成熟烂，水将耗干时，兑入蜂蜜，再用小火煎煮熟透，收汁即可。待凉，装瓶备用。

【功效主治】本品饭前食用可促进食欲，饭后食用可治疗肉食不消，大量食用可治疗泻痢、冠心病心前区不适等。

3.糖渍金橘（《随息居饮食谱》）

【组成】金橘500g，白砂糖500g，水适量。

【制作】金橘洗净，放在锅中，用勺将每个金橘压扁，去核，加白砂糖腌渍1日，待金橘浸透糖后，再以小火煨熬至汁液耗干，停火待冷，再拌入白砂糖，放盘中风干数日，装瓶备用。

【功效主治】用于胸闷郁结、消化不良、食欲不振以及伤酒等。

（八）米面食品

1.茭白饼（《调疾饮食辩》）

【组成】茭白100g，食盐、面粉各适量。

【制作】茭白冲洗干净，擦成细丝，用盐拌后去汁，放入盆中，加面粉、清水和面作饼食。

【功效主治】适用于湿热泄泻。本品性寒滑利，故虚寒滑泻患者忌食。

2.川椒面（《饮膳正要》）

【组成】川椒6g，白面粉200g，食盐、豆豉各适量。

【制作】川椒研粉，与面粉拌匀，加清水、食盐，合面作面条，佐豆豉下水锅，煮熟即可。

【功效主治】本品有温中补虚之功效。适用于脾胃虚寒、呕吐清水、脘腹冷痛、不能饮食。阴虚火旺患者忌食。

（九）菜肴

1. 葱炖猪蹄（《肘后方》）

【组成】葱白2根，猪蹄1个，食盐、黄酒各适量。

【制作】猪蹄去毛，刮洗干净，从趾缝处切成两片，放入锅中，加清水，旺火烧开，撇去浮沫，再加入葱白、黄酒、食盐，小火炖至熟烂即可。

【功效主治】本品具有养血托疮之功效。尤其适用于血虚毒陷之疮疡患者，也可用于产后乳少。

2. 荜茇头蹄（《千金要方》）

【组成】羊头1个，羊蹄1个，荜茇、干姜各30g，胡椒、葱白、食盐、豆豉各适量。

【制作】羊蹄、羊头去毛洗净，放入锅中，加清水煮至半熟，加荜茇、干姜、胡椒、食盐、葱白、豆豉，再用小火炖至极烂即可。

【功效主治】本品偏于温补，尤其适用于虚寒劳伤患者。五劳七伤偏于热者忌食。

3. 泥鳅炖豆腐（《泉州本草》）

【组成】泥鳅500g，豆腐250g，食盐适量。

【制作】泥鳅去腮及内脏，冲洗干净，放入锅中，加清水，煮至半熟，再加豆腐、食盐，炖至熟烂即可。

【功效主治】本品具有清利湿热之功效。适用于湿热黄疸，小便不利，也可用于传染性肝炎。

4. 清蒸茶鲫鱼（《活人心统》）

【组成】绿茶20g，鲫鱼1条。

【制作】鲫鱼去除内脏，保留鱼鳞，冲洗干净，茶叶装入鱼腹内，用纸包裹鱼，放入盘中。上笼锅蒸至熟透即可。

【功效主治】本品具有清热生津、补虚止渴之功效。适用于消渴多饮，为治疗糖尿病的常用方。

第三节　起居养生法

《素问·上古天真论》指出："上古之人，其知道者，法于阴阳，和于术数，食饮有节，起居有常，不妄作劳，故能形与神俱，而尽终其天年，度百岁乃去。"因此，起居养生是中医养生的重要组成部分。起居养生即指按照养生原则合理安排日常生活各个方面，如睡眠、着衣、排便及劳逸等。

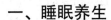

一、睡眠养生

古人云"养生之诀当以睡眠居先"，因为人生有三分之一的时间是在睡眠中度过的，合理的睡眠是维持人体健康的重要保证。《素问·五脏生成篇》指出"人卧血归于肝，肝受血而能视，足受血而能步，掌受血而能握，指受血而能摄。"即人目视、足步、掌握、指摄等活动，都需要通过睡眠不断蓄积能量而实现。睡眠养生指在中医理论指导下，根据阴阳变化规律，合理安排睡眠时间、环境、卧具及姿势等，能够维持人体熟睡状态，保持身心健康的方法，其内容包括睡前准备、睡中调摄、醒后保养及卧室环境和卧具选择等。

（一）睡前准备

睡前准备工作对睡眠的质量影响很大。

1.睡前调和情志 宋代《蔡季通睡诀》云："先睡心，后睡眼"，即指临睡前先要精神安宁——专心、安稳、思睡。心藏神，夜卧则神栖于心。心静神安才能保证高质量的睡眠。反之，喜怒过激则神不归舍，难以入睡，憎爱无定则神不安，乱梦纷纭则神气衰败易惊易醒难以安眠。因此，睡前必须调摄精神，使情志平稳，心思宁静，摒除一切杂念，创造良好的睡眠意境。

2.睡前濯足 睡前泡脚是中国历代养生家的经验，《延寿药言》中有"临床前宜用热水洗脚，将一切顾虑抛尽，宜思生平惬意赏心之事，或阅平和安慰静穆恬适的诗文，则心地光亮，神志安宁，入睡必易。"足三阴、三阳、阳跷、阴跷以及阳维等经脉均出入于足，温水濯足，以改变局部血液循环，通畅气血，有助于缓解疲劳，通经活络，温煦脏腑。泡脚水温以40℃左右为最好，水量以齐踝部为度，之后用双手在脚面及脚心依次顺序轻轻揉搓，2~3分钟后，水温降低即可停止。

3.睡前沐浴 坚持晚间用温水浴身也能够去除一天的疲劳，使身心恢复宁静。沐浴后上床，会感到全身舒畅，使睡觉香甜。沐浴一般宜用热水，浴洗半小时左右。浴时用毛巾稍加力擦拭皮肤，这样可以增加皮肤的抗病力。热天沐浴应每晚一次，冷天也应当3~4天或一周一次。锻炼有素者可以洗冷水浴。

4.睡前禁忌 睡前切忌恼怒、忧思；禁酒、烟、茶、咖啡；不宜空腹就寝，也不宜饱食即卧，否则，"胃不和则卧不安"。

（二）睡中调摄

1.睡眠时间

（1）睡眠时间长短 睡眠时间的长短和很多因素有关，包括年龄、性别、体质、环境、季节以及工作性质、生活习惯等。一般年龄越小，睡眠时间越长，五十岁以后，睡眠时间又有所增加。睡眠时间个体差异很大，成年人而言每天适宜睡眠时间为7~8小时，而在实际生活中，有些人只睡5~6小时就够了，而有些人每天睡9~14小时才够。因此，睡眠的好坏有时并不完全取决于时间的长短，而是取决于睡眠的质量。合适的睡眠时间，应以醒后周身感到舒适轻松，头脑清晰，精力充沛，能很好地适应正常的学习、工作和劳动为标准。

（2）睡眠作息安排 《类修要诀·养生要诀》说："春夏宜早起，秋冬任晏眠，晏忌日出后，早忌鸡鸣前。"春夏季宜晚卧早起，秋季宜早卧早起，冬季宜早卧晚起，此外应在日出前起床，不宜太晚。在我国最适宜的睡眠时间是晚上9点至10点，不要超过11点，早晨5~6点钟起床为好。这与古人主张日出前起床认识相一致。

此外，中医养生提倡子午觉（夜间11点至1点为子时，中午12点至1点为午时）。子时和午时都是阴阳交替之时，子时阴气最盛阳气衰弱，午时阳气最盛，阴气衰弱。睡好子午觉，有利于人体养阴、养阳。现代研究也发现，夜间0点至4点，机体各器官功能降至最低；中午12点至1点，是人体交感神经最疲劳的时间，因此，子午睡眠的质量和效率，是身体健康的保证。

2.睡眠卧向 睡眠卧向即睡眠头足的方向位置，与睡眠质量密切相关，进而影响人体健康。古代养生学家对睡眠卧向有以下观点。

（1）东西卧向 《千金要方》指出："凡人卧，春夏向东，秋冬向西。"即春季夏季头向东脚朝西；秋季冬季头向西脚朝东。古人认为春夏属阳，阳气上升、旺盛，东方属阳主升，头向东以应升发之气而养阳；秋冬二季属阴，阳气收敛、潜藏，西方属阴主降，头向西以应潜藏之气而养阴。现在不少养生家亦主张这种卧向，认为符合"春夏养阳，秋冬养阴"的养生原则。

（2）按季节确定卧向 古代有的养生家认为，睡眠卧向应根据不同季节而确定，即顺乎自然，协调阴阳，随四时之变、应四时所旺之气而卧。春季应春气旺于东方，头向东；夏季应夏气旺于南方，头向南；秋季应秋气旺于西方，头向西；冬季头向北，应冬气旺于北方。

（3）恒定东向 古代养生家也有主张一年四季恒定东向的，认为睡眠卧向不因四时而变更。《老老恒言》认为："寝恒东首，谓顺生气而卧也。"即东方主春，主升发之气，头为诸阳之会，四季头朝东卧，是顺应升发之气。

（4）忌北首卧向 《千金要方·道林养性》指出："头勿北卧，及墙北亦勿安床。"《老老恒言·安寝》也提出"首勿北卧，谓避阴气。"古代几乎所有养生家均赞同忌北首而卧的观点。因为北方是阴中之阴，主寒主水，头为人体诸阳之会，北首而卧易导致阴寒之气直伤人体之阳气。现代研究认为，由于地球磁场的原因，睡眠卧位如果与南北磁极相顺，特别是头朝北时，健康将会受到一定的影响，但目前尚无足够的证据解释。

3.睡眠姿势 睡眠姿势千姿百态，其基本姿势包括仰卧、俯卧和侧卧。良好的睡眠姿势有利于消除疲劳和恢复体力，不当的睡姿则影响身体发育与健康。

中医强调侧卧即"卧如弓"，即身体脊柱向前弯曲自然形成弓形，四肢放在较舒适的位置。侧卧能够保证全身的肌肉得到充分放松，胸部受压最小，也不容易造成鼾声或咳呛。此外认为右侧卧位最为合理，如《续博物志》中提出"卧不欲左肋"，《释氏戒律》"卧为右侧"，这是因为右侧卧位心脏位置较高，有利于心脏排血，其负担轻；肝脏位于右侧最低处，可获得较多的供血；胃向十二指肠和小肠通向大肠的开口在下档，有利于食物在胃肠内运行。

在整个睡眠过程中，睡姿并不是一成不变的，《千金要方》对此有所论述："人卧一夜当作五度反复，常逐更转。"但入睡时保持最佳的睡姿，有利于人体的健康。最佳的睡姿应根据个人的情况而定。随着医学科学的发展，专家们对睡眠姿势进行了更加分门别类的研究探索，提出最佳睡姿是因人而异的。正常人以右侧卧位最佳；孕妇侧卧位最佳，妊娠晚期忌仰卧位；婴幼儿宜左、右、仰卧交替，忌俯卧；肝病患者以左侧卧位最佳；冠心病病人以右侧卧位最佳；支气管哮喘患者则建议取半坐位睡姿。

4.卧室环境及卧具选择　卧室环境如噪音、温度、光照和习惯睡眠环境的改变，均影响睡眠质量。睡眠的环境要求宁静清爽，光线幽暗柔和，室内空气新鲜，温度湿度适宜。

5.卧具选择　卧具主要包括床铺、枕头等，其合理的选择也是保证良好睡眠的重要因素。

（1）床铺　首先要求床铺高低适宜，主张以偏低为宜，一般床铺的高度以略高于就寝者膝盖骨至地面的高度为好，大约40~50cm。这个高度便于就寝。这一点对老人尤为重要，老年人年迈体衰，起卧不便，床铺太高上下不方便，且睡眠时有紧张感，影响睡眠，太低则床铺通风不良，易于潮湿。床铺宜宽大便于就寝者翻身。一般以就寝者身宽的2倍为好，长度一般不少于2m。故人称"八尺曰床"。

床铺软硬应适中，标准软硬度以木板床上铺上10cm的棉垫为宜，可保证脊柱维持正常生理曲线，使肌肉放松，有利于消除疲劳。过软的床如弹簧床、席梦思床等，睡久了可引起脊柱侧弯，尤其是小孩和青少年，正值生长发育时期，更不宜睡软床，否则，就可能影响脊柱及四肢关节、骨胳的正常发育，甚至形成弯腰驼背，影响健康和美观。对于腰肌劳损、腰椎间盘脱出等患者，也不应睡软床，以免加重病情。

（2）枕头　枕头的高度，有"长寿三寸，无忧四寸"的说法。实际上枕头的高度不是随意而定的，而是根据人体颈部的生理特点而确定的，正常人的颈曲是向前弯曲的，睡眠时也要求保持这一生理弧度。古语说"高枕无忧"并不确切，枕头过高使颈椎长期过于前曲，造成颈部骨骼变形，软组织退化；颈部屈曲还压迫颈动脉，影响血液循环，容易造成呼吸道不通畅，出现咽干、咽痛、打呼噜等。枕头太低，易使脑部血流量增加过多，以致头部血管出现充血现象，易出现头昏、头胀、甚至颜面浮肿等。《老老恒言》认为："高下尺寸，令侧卧恰与肩平，即仰卧亦觉得安舒。"即枕头高度以躺卧时头与躯干保持水平为宜，亦即侧卧时枕高一拳半，仰卧时枕高一拳。

枕头长度宜稍长为好，最好与床铺同宽，便于翻身。枕头不易过宽，一般0.15~0.2m。此外，枕头宜软硬适度，中部应该是凹陷的，除了维持颈椎弧度外，还可以限制睡眠中颈椎的异常活动，避免落枕。

（三）醒后保养

1.眼睛——熨目运睛　眼是人体重要的感官之一，《灵枢·大惑论》云："五脏六腑之精气，皆上注于目。"眼的各个部位都通过经络与内脏密切相关，坚持熨目与运睛不仅可使双目明亮有神，还可起到调理精气的作用。熨目之法，醒后不急于睁眼，两掌心相对，用力搓热后，以双掌平熨双目，反复十遍，熨目之后静心调息，开始运睛。运睛之法，先令眼睛向右侧运转，然后向上、向左、向下，复转至右，运转三次后再反方向运转三次。

2.口腔——叩齿咽津 古人认为"齿宜常叩"，尤其是晨醒后，现代生理学认为，人经过一夜休息后，清晨醒来，牙周组织仍处于松弛状态，牙齿也有些松动，这时轻轻叩齿，既巩固了牙根和牙周组织，又兴奋了神经血管和牙髓细胞，对保护牙齿很有好处。巢元方《诸病源候论》有"鸡鸣时常叩齿三十六下，长行之，齿不蠹虫，令人齿牢"的记载。具体方法为：上下牙齿相对，轻轻咬合36次。叩齿的具体做法为摒除杂念，全身放松，口唇微闭，上下牙齿有节奏地相互轻轻叩击，同时用右掌边缘部分轻叩自己的后项部。

咽津属于一种唾液养生法。古人称唾液为"琼浆""玉泉""金津玉液""甘露""华池之水"。唾液能够帮助消化、清洁口腔，有解毒、延缓衰老、促进伤口愈合等作用。唾液养生的具体方法为咬紧牙齿，用舌在口腔中四下搅动，不拘次数，以津液满口为度，再分三次缓缓咽下。

3.头部——梳发栉沐 栉沐则以指代梳。具体做法：双手微张成耙齿状，掌心面向头部，以小指按压攒竹穴，而后经过神庭穴、前顶穴，移至头后部的脑户穴，随着小指的移动和按摩，其他手指在脑壳相应部位轻轻摩抓，每次摩抓50回。梳发用特制木梳或骨梳，步骤与栉沐相同。头为诸阳之会，梳发栉沐既能够改善局部的血液循环，使得发根牢固，防止脱发及早生华发，又可通经活血、疏风散热。

4.颜面——颜面按摩 面部按摩是一种简便易行的自我美容术，可疏通面部的血脉经络，使面部皮肤得到滋润营养，坚持做还可防止面部皱纹出现。具体方法：搓热双掌，用掌心或手指端在面部不同部位轻轻推按。额部上推、面颊部向外推抹、鼻部上下推擦、眼周由内向外推抹、下颏部横抹。

5.耳部——鸣天鼓 "鸣天鼓"有益于强神、健脑、聪耳。具体做法：两掌心按在耳孔上，十指向后抱头，食指压在中指上，再以食指轻轻用力弹敲24次，两掌心紧按耳孔骤然放开，反复8次。做时须静心闭目，能强神、健脑、聪耳。

二、衣着养生

服装是人们日常生活中最基本的要素之一，是人类文明的表现，在"衣、食、住、行"中列首位。

（一）因时因地着衣

根据季节变化选择制作服装，冬穿棉、夏穿单仍然是我国四季分明地区的制衣、穿衣原则。夏季气候炎热，制作选择服装的基本原则是降温防暑，通风透气。理想的夏服面料真丝、麻织物，其特点是轻薄，透气性好，棉布的吸湿性好，但散热性差，出汗后易粘附在皮肤上。夏季尽管阳光炽热，仍须着衣，尤其对体弱和老年人更为重要，不穿衣并不感到凉快，适当的衣服遮挡可反射侵袭体表的辐射热。冬季气候寒冷，制装的基本原则是防寒保暖，衣料应选择棉、毛线、皮、绒等。

（二）因人着衣

制作、选择服装除了要根据季节变化规律外，还必须做到"舒适得体"，即符合生理、病理特点，根据不同年龄、不同生理时期，有时考虑到不同病理特点选择适宜的服装。如儿童、老年人不宜穿紧身衣裤，衣服要宽松；孕妇、皮肤病不宜穿紧身衣裤。

三、排便保健

一般来说，人们比较注意口腔卫生，其实，二便与人的健康也有密切关系，它是人们日常生活起居的重要内容之一。

（一）大便通畅保健法

王充《论衡》："欲得长生，肠中常清，欲得不死，肠中无滓。"大便通畅与否直接影响人的健康。

1.调节饮食　饮食与大便通畅有密切关系，调节饮食包括两方面。一是饮食规律。有规律地进食可使胃肠蠕动处于规律状态，有利于建立良好的排便反射；二是食物品种要多样化。随着人们生活水平的提高，肉蛋类食物，精制品越来越多，这些食品不利于肠道的蠕动，容易造成便秘。因此，在日常生活中，饮食应该多样化，尤其应多食蔬菜水果，因为蔬菜水果中含有大量纤维素，能刺激肠壁使之蠕动加快。

2.排泄有时　排便是一种反射性活动，只要坚持定时排便一段时间，即可逐渐建立起排便的条件反射，形成习惯后就能定时顺利快捷的排出大便了。因此，要养成每天定时大便1~2次的习惯，通常建议在晚上睡觉前或早上起床后。

3.按摩排便　按摩可以疏通气血，增强肠胃功能，加强大小肠蠕动，促进新陈代谢，通畅大便，对防治便秘有良效。具体做法：先将两手掌相互摩擦生热，把左手掌放在右手背上，右手掌放在上腹部心窝处，先由左向右旋转按摩15次，然后再由右向左旋转15次，依上法在肚脐部，左右各旋转按摩15次，然后依上法在下腹部左右旋转按摩15次，做完上、中、下腹部的旋转按摩后，再从心窝部向下推，直至耻骨联合处，可做20次左右。按摩手法要轻，不可过于用力，做按摩时需排空小便，全身放松。

4.药物通便　大便不通的人在以上方法无效的情况下，可适当借助药物治疗。便秘的原因错综复杂，尤以老人为多。临床必须根据不同年龄、不同证候，辨清寒热虚实，采取不同方法论治，才能取得比较理想的效果。

（二）小便通畅保健法

小便是否通畅，与肺、脾、肾、膀胱等脏腑的关系极为密切，能够反映机体脏腑功能的正常与否，特别是肾气是否健旺。因此，保持小便通利是保证身体健康的重要方面。其具体方法有如下几点。

1.科学饮食　饮食做到营养合理搭配，少吃腥、辛辣等刺激性食物，戒烟限酒。日常生活中多吃些补肾利尿的食品，如鲈鱼、鲤鱼、牛骨、黑豆、赤小豆、黑芝麻、栗子、松子、核桃、冬瓜、莲藕等。适当吃些利水的水果，如西瓜、木瓜等。此外，注意科学饮水，少量分时饮，在炎热、干燥季节更应注意补充水分，以维持小便的清利通畅。

2.排尿及时 排尿是肾与膀胱气化功能的表现，是一种生理反应，因此，有尿时要及时排出，不要用意志强忍，否则会损伤肾与膀胱之气，引起病变。另外，排尿时也不要用力屏气过度，以防出现排尿性晕厥。总之，要及时排尿，以顺其自然为好。

3.导引按摩 经常做导引及按摩有助于通利小便，主要方法有导引壮肾、端坐摩腰和仰卧摩腹。

（1）导引壮肾 晚上临睡时，或早晨起床后，调匀呼吸，舌抵上腭，眼睛视头顶上方，随吸气，缓缓做收缩肛门动作，呼气时放松，连续做8~24次，待口中津液较多时，可嗽津咽下。这种方法可护养肾气，增强膀胱制约能力，可以防治尿频、尿失禁等症。

（2）端坐摩腰 取端坐位，两手置于背后，上下推搓30~50次，上至背部，下至骶尾，以腰背部发热为佳，可在晚上就寝时和早晨起床时进行练习。此法有强腰壮肾之功，有助于通调水道。

（3）仰卧摩腹 取仰卧位，均匀呼吸，将掌搓热，置于下腹部，先推摩下腹部两侧，再推下腹部中央，各作30次。动作要由轻渐重，力量要和缓均匀。作功时间亦可在早晚。此法可益气，增强膀胱功能。对尿闭、排尿困难有一定防治作用。

四、劳逸适度，合理作息

劳逸是相互对立相互协调的辩证统一关系，都是人体生理需要。过劳过逸对人体健康都有害。《修龄要旨》曰："身体常欲小劳，流水不腐，户枢不朽，运动故也。勿得久劳，久立伤骨，久坐伤肉，久卧伤气，久视伤神，久听伤精"。人们在日常生活中应做到有劳有逸，即劳逸结合，这就要求合理作息。

（一）顺应一日阴阳变化安排作息

"日出而作，日落而息"是人类最基本的生活规律，这种生活规律对人类的活动有着很强的支配力。在自然这种昼夜周期变迁的固定因素的长期影响下，机体形成了某些与之相适应的昼夜节律，并且通过遗传固定下来，如神经的兴奋，白天交感神经占主导地位，夜晚迷走神经占主导地位。再如激素的分泌、皮肤的代谢等都呈昼夜规律。既然这种因一日的阴阳变化而形成的昼夜节律在人体客观存在，并与人体的生理活动、生活习惯有着紧密联系，那么我们就该顺应它、遵循它，按这个节律去安排一日的作息。

（二）顺应四时阴阳变化安排作息

一年之中，四时的阴阳消长对人体的影响也很明显，这主要与气温的变化及日照时间的长短有关。孙思邈："善摄生者，卧起有四时之早晚，兴居有至和之常制。"一般来说：

春季，夜卧早起，广步于庭；

夏季，夜卧早起，无厌于日；

秋季，早卧早起，与鸡俱兴；

冬季，早卧晚起，必待日光。

（三）根据生物钟安排日常活动

现代研究认为人的智力、体力、情绪有近似月的周期性变化，如体力为23天一个周期，情绪为28天一个周期，智力为33天一个周期，呈正弦曲线分布（每个周期分为旺盛和衰退两个阶段）。每个节律又分为两个阶段，即积极阶段和消极阶段，两个阶段之间的过渡日称为危象点。每个人可根据自己的月节律科学安排一些活动，如竞赛，比赛和考试等，进而提高效率。

第四节　环境养生法

中医整体观认为，人类是自然界的一部分。生存环境中的物理、化学、生物学等因素都会对人类个体的生理、心理产生影响，甚至会引起整个族群的体质变化。对于不同的生活环境，人体会自主地发生与之相协调的生理变化加以适应，但这种适应能力难以满足一些特殊或极端的生活环境，若不配合适当的养生手段常导致身体不适，甚至产生疾病。环境养生，就是要根据各地多方面的环境因素趋利避害，采取与之相适应的养生方法，形成与不同环境相适应的生活习惯，以达到提高生活质量、延年益寿的目的。通常情况下，中医养生学主张"顺境养生"，在条件允许的情况下可"择境养生"。

一、自然环境与养生

自然环境包括地形地貌、地质水土、空气、光照、气候、动物、植物、微生物等环境条件。所谓"一方水土养一方人"，《管子·水地》云："地者，万物之本原，诸生之根苑。"不同的自然环境会潜移默化地影响人的身心健康，甚至寿命长短。李时珍云："人乃地产，资禀与山川之气相为流通；而美恶寿夭，亦相关涉。"张介宾曰："水土清甘之处，人必多寿，而黄发儿齿者，比比皆然；水土苦劣之乡，暗折天年，而耄耋期颐者，目不多见。"目前的研究发现，长寿老人的区域性分布较为明显，说明人类的寿夭确与某些地域性因素有关。

（一）利于养生的自然环境

1.水质清纯，富含微量元素　水是人体赖以生存的物质。正常生理状态下，每人一昼夜摄入2500ml左右的水，这其中除直接饮入的1500ml左右的水外，还包括随食物进入体内的水，以及体内氧化作用产生的水。因此，居住地水源中的物质会在潜移默化中进入人体并日益蓄积，水质的好坏对于居民的健康便会产生重要影响。不同地区所产水质不同，主要体现在清洁度及所含微量元素的种类和比例方面。

（1）清洁　感官性状良好，即透明、无色、无臭、无异味；不含病原体、寄生虫及虫卵，或其他有毒有害物质；细菌数、重金属数、硬度在国家规定标准范围内。

（2）富含有益的矿物元素　现代科学研究证实，居住地水土中所含的微量元素是影响人体寿命长短的重要因素之一。多数长寿地区的水土中钙和镁的含量明显高于其他地区，水中的锰略高而土壤中的锰略低，土壤中的铝、铜、镍等元素稍高，水中的锌略低。水土中的这些元素同时会进入农作物中进一步被人体摄取而影响人体的健康和寿夭。正如《吕氏春秋·尽数》所言："轻水所多秃与瘿人，重水所多尰与躄人，甘水所多好与美人，辛水所多疽与痤人，苦水所多尩与伛人。"即指水质轻之地的居民易出现无发或长瘿瘤的情况；水质重之地的居民多出现下肢肿或跛行的情况；水质甘甜之地的居民多容貌美好；水质辛温之地的居民多患疮疖；盐碱贫瘠之地的居民易出现鸡胸或驼背。研究表明，镁离子会使水的口味甘甜，钠离子使水呈咸味，铁离子使水呈铁锈味，因此，古代文献中所说的水质甘甜之地应是水土中富含镁离子所致，故其居民"多好与美人"。

2.植被丰富，空气清新　长寿老人多居山林。不同的植物可吸收多种有毒有害气体，如二氧化硫、苯、醛、酮、醇、醚等，同时释放大量氧气。树木还可以调节温度、阻挡风沙、消灭病菌、吸收噪音。孙思邈在论述居所选址时所言"山林深处，固是佳境"即有此意。

3.群山环抱，海拔较高　由国际自然医学会确定的"世界五大长寿乡"中，我国广西的巴马瑶族自治县平均海拔为600~800m，山多地少；新疆的和田被天山、昆仑山、帕米尔高原环绕，平均海拔在3300m以上；巴基斯坦的罕萨位于海拔2438m的山区中，被喜马拉雅山包围；外高加索地区以山地为主，五分之三地区海拔600m以上；厄瓜多尔的比尔卡旺巴海拔1500m，被群山环抱。

长寿乡海拔较高的地理特点符合《素问·五常政大论》中对于高下不同地势会影响居民寿命的观点："一州之气，生化寿夭不同，其故何也？岐伯曰：高下之理，地势使然也。崇高则阴气治之，污下则阳气治之。阳胜则先天，阴胜则后天，此地理之常，生化之道也……高者其气寿，下者其气夭，地之小大也，小者小异，大者大异"。现代气象学及保健学研究表明，地势较高的山区中，气温随季节的变化小，一年四季冷暖适中；云雨多，植被丰富，空气清新；气压较低，有助于增强人的呼吸功能；多瀑布、喷泉、雷雨和闪电，空气中负离子含量高，可有效促进人体新陈代谢、调节神经系统、提高免疫能力。同时，周围的山峦形成了天然的屏障，可有效阻隔冷热空气，使处于不同纬度的长寿乡尽管平均气温不同，但均常年保持较为稳定气候，避免了人体频繁处于应激状态进行体温和生理调节，有利于延年益寿。

（二）不同地区自然环境与养生

我国幅员辽阔，自然环境千差万别，也因此导致居民饮食结构和生活习惯的不同，这其中有的是顺应环境条件形成的对身体有益的，有的则有失偏颇。无论是自然环境的失和还是生活习惯的失宜，都会影响健康和寿命。因此，认清不同地区的环境特点，采取适宜的养生方法十分必要。

1.起居　中国西北地势高，阴气盛，气温低，西凉北寒；东南地势低，阳气盛，气温高，东温南热。这些环境特点导致了其居民生物学特征的分异，如寒冷地区的居民腠理致密而耐寒，炎热地区的居民腠理疏松而耐暑，而生理特征的差别会对各地居民的平均寿命分异产生重要影响。唐代医学家王冰认为，"阴方之地"之人，"阳不妄泄，寒气外持，邪不数中，而正气坚守，故寿延""阳方之地"的居民，"阳气耗散，发泄无度，风湿数中，其气烦渴，故夭折"。因此，炎热地区的居民除应保养阴精外不能忽视阳气的收养，应避免长期汗液大泄、熬夜等伤津耗阳之举，否则阳脱失守、精津失固而致早夭。

2.饮食　盆地及南方各地气候常呈现湿气过重的情况，对此，盆地居民如四川人嗜食辛辣以散之，南方沿海居民则喜食甘味以运脾。这都是当地居民长期以来积累的饮食生活经验，但又容易过于偏执一味而饮食失节，尤其是辛辣之品，虽能有效散湿却易耗伤胃阴而变生胃部疾患。北方居民为御寒而多食肥甘和酒类，同时又因气候寒冷而相对的多静少动，加之毛窍闭塞，故常有食积内热、湿热体质之人；而当冬季室内供暖充足时，又常有燥热内盛而嗜食冷饮之人，久而久之又易造成中焦阳虚或气血瘀阻。因此，无论何类食物，摄入一定要适量。

（三）城市环境与养生

城市生活设施的逐渐完备使人类的体质和生活习惯发生了巨大变化，中医养生学必须与时俱进，制定与之相适应的养生规划。

1.规避各种污染　现代化工业的快速发展和环境保护工作的尚不完备使多种有毒有害化学物质、工业废物、农药等被大量排放或使用，造成水土、空气的严重污染，加之音响和照明的过度使用，使城市居民处于极为恶劣的生存环境中。生活中，应灵活采取各种有效方式躲避这些污染，如空气质量不良时佩戴能过滤有害物质的口罩，选择远离闹市及工厂的工作、居住地，购买或自制无农药及添加剂的食品等。

2.调适心情　面对城市喧嚣的环境及压力巨大的生存状态，我们应主动用精神养生的各种方法随时调整好心态。

3.科学规律起居　城市娱乐场所及人情交际的泛滥使城市居民常起居不规律，若欲保持健康的生存状态，城市居民在面对各种诱惑时要有所取舍，以养生为要。空调冷气的使用在夏季给人们带来凉爽的感觉，但常见因长时间在狭小空间使用空调，或冷气直吹而导致身体不适之人，因此，对于这些现代产品的使用也应多加注意。

二、人文环境与养生

人文环境包括政治、社会、历史、教育、民俗等因素。古有孟母三迁的典故，老子《道德经》也劝人"居善地"，《孟子·尽心上》认为："居移气，养移体"，说明古人已注意到人文环境对居民的修养、健康、生活所产生的重要影响。

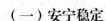

（一）安宁稳定

安定的人文环境是一切养生方式方法的基础。所谓"大战之后必有大疫"，战火纷飞、颠沛流离的生活不仅会降低居民的生活水平而致清洁、营养等方面无法满足其正常的生理需求，恐慌、忧虑的情绪还会刺激人的精神神经，较长时间处于这种应激状态会使人免疫力下降，且战乱中尸体无法及时填埋会滋生大量病原微生物，导致疫情暴发。即使没有大的战乱，若所处的环境常有野兽或恶人横行也会使居民缺乏安全感而不利于养生。人体气血只有在心境平和安然时才能保持通畅条达，世界五大长寿乡中，外高加索地区和罕萨虽地处战事较多的多国边境和巴基斯坦，但这两个小乡村却长期远离战乱，不被外界打扰，其居民才得于安居乐业、颐养天年。

（二）和睦恬淡

1.群居互助 尽管道家、佛家养生观主张远离世俗喧嚣以利悟道修身，但中医养生学却不主张离群索居。人类是群居动物，更是情感动物，独自居住在荒野或是城市一隅不仅危及安全，更会让人产生孤独感而逐渐自闭，丧失交流能力。《素问·上古天真论》及后世养生家在阐释养生原则时均明示"乐其俗"，即与乡邻保持一致的喜好习惯，尤其是新迁入一地时难免有些不适之俗，也应尽量顺应，乐观对待，所谓"入乡随俗"，融入所生活的环境中多与他人进行和谐友善的交往才能保持心情的舒畅，避免被邻里排斥疏离而影响日常生活。孙思邈在《千金翼方》中也主张在"大宅总邻村"的"人野相近"处建宅，可见群居互助在其养生观中占有重要位置。而老子在描述其理想社会时所谓"民至老死，不相往来"也只是其对单纯人际关系的向往，并非指避免人际交流。

2.因人择境 应尽量选择与人生观、价值观相近的居民群居。例如若想学有建树则应选择学习研究氛围浓郁的居住地，若看重财富价值可选择高档富人区，若想清修悟道则应选择人口密度低、接近大自然的环境生活。总之，应以可与邻里顺利沟通且不相互影响为选择生活居处的条件之一。

3.恬淡平和 无论选择与何类人群居，其民风淳朴，相互不排挤、不攀比十分重要，即《素问·上古天真论》和后世几乎所有养生家都会提到的"高下不相慕"。否则整日生活在他人的观察和评论中会影响人的起居生活，更会扰乱人的心志，于养生无益。而恬淡释然的生活氛围可缓解生产工作中产生的各种压力，让人身心放松而心境平和，利于养生延年。

三、居室环境与养生

《吕氏春秋》云："饮食居处适，则九窍百节千脉通利矣。"著名养生学家孙思邈在《千金翼方·退居》中详细介绍了其建造居室时的注意事项，如断风隙、避秽气、防烟气火烛及悦目怡神等，说明古代养生家很重视居室整洁、舒适、典雅等对养生产生的积极作用。

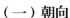

（一）朝向

朝向决定了居室的采光和通风，为保证充足且适度的采光和良好的通风，应按不同区域的地理位置灵活选择。我国北方光照时间短，居室宜南向，并设置窗帘在必要时遮挡，《老老恒言》提出："室取南向，乘阳也。太明伤魂，太暗伤魄。"光照时间长的地区可不必拘泥。无论何地，不同房间以多向为好，尤其避免单纯北向，这样可以保证通风换气时室内陈腐之气的有效排出。

（二）面积

适宜的居室面积为人均 $10m^2$ 左右，居室净高最好在2.6~2.8m之间，火热季节或地区可酌情增高增大，寒冷季节或地区人口则宜适当密集。过大过高的居室不利于保温，过于空旷还易使人产生不安全感；居室内人口密度过高会造成空气污浊，进行起居活动时相互影响。

（三）湿度

过燥或过潮均不利于养生。如北方干燥，尤其冬季供暖后燥热明显，可适当应用加湿设备，或在地面、供暖设备旁放置水盆、湿毛巾等；南方，尤其是沿海城市空气潮湿，则应采取干燥措施，如在保证光照和通风的同时铺设地板，《老老恒言》中建议"板上亦可铺毡，不但举步和软，兼且毡能收湿"，柜橱内也应放置干燥剂，以防物品发霉。

（四）温度

为与外界气温相适应，室内温度应在不同季节进行调整，但幅度不宜大，一般夏季温度在24~26℃间，冬季温度在16~20℃间为宜。

（五）整洁美化

居室作为人们业余休闲及休息的区域，不仅要具备"避寒暑"的功能，还应整洁、舒适、美观雅致，使居者赏心悦目，充分放松。《千金翼方·退居》曰："中门外作一水池，可半亩余，深三尺，水常令满，种菱荷菱芡，绕池种甘菊，既堪采食，兼可阅目怡闲也。"《老老恒言》提倡在"院中植花木数十种，不求名种异卉，四时不绝便佳""阶前大缸贮水，养金鱼数尾"。绿意盎然、充满生机的环境不仅可以净化空气、消灭病菌，还有益于人体新陈代谢，调节精神神经。因此，在自然环境无法满足养生需求的情况下，居民应适当改造居室环境，同样可以达到养生调神的目的。另外，也可在墙壁、桌案上放置字画、工艺品、照片等摆设，以增添居室的情趣和家庭的温馨感，但必须控制好数量和密度，以防在感观上产生杂乱感。

学习小结

1.学习内容

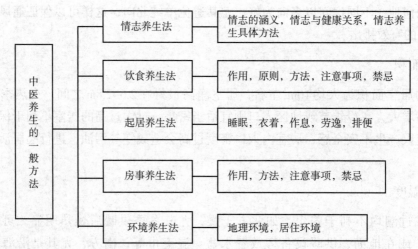

2.学习方法

掌握各种中医养生一般方法的含义、注意事项、禁忌，熟悉和了解各种具体中医养生一般方法的作用、原则、方法。

复习思考题

1.何谓情志、情志养生、情志护理?

2.如何理解情志与健康的关系?

3.现代社会中情志养生仍然盛行的原因何在?

4.中医情志养生的常用方法及相关观点有哪些?

5.请简述食物的性能及饮食养生的作用?

6.饮食养生的原则主要有哪些?

7.饮食养生有哪些方法?

8.请简述饮食养生的禁忌。

9.睡眠养生中应注意哪些方面的问题?

10.保持二便通畅的方法有哪些?

11.如何按照阴阳变化（一日和四季）安排作息?

12.试分析我国东北地区与东南沿海地区的自然环境差异及其对当地居民的饮食、健康、生活习惯产生的影响。

13.查阅克山病的相关资料并总结其发病原因。

14.你所处的环境因素如何，有无与之相应的生活习惯？如何趋利避害?

第六章 中医养生的特色方法

要点导航

1.**学习目的** 通过学习中药养生法、传统运动养生法、推拿养生法、针灸养生法、拔罐养生法、刮痧养生法及整脊养生法相关知识，掌握中药养生、养生功法、按摩推拿、针灸拔罐、刮痧整脊等中医特色养生基本技能及其适应证、禁忌证与注意事项。

2.**学习要点** 中医养生特色方法的含义、特点、注意事项、禁忌、中药、方剂、手法。

第一节 中药养生法

中药可以有效地改善人体的生理过程，也可以改变某些尚未达到使人体患病程度的机体功能紊乱状态，具有强身和抗老防衰的作用，适当服用这类中药，可以改善体质，防病强身，延缓衰老。中药养生法就是通过服用这类中药或由这类中药组成的方剂来达到强身健体、防老抗衰、延年益寿目的的一种养生方法。千百年来，随着中医药的发展，历代医家创造出了许多行之有效的抗老防衰的方剂，在中药养生方面积累了丰富的实践经验，为人体健康长寿和提高人类生命质量做出了巨大贡献。

一、中药养生的作用

（一）平衡阴阳

中医认为，阴阳的平衡是健康的基本保证，健康长寿全赖阴阳平衡，正如《素问·生气通气论》中所说的："阴平阳秘，精神乃治。"利用中药方剂提高健康状态以求益寿延年，其基本点即在于根据中药的四气五味、升降浮沉原理调整阴阳，改善人体阴阳的偏颇状态，使之恢复或尽量达到"阴平阳秘"的动态平衡。清代医家徐灵胎所说的："审其阴阳之偏胜，而损益使平"就是此意。所以说，维护和改善人体阴阳的平衡是中药养生的基本作用，也是中药养生实施的根本目的。

（二）协调五行

在中医藏象理论中，五脏分属五行，五行之间存在着相生相克的复杂关系，维持五行生克协调，是维护人体健康的根本保证。倘若五行生克关系发生偏颇，一定会影响到五脏生理功能的正常发挥而导致健康状态下降，甚至生克关系遭到破坏，发生相乘反侮的变化，还会导致疾病的发生。使用中药方剂协调五脏之间的关系，就是利用中药方剂的五味和五色原理，有效地改善五行之间生克关系的偏颇，使之恢复到相生相克的正常状态，从而恢复五脏发挥正常生理机能的前提条件，维护人体健康。

（三）改善气血功能

气血充盛与否，以及气血运行是否通畅，也是人体健康的重要保证。在中药养生中，既以中药进补，气虚者补气，血虚者养血，补其不足而使其充盛，又可以利用中药行气活血，予以调理，气郁者理气，血瘀者行血，使经脉中气血运行正常，则身体可强健而延年益寿。

（四）固护脾肾

人体健康长寿的先决条件是先天禀赋强盛，后天维护得当。肾为先天之本，元阴元阳之所在，禀赋充盛，机体机能旺盛，衰老的速度也缓慢；脾为后天之本、气血生化之源，后天强盛可以使机体生命活动所需的能量源源不断地得到补充。因此，健身健体、防老抗衰的中药方剂，大多是通过重点固护先后天之本脾肾，并佐以行气、活血、清热、温里等方法达到强身健体、防老抗衰的目的。

二、常用养生中药

根据历代本草及医家著述的记载，许多中药不仅具有治疗疾病的作用，而且应用得当的话，还可以适当配伍成养生方剂，不仅可以调理人体病理过程，也可以改善或部分改善人体生理功能的低下，纠正人体阴阳的偏颇，从而使人体恢复阴阳平衡、五行协调的健康状态。这类中药，一般均有补益作用，同时也能祛除病邪。即有病祛病、无病强身健体。可以配方使用，也可以单味服用。

（一）补气类

1.人参

【性味归经】甘、微苦，平。归肺、脾、心经。

【功效】大补元气，补脾益肺，生津，安神益智。

【应用】

（1）元气虚脱证　本品能大补元气，复脉固脱，为拯危救脱要药。适用于因大汗、大泻、大失血或大病、久病所致元气虚极欲脱、气短神疲、脉微欲绝的重危证候。

（2）肺脾心肾气虚证　本品为补肺要药，可改善短气喘促、懒言声微等肺气虚衰症状。本品亦为补脾要药，可改善倦怠乏力、食少便溏等脾气虚衰症状。本品又能补益心气，可改善惊悸怔忡、胸闷气短、脉虚等心气虚衰症状，并能安神益智，治疗失眠多梦、健忘。

（3）热病气虚津伤口渴及消渴证　对于热病气津两伤，口渴、脉大无力者，本品既能

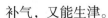

补气，又能生津。

《神农本草经》谓其："补五脏，安精神，定魂魄，止惊悸，除邪气，明目，开心益智。"近代研究证明，本品含多种人参皂苷、挥发油、氨基酸、微量元素及有机酸、糖类、维生素等成分，提高应激反应能力；对高级神经活动的兴奋和抑制过程均有增强作用；能增强神经活动过程的灵活性，提高脑力劳动功能；有抗疲劳，促进蛋白质、RNA、DNA的合成，促进造血系统功能，调节胆固醇代谢等作用；能增强机体免疫功能。其所含人参皂苷，具有抗衰老作用。

2. 黄芪

【性味归经】甘，微温。归脾、肺经。

【功效】健脾补中，升阳举陷，益卫固表，利尿，托毒生肌。

【应用】

（1）脾气虚证　本品甘温，善入脾胃，为补中益气要药。善于治疗脾气虚弱，倦怠乏力、食少便溏者。又因其能升阳举陷，故长于治疗脾虚中气下陷之久泻脱肛、内脏下垂。

（2）肺气虚证　本品入肺又能补益肺气，可用于肺气虚弱，咳喘日久。

（3）气虚自汗证　本品能补脾肺之气，益卫固表。

《神农本草经》谓其："主治痈疽，久败疮，排脓止痛……补虚。"《本草汇言》云："补肺健脾，实卫敛汗，驱风运毒之药也。"近代研究表明，本品主要含多糖、黄酮、氨基酸、微量元素等。能促进机体代谢、降血脂、抗疲劳、抗缺氧、抗辐射、增强机体抵抗力，并具有调整血压及免疫功能，可改善冠状循环和心脏功能。

3. 茯苓

【性味归经】甘、淡，平。归心、脾、肾经。

【功效】利水消肿，渗湿，健脾，宁心。

【应用】

（1）水肿　本品味甘而淡，甘则能补，淡则能渗，药性平和，既可祛邪，又可扶正，利水而不伤正气。

（2）痰饮　本品善渗泄水湿，使湿无所聚、痰无由生。

（3）心悸、失眠　本品益心脾而宁心安神。

《神农本草经》谓其："主胸胁逆气，忧患惊邪恐悸，心下结痛，寒热，烦满，咳逆，口焦舌干，利小便。久服安魂、养神、不饥、延年。"《世补斋医书》云："茯苓一味，为治痰主药，痰之本，水也，茯苓可以行水。痰之动，湿也，茯苓又可行湿。"

现代研究表明，本品含茯苓多糖、茯苓酸、蛋白质、脂肪、卵磷脂、胆碱、组氨酸等。具有利尿、镇静、抗肿瘤、降血糖、增加心肌收缩力的作用。茯苓多糖有增强免疫功能的作用。茯苓还有护肝作用，能降低胃液分泌、对胃溃疡有抑制作用。常食可增强人体免疫机能。

4. 山药

【性能归经】甘，平。归脾、肺、肾经。

【功效】补脾养胃，生津益肺，补肾涩精。

【应用】

（1）脾虚证　本品性味甘平，能补脾益气、滋养脾阴。多用于脾气虚弱或气阴两虚，消瘦乏力，食少，便溏。因其含有较多营养成分，又容易消化，可做成食品长期服用。

（2）肺虚证　本品又能补肺气，兼能滋肺阴。

（3）肾虚证　本品还能补肾气，兼能滋养肾阴，对肾脾俱虚者，其补后天亦有助于充养先天。

《神农本草经》谓其："补中，益气力，长肌肉，久服耳目聪明"。《本草纲目》云："益肾气，健脾胃。"

近代研究证明，山药营养丰富，含黏液质、胆碱、淀粉、糖蛋白、游离氨基酸、维生素C、淀粉酶等。对细胞免疫功能和体液免疫有较强的促进作用，并有降血糖、抗氧化等作用。

5.薏苡仁

【性味归经】甘、淡，凉。归脾、胃、肺经。

【功效】利水消肿，渗湿，健脾，除痹，清热排脓。

【应用】

（1）水肿，小便不利，脚气　本品淡渗甘补，既利水消肿，又健脾补中。

（2）湿痹拘挛　薏苡仁渗湿除痹，能舒筋脉，缓和拘挛。常用治湿痹。本品药性偏凉，还能清热而利湿。

（3）肺痈，肠痈　本品清肺肠之热，排脓消痈。

《神农本草经》谓其："主筋急拘挛，不可屈伸，风湿痹，下气。"《本草纲目》云："薏苡仁，阳明药也，能健脾益胃。虚则补其母，故肺痿、肺痈用之。筋骨之病，以治阳明为本，故拘挛筋急、风痹者用之。土能胜水除湿，故泄泻、水肿用之。"

现代研究表明，本品含脂肪油、薏苡仁酸、薏苡多糖和氨基酸、维生素B_1等。对癌细胞有明显抑制作用。能使血清钙、血糖量下降，并有解热、镇静、镇痛作用。

（二）养血类

1.当归

【性味归经】甘、辛，温。归肝、心、脾经。

【功效】补血调经，活血止痛，润肠通便。

【应用】

（1）血虚诸证　本品甘温质润，长于补血，为补血之圣药。

（2）血虚血瘀之月经不调、经闭、痛经等　常以本品补血活血，调经止痛。

（3）血虚肠燥便秘　本品补血以润肠通便，用治血虚肠燥便秘。

《本草纲目》谓其："治头痛，心腹诸痛，润肠胃、筋骨、皮肤，治痈疽，排脓止痛，和血补血。"《日华子本草》云："主治一切风，一切血，补一切劳，破恶血，养新血及主癥

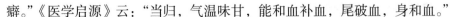

癖。"《医学启源》云："当归，气温味甘，能和血补血，尾破血，身和血。"

现代研究证明，当归中含有酸性油成分、有机酸、糖类、维生素、氨基酸等，能增加冠脉血流量，对心肌缺血亦有明显保护作用，能显著促进血红蛋白及红细胞的生成。

2. 熟地

【**性味归经**】甘，微温。归肝、肾经。

【**功效**】补血养阴，填精益髓。

【**应用**】

（1）血虚诸证　本品甘温质润，补阴益精以生血，为养血补虚之要药。

（2）肝肾阴虚诸证　本品质润入肾，善滋补肾阴、填精益髓，为补肾阴之要药。

《本草纲目》谓其："填骨髓，长肌肉，生精血，补五脏内伤不足，通血脉，利耳目，黑须发"。《药品化义》云："凡内伤不足，苦志劳神，忧患伤血，纵欲耗精，调经胎产，皆宜用此。安五脏，和血脉，润肌肤，养心神，宁魂魄，滋补真阴，封填骨髓，为圣药也"。

现代研究表明本品含地黄素、甘露醇、维生素 A 类物质、糖类及氨基酸等。能促进肾上腺皮质激素的合成，改善肾功能等。

3. 何首乌

【**性味归经**】苦、甘、涩，微温。归肝、肾经。

【**功效**】补益精血，解毒，截疟，润肠通便。

【**应用**】

（1）精血亏虚　头晕眼花、须发早白、腰膝酸软、遗精、崩漏带下。

（2）瘤痛、肠燥便秘等　若年老体弱之人血虚肠燥便秘，可润肠通便，与肉苁蓉、当归、火麻仁等同用。

《日华子本草》谓其："味甘，久服令人有子。"《开宝本草》云："止心痛，益血气，黑髭鬓，悦颜色，久服长筋骨，益精髓，延年不老。"《本草纲目》云："能养血益肝，固精益肾，健筋骨，乌髭发，为滋补良药，不寒不燥，功在地黄、天冬诸药之上。"

现代研究表明，本品含大黄酚和大黄素，还含卵磷脂、粗脂肪等。能延年益寿，显著增加脑和肝中蛋白质含量，还能使高胆固醇较快下降至正常水平。

4. 龙眼肉

【**性味归经**】甘，温。归心、脾经。

【**功效**】补益心脾，养血安神。

【**应用**】

用于思虑过度，劳伤心脾，而致惊悸怔忡，失眠健忘，食少体倦，以及脾虚气弱，便血崩漏等。本品能补心脾、益气血、安神。

《神农本草经》谓其："主安志、厌食，久服强魂，聪明轻身不老，通神明。"《本草求真》云："龙眼气味甘温，多有似于大枣，但此甘味更重，润气尤多，于补气之中，又更存有补血之力，故书载能益脾长智，养心保血，为心脾要药。"

现代研究表明，龙眼肉含葡萄糖、蛋白质，脂肪以及维生素 B_1、维生素 B_2、维生素 C

等。可促进生长，增强体质，延年益寿。

5.阿胶

【性味归经】甘，平。归肺、肝、肾经。

【功效】补血，滋阴，润肺，止血。

【应用】

（1）血虚证　本品为血肉有情之品，甘平质润，为补血要药，多用治血虚诸证。而尤以治疗出血而致血虚为佳。

（2）热病伤阴之心烦失眠等　本品养阴以滋肾水。

《神农本草经》谓其"主心腹内崩，劳极洒洒如疟状，腰腹痛，四肢酸痛，女子下血，安胎"。《别录》云其"主丈夫小腹痛，虚劳羸瘦，阴气不足，脚酸不能久立，养肝气"。

现代研究表明，阿胶多由骨胶原组成，有较强的补血作用。

6.紫河车

【性味归经】甘，咸，温。归肺、肝、肾经。

【功效】补肾益精，养血益气。

【应用】

（1）阳痿遗精、腰酸、头晕耳鸣　本品补肾阳，益精血，可用于肾阳不足，精血衰少诸证。

（2）气血不足诸证　如产后乳汁缺少、面色萎黄、消瘦、体倦乏力等，本品尚补益气血。

（3）肺肾两虚之咳喘　可用本品补肺气，益肾精，纳气平喘。

《本草纲目》谓其"治男女一切虚损劳极，癫痫失志恍惚，安神养血，益气补精。"《本草经疏》云："人胞乃补阴阳两虚之药，有反本还原之功。"

现代研究表明，本品含有多种抗体、干扰素，有抑制多种病毒对人细胞的作用，以及含有能抑制流感病毒的巨球蛋白、促性腺激素A和B、催乳素、促甲状腺激素、催产素样物质等。本品有促进乳腺和女性生殖器官发育的功能，增强机体抵抗力，具免疫及抗过敏作用。

（三）滋阴类

1.枸杞子

【性味归经】甘，平。归肝、肾经。

【功效】滋补肝肾，益精明目。

【应用】

肝肾阴虚及早衰证。本品能滋肝肾之阴，为平补肾精肝血之品。治疗精血不足所致的视力减退、内障目昏、头晕目眩、腰膝酸软、遗精滑泄、耳聋、牙齿松动、须发早白、失眠多梦以及肝肾阴虚，潮热盗汗、消渴等证。

《本草经集注》谓其"补益精气，强盛阴道。"《药性论》云："补益精，诸不足，易颜色，变白，明目……令人长寿。"《本草经疏》云其"为肝肾真阴不足，劳乏内热补益之要药……故服食家为益精明目之上品。"

现代研究表明，本品含甜菜碱、多糖、粗脂肪、粗蛋白、硫胺素、核黄素、烟酸、胡萝卜素、抗坏血酸、尼克酸、亚油酸、微量元素等成分。对免疫有促进和调节作用；对造血功能有改善，显著提升白细胞；还有抗衰老、抗突变、抗肿瘤、降血脂、保肝及抗脂肪肝、降血糖、降血压作用。

2. 玉竹

【性味归经】 甘，微寒。归肺、胃经。

【功效】 养阴润燥，生津止渴。

【应用】

（1）肺阴虚证 本品药性甘润，能养肺阴，并略能清肺热。

（2）胃阴虚证 本品又能养胃阴，清胃热，主治燥伤胃阴、口干舌燥、食欲不振等。此外，本品还能养心阴，亦略能清心热，还可用于热伤心阴之烦热多汗、惊悸等证。

《神农本草经》谓其："主中风暴热，不能动摇，跌筋结肉，诸不足。"《日华子本草》云："除烦闷，止渴，润心肺，补五劳七伤虚损。"《本草正义》云："治肺胃燥热，津液枯涸，口渴嗌干等症，而胃火炽盛，燥渴消谷，多食易饥者，尤有捷效。"

现代研究表明，本品含黄酮及微量元素、氨基酸等物质。可促进抗体生成、促进干扰素合成、降血糖、降血脂、缓解动脉粥样斑块形成，使外周血管和冠脉扩张，延长耐缺氧时间，强心，抗氧化，抗衰老等。

3. 黄精

【性味归经】 甘，平。归肺、脾、肾经。

【功效】 补气养阴，健脾，润肺，益肾。

【应用】

（1）阴虚肺燥，干咳少痰及肺肾阴虚的久咳。本品甘平，能养肺阴、益肺气。

（2）脾虚阴伤证。本品能补益脾气，又养脾阴。主治脾脏气阴两虚之面色萎黄、困倦乏力、口干食少、大便干燥。

《日华子木草》谓其："补五劳七伤，助筋骨，生肌，耐寒暑，益脾胃，润心肺。"《本草纲目》云："补诸虚……填精髓。"

现代研究表明，本品含黄精多糖、低聚糖、黏液质、淀粉及多种氨基酸等成分。能提高机体免疫功能和促进DNA、RNA及蛋白质的合成，促进淋巴细胞转化作用。有增加冠脉流量及降压作用，并能降血脂及减轻冠状动脉粥样硬化程度。还有抑制肾上腺皮质和抗衰老作用。

4. 桑椹

【性味归经】 甘、酸，寒。归肝、肾经。

【功效】 滋阴补血，生津润燥。

【应用】

（1）肝肾阴虚证。本品能补益肝肾之阴，兼能凉血退热，适用于肝肾阴虚之头晕耳鸣、目暗昏花、关节不利、失眠、须发早白等。

（2）津伤口渴、消渴及肠燥便秘等证。本品又能生津止渴、润肠通便。兼阴血亏虚者，又能补养阴血。

《滇南本草》谓其"益肾脏而固精，久服黑发明目。"《新修本草》云："主消渴"。《本草经疏》云："为凉血补血益阴之药。"

现代研究表明，本品含糖、苹果酸，维生素B_1、维生素B_2、维生素C，胡萝卜素，蛋白质等。能促进T细胞成熟，还对免疫功能有促进作用。

5.女贞子

【性味归经】甘、苦，凉。归肝、肾经。

【功效】滋补肝肾，乌须明目。

【应用】

肝肾阴虚证。本品性偏寒凉，能补益肝肾之阴，适用于肝肾阴虚所致的目暗不明、视力减退、须发早白、眩晕耳鸣、失眠多梦、腰膝酸软、遗精、消渴及阴虚内热之潮热、心烦等。

《本草纲目》谓其："强阴，健腰膝，变白发，明目"。《本草备要》云："益肝肾，安五脏，强腰膝，明耳目，乌须发，补风虚，除百病"。

现代研究表明，本品含甘露醇、葡萄糖、棕榈酸、硬脂酸、油酸、亚油酸等。可增强非特异性免疫功能，对异常的免疫功能具有双向调节作用，可降低血清胆固醇，有预防和消减动脉粥样硬化斑块和减轻斑块厚度的作用，具一定抗衰老应用价值。有强心、利尿、降血糖及保肝作用；并有止咳、缓泻、抗菌、抗肿瘤作用。

（四）补阳类

1.菟丝子

【性味归经】辛、甘，平。归肾、肝、脾经。

【功效】补肾益精，养肝明目，止泻安胎。

【应用】

（1）肾虚腰痛、阳痿遗精、尿频及宫冷不孕。本品辛以润燥，甘以补虚，为平补阴阳之品，功能补肾阳、益肾精以固精缩尿。

（2）脾肾阳虚，便溏泄泻。本品能补肾益脾止泻。

（3）用于肾虚胎动不安。本品能补肝肾安胎。

《神农本草经》谓其"主续绝伤，补不足，益气力肥健""久服明目，轻身延年。"

《本经逢原》云："菟丝子，祛风明目，肝肾气分也。……其功专于益精髓，坚筋骨，止遗泄，主茎寒精出，溺有余沥，去膝胫酸软，老人肝肾气虚，腰痛膝冷……"。

现代研究表明，菟丝子含皮素、胆醇、皂类、淀粉等，能明显增强心肌组织匀浆乳酸脱氢酶的活性，对心肌过氧化氢酶及脑组织的乳酸脱氢酶和过氧化氢酶活性有增强趋势。

2.鹿茸

【性味归经】甘、咸，温。归肾、肝经。

【功效】补肾阳，益精血，强筋骨，调冲任。

【应用】

（1）肾阳虚衰，精血不足证。本品甘温补阳，甘咸滋肾，享纯阳之性，具生发之气，故能壮肾阳、益精血。

（2）肾虚骨弱，腰膝无力或小儿五迟。

（3）妇女冲任虚寒，崩漏带下。

《神农本草经》谓其"主漏下恶血，寒热惊痫，益气强志，生齿不老。"《本草纲目》云："生精补髓，养血益阳，强筋健骨。治一切虚损，耳聋目暗，眩晕虚痢。"

现代研究表明，鹿茸含有甘氨酸、中性糖、葡萄糖胺和钙、磷、镁等，而且含多量胶质。可降血压，具有明显的抗脂质过氧化作用及抗应激作用。

3.肉苁蓉

【性味】甘、咸，温。归肾、大肠经。

【功效】补肾助阳，润肠通便。

【应用】

（1）肾阳亏虚，精血不足之阳痿早泄、宫冷不孕、腰膝酸痛、痿软无力。本品味甘能补，甘温助阳，质润滋养，咸以入肾，为补肾阳、益精血之良药。

（2）肠燥津枯便秘。本品甘咸质润入大肠，可润肠通便。

《神农本草经》谓其"主五劳七伤，补中，除茎中寒热痛，养五脏，强阴，益精气，多子，妇人久服轻身。"《日华子本草》云："治男绝阳不兴，女绝阴不产，润五脏，长肌肉，暖腰膝，男子泄精，尿血，遗沥，带下阴痛。"《本草经疏》云："白酒煮烂顿食，治老人便燥闭结。"

现代研究表明，肉苁蓉可增强免疫力，提高巨噬细胞吞噬能力，提高淋巴细胞转化率和迟发性超敏反应指数等。

4.杜仲

【性味归经】甘，温。归肝、肾经。

【功效】补肝肾，强筋骨，安胎。

【应用】

（1）肾虚腰痛及其他各种腰痛。以其补肝肾、强筋骨，肾虚腰痛尤宜。其他腰痛用之，均有扶正固本之效。

（2）胎动不安或习惯堕胎。常以本品补肝肾固冲任安胎。

《神农本草经》谓其"主腰脊痛，补中，益精气，坚筋骨，强志，除阴下痒湿，小便余沥。久服轻身耐老。"《本草正》云："暖子宫，安胎气。"

现代研究表明，本品含杜仲胶、鞣质、黄酮类化合物等。具有调节细胞免疫平衡的功能，并能使血糖增高。

三、养生方剂的应用原则

养生方剂是按照强身健体、抗老防衰及益寿延年等养生目的而组成的中药配方。养生方剂应根据君、臣、佐、使的组方原则，酌定药味和药量后，由具有养生作用的中药妥善配伍而组成，方中的各种中药间有机配伍，互相协调，共同完成各种不同的养生目的，这就要求养生方剂的整体结构补泻有度，动静结合，寒热适度，相辅相成，最大限度地减缓养生中药的峻猛之性，做到补而不滞，滋而不腻。用之得当，可在一定程度上起到强身健体、防老抗衰、益寿延年的养生作用。

由于各种原因，历代医籍所载养生方剂多以益气养血、补脾补肾为主。这主要是针对中老年气血不足，脾肾亏虚的体质变化特点而设的。然而，养生不是治疗，养生方剂的具体应用应着眼在补、泻两个方面，既能补益生命来源之不足，又能疏泄代谢机能之障碍。而且应根据个体的体质差异，注意辨质施方、因时施方、因地施方，才能达到增进健康的养生目的。

（一）补泻有度

人之心理，往往重补而轻泻，但是对于人体而言，有脏腑气血偏衰的一面，也有气、血、痰、火、食、湿等代谢产物代谢障碍的一面。应根据具体情况，虚者补之，实者泻之，补和泻应结合使用，《中藏经》所说"其本实者，得宣通之性必延其寿"，即是这个意思。清代医家程钟龄也指出："补之为义，大矣哉！然有当补不补误人者；有不当补而补误人者；亦有当补而不分气血、不辨寒热、不识开合、不知缓急、不分五脏、不明根本、不深求调摄之方以误人者，是不可不讲也。"

补泻有度既是养生方剂应用原则，也是方剂组方配伍的法度之一。养生方剂的构成和使用是以强身健体、抗衰防老、益寿延年为目的，其原理不外乎调节人体的阴阳气血平衡和五行协调，使之恢复到阴平阳秘的健康状态，所以，在实际应用中应根据人体机能的具体情况而定。视其虚、实的轻重程度而适当配伍不同的药物，采用补泻结合的方法。补中有泻，补泻结合，以防止补之太过或泻之太猛。如此，才能保证补而不偏，泻不伤正，以达到增进健康的养生目的。六味地黄丸中，以熟地、山药、山萸肉之补，合茯苓、丹皮、泽泻之泻，以共奏补益肝肾，滋而不腻之功，就是一个典型的补泻有度的配伍案例。

若补益过偏或盲目进补，则反而成害，导致阴阳更加失衡，五行更加失调，反而会损伤身体健康。体质偏盛者，非但不能盲目进补，反得宣泄通利方可使其阴阳气血得以平衡。但应注意泻要得当，不可攻泻太过，耗乏人体正气，也会损害身体健康。

（二）动静结合

大凡益寿延年方剂，多有补益之功效，对于年老、体弱之人多有补益。但补益之品，多壅滞凝重，守而不走，如补脾用甘，但甘味过浓，则易壅气，即所谓"甘能令人中满"；养血宜用阴柔之味，然阴柔者易黏腻凝重，如熟地、大枣之类。此即所谓药之静者，而补益之意要在补其所需，药至虚处方可得补，故药入机体，需借气血之循行方可布散，要有引经之药方可补有所专。血宜流则通，气宜理则散，故行气、活血之味，乃药之动者。动静结合，亦补亦理，亦养亦行，相得益彰，方可发挥补益之功效，达到补而不滞，补而无弊，补得其所。所以，动静结合乃是延年益寿补益方剂的重要组方原则之一。观于四君子汤中之用茯苓，四物汤之用川芎，归脾汤之用木香，皆属动静结合之配伍。

（三）寒热适中

药性有寒、热、温、凉之别，组方有君、臣、佐、使之分。益寿延年方药多用于老年人，故在遣方用药方面，也应注意药性问题。明代医家万全在他所著的《养生四要》中指出："凡养生却邪之剂，必热无偏热，寒无偏寒；温无聚温，温多成热；凉无聚凉，凉多成寒。阴则奇之，阳则偶之，得其中和，此制方之大旨也"。这一组方原则对益寿延年方药具有实际指导意义。使用中药，不宜过偏，过寒则伤阳，过热则伤阴；凉药过多则成寒，温药过多则成热。为防止过偏，在组方时，多寒、热相伍而用。如在一派寒凉药中，配以少许热药，或在一派温热药中，加少许寒凉之品，使整个方剂寒而无过，热而无燥，寒热适中，即得其中和，有养生益寿之功，而无寒热过偏之害。韩懋的交泰丸（黄连、肉桂），便是寒热并用的代表方剂之一。这一组方原则在益寿延年方药中均有所体现。

（四）相辅相成

传统的益寿延年方药的组方，往往是立足于辨证，着眼于机体全局而遣药组方的。对于年老体弱之人，机体代谢的各个方面往往不是十分协调的，常常是诸多因素交织在一起，如阴阳平衡失调，气血精津的相互影响，脏腑、经络的不和谐，表里内外的协同统一失控，出入升降的虚实偏差等等。虽然，方药的组成上，都有其调治的重点，即其主治方向，但也必须考虑到与之有关的其他方面。中药的有机配合，可以突出其主治功效，兼顾其旁证、兼证，做到主次分明、结构严谨。中药的配伍应用的目的，就是通过中药的相互搭配，相辅相成来体现的。益寿延年中药方剂即是以补益为重点，辅以其他不同作用药物而组成的。所以，方药中常常可看到有补有泻，有升有降，有塞有通，有开有阖，有寒有热。开、阖、补、泻合用，则补而不滞，滋而不腻，守而不呆，流通畅达；升、降、通、塞并用，则清、浊运行有序，出、入得宜。各循其常。寒热并用，可纠太过不及之偏弊，以达到阴平阳秘之状态，即是方剂中中药相辅相成所起的作用。

（五）三因制宜

人体健康长寿并非单靠一药一方的使用就能够能实现的，而是要针对人体的各个方面，采取多种多样的方药，持之以恒地进行调摄，才能达到养生的目的。因此，一定要针对不同人群、不同季节和不同地域各自的不同特点有的放矢使用中药来养生，充分体现中医养生的动态整体平衡思想。另外，针对不同个体年龄的差异，也应注意分阶段调养；顺应自然，顺应环境，充分发挥中药四气五味的基本特性，以及方剂的灵活配伍，根据不同个体的养生诉求，分别选用不同功效的养生方剂，才能达到中药方剂的最佳养生效果。

四、常用养生方剂

（一）益气健脾方剂

本类所选方剂均以培补后天脾胃之气为主，各自佐以其他方法，适应各种兼症。脾居中土，为后天之本，脾胃健旺，则气血旺盛。本法为强身健体之根本。

1.人参固本丸（《养生必用方》）

【成分】人参，天门冬，麦门冬，生地黄，熟地黄，白蜜。

【用法】人参一两。天门冬去心姜汁浸二日，酒浸一日，麦门冬去心酒浸二日，柑浸三日，生地黄、熟地黄并酒浸，各二两（100g）。

上药以石磨磨如泥，或捣烂，以杏仁汤化开，滤净滓，又洗尽，如澄小米之法，撤去上面水，取药粉晒干，乃入人参末，炼蜜和丸，梧子大。

【服法】每服取9g，温酒盐汤任下。

【功效】益气养阴。

【适应证】气阴两虚，气短乏力，口渴心烦，头昏腰痠。

【禁忌】忌萝卜、葱蒜。

2.大茯苓丸（《圣济总录》）

【成分】白茯苓，茯神，大枣，肉桂，人参，白术，细辛，远志，石菖蒲，干姜，甘草，白蜜。

【用法】白茯苓去里皮，茯神抱木者去木，大枣、肉桂去粗皮各一斤半（750g），人参、白术、细辛去苗叶、远志去心炒黄、石菖蒲九节者米潜浸三日，切爆干，各一斤（500g），干姜一斤（500g）泡裂，甘草七两半（350g）。

上药为末，炼蜜黄色，掠去沫，停冷，拌气。为丸，如弹子大。

【服法】每服6g，姜汤下或酒下。

【功效】补中益气，健脾散寒。

【适应证】五脏积聚气逆，心腹切痛，结气腹胀，吐逆食不下，姜汤下；羸瘦，饮食无味，酒下。

《圣济总录》云："服之去万病，令人长生不老。"

3.神仙饵茯苓延年不老方（《普济方》）

【成分】白茯苓，白菊花，松脂。

【用法】白茯苓三斤（1500g）去皮切细晒干，白菊花一斤（500g）。

上药为末，以炼松脂和丸，如弹子大。

【服法】每服6g，以酒化破服，日再。

【功效】健脾利湿，清热明目。

【适应证】脾虚便溏，头昏眼花。

《普济方》认为服此药"百日颜色异，肌肤光泽，延年不老"。

4. 仙术汤（《太平惠民和剂局方》）

【成分】苍术，枣肉，杏仁，干姜，甘草黄，白盐。

【用法】苍术一两半（75g），枣肉杏仁二两（100g），干姜炮一斤半（1500g），甘草黄一斤半（1500g），白盐二两（100g）。

上为细末。

【服法】每用6g，沸汤空心冲服。

【功效】温中健脾。

【适应证】脾胃虚寒，痰湿内停。

《太平惠民和剂局方》云："常服延年，明目。驻颜，轻身不老。"

5. 八珍糕（《外科正宗》）

【成分】茯苓，莲子，芡实，扁豆，薏米，藕粉，党参，白术，白糖。

【用法】茯苓三两（150g），莲子、芡实各二两（100g），扁豆三两（150g），薏米二两（100g），藕粉一两（50g），党参、白术各一两（50g）。

上药共研极细末，酌加白糖，兑之为糕。

【服法】早晚随食数饼。

【功效】健脾养胃，益气和中。

【适应证】年迈体衰，脏腑虚损，脾胃薄弱，食少腹胀，面黄肌瘦，腹痛便溏等。

6. 十全大补汤（《太平惠民和剂局方》）

【成分】人参，肉桂，川芎，干熟地黄，茯苓，白术，甘草，黄芪，当归，白芍药。

【用法】人参去芦（6g），肉桂去皮（3g），川芎（6g），干熟地黄（12g），茯苓（9g），白术（9g），甘草炒（3g），黄芪（12g），当归去芦（9g），白芍药（9g），各等分。

上为细末

【服法】每服二大钱（9g），用水一盏，加生姜三片、枣子二枚，同煎至七分，不拘时候温服。

【功效】温补气血。

【适应证】气血两虚。面色萎黄，倦怠食少，头晕目眩，神疲气短，惊悸怔忡，自汗盗汗，四肢不温，舌淡，脉细弱以及妇女崩漏，月经不调，疮疡不敛等。

7. 人参养荣汤（原名养荣汤《三因极一病证方论》）

【成分】黄芪，当归，桂心，甘草，橘皮，白术，人参，白芍药，熟地黄，五味子，茯苓，远志。

【用法】黄芪、当归、桂心、炙甘草、橘皮、白术、人参各一两（各50g），白芍药三两（150g），熟地黄三两（150g），五味子、茯苓各三分（各15g），远志去心炒半两（25g）。

上锉为散。

【服法】每服四大钱（15g），用水一盏半，加生姜三片，大枣二枚，煎至七分，去滓，空腹服。

【功效】益气补血，养心安神。

【适应证】心脾气血两虚证。倦怠无力,食少无味,惊悸健忘,夜寐不安,虚热自汗,咽干唇燥,形体消瘦,皮肤干枯,咳嗽气短,动则喘甚;或疮疡溃后气血不足,寒热不退,疮口久不收敛。

8.圣愈汤(《医宗金鉴》)

【成分】熟地,白芍,川芎,人参,当归,黄芪。

【用法】熟地七钱五分(20g),白芍酒拌七钱五分(20g),川芎七钱五分(20g),人参七钱五分(一般用潞党参20g),当归酒洗五钱(15g),黄芪五钱(15g)炙。

【服法】水煎服。

【功效】补气健脾,补血摄血。

【适应证】气血虚弱,气不摄血证。月经先期而至,量多色淡,四肢乏力,体倦神衰。

(二)补益肝肾方剂

历代方书所载之养生方剂,以补肾者居多,盖因肾为先天之本,肝肾同源,故滋补肝肾是防老抗衰的主要方法。

1.长春至宝丹(《寿世传真》)

【成分】鹿角胶,牡蛎粉,熟地,枸杞子,当归,破故纸,牛膝,巨胜子,巴戟,肉苁蓉,杜仲,哺退鸡蛋壳,鳖头,黑驴肾,琐阳,黄狗肾,人参,鸽子蛋。

【用法】鹿角胶四两(200g),牡蛎粉(炒成珠)、熟地八两(400g),枸杞子四两(200g)酒蒸,当归四两(200g)酒蒸,破故纸四两(200g),牛膝四两(200g)酒洗,巨胜子四两(200g)炒,巴戟四两(200g)酒浸,肉苁蓉酒洗,去鳞甲,六两(300g),杜仲姜汁炒去丝,四两(200g),哺退鸡蛋壳(七个,炙黄,研),鳖头五两(250g)蜜酥炙,黑驴肾(一条,切片,酒煨,杵烂),琐阳四两(200g,酥炙),黄狗肾(三条,酒煨,杵烂),人参鸽子蛋(三十六个,煮熟入药)。

先将众药磨成细末,将二肾、鸽蛋捣烂,入药拌匀,蜜丸,石臼杵千余下,做成桐子大。

【服法】每服9g。

【功效】健脾养肝,填精补髓。

【适应证】凡人六十以后,急需接助,以救残衰,服此丹,至老无痿弱之症。

《寿世传真》云:"服此丹能……润泽肌肤,调和五脏,延年益寿,返老还童。"

2.彭祖延年柏子仁丸(《千金翼方》)

【成分】柏子仁,蛇床子,菟丝子,覆盆子,石斛,巴戟天,杜仲,天门冬,远志,天雄,续断,桂心,菖蒲,泽泻,薯蓣,人参,干地黄,山茱萸,五味子,钟乳,肉苁蓉,白蜜。

【用法】柏子仁500g,蛇床子、菟丝子、覆盆子各150g,石斛、巴戟天各125g,杜仲(炙)、茯苓、天门冬(去心)、远志(去心)各150g,天雄(炮,去皮)50g,续断、桂心各75g,菖蒲、泽泻、薯蓣、人参、干地黄、山茱萸各100g,五味子250g,钟乳(成炼者)

150g，肉苁蓉 300g。

上二十二味，捣筛炼蜜和丸，如桐子大。

【服法】先食服 6g，稍加至 9g。

【功效】益肾填精

【适应证】体虚、肾衰、记忆力减退等。

《千金翼方》云："服后二十日，齿垢稍去白如银；四十二日面悦泽；六十日瞳子黑白分明，尿无遗沥；八十日四肢偏润，白发更黑，腰背不痛；一百五十日意气如少年。药尽一剂，药力周至，乃入房内。忌猪、鱼、生冷、酢滑"。

3.乌麻散（《千金翼方》）

【成分】乌麻。

【用法】纯黑乌麻，量不拘多少。

将乌麻以水拌，令润，勿使太湿。蒸令遍即下，曝干再蒸，往返九蒸九曝讫，捣去皮作末。

【服法】空腹以温水或酒调下，6g，日二服。

【功效】补肾润燥。

【适应证】老年肾虚津亏，肌肤干燥，大便秘结。

《千金翼方》云："久服百病不生，常服延年不老，耐寒暑。"

4.琥珀散（《千金要方》）

【成分】琥珀，松子，柏子，荏子（白苏子），芜菁子，胡麻子，车前子，蛇床子，菟丝子，枸杞子，庵蔺子，麦冬，橘皮，松脂，牡蛎，肉苁蓉，桂心，石韦，石斛，滑石，茯苓，川芎，人参，杜仲，续断，远志，当归，牛膝，牡丹，通草。

【用法】琥珀（研）50g，芜菁子、胡麻子、车前子、蛇床子、菟丝子、枸杞子、庵蔺子、麦门冬各 500g，橘皮、肉苁蓉、松脂、牡蛎各 200g，松子、柏子、荏子各 150g，桂心、石韦、石斛、滑石、茯苓、川芎、人参、杜仲、续断、远志、当归、牛膝、牡丹各 150g，通草 175g，上三十味各治下筛，合捣二千杵。

【服法】先食，服 3g，日间三次，夜间一次，牛羊乳汁煎，令熟。

【功效】补肾益气养血。

【适应证】老年人五脏虚损，身倦乏力，气短痞闷，饮食无味，腰脊疼痛，四肢沉重，阳痿精泄，二便不利。

《千金方》云："长服令人志性强，轻体，益气消谷，能食，耐寒署，百病除愈……久服老而更少，发白反黑，齿落重生"。

5.八仙长寿丸（《寿世保元》）

【成分】生地黄，山茱萸，白茯神，牡丹皮，五味子，麦门冬，干山药，益智仁，白蜜。

【用法】生地黄（酒拌入砂锅内蒸一日黑捣断慢火焙干八两），山茱萸（酒拌蒸去核四两），白茯苓神（去皮木筋膜）、牡丹皮（去骨）各 150g，五味子（去梗）100g，麦门冬（水润去心）100g，干山药、益智仁（去壳盐水炒）各100g。

上忌铁器。为细末。炼蜜为丸。如梧桐子大。

【服法】温酒或炒盐汤送下，夏秋白滚汤调服。

【功效】滋补肾阴。

【适应证】老年人肾亏肺燥，喘嗽口干，腰膝无力。

《寿世保元》云："年高之人，阴虚筋骨痿弱无力。……并治形体瘦弱无力，多因肾气久虚，憔悴盗汗。发热作渴。"

6.补天大造丸（《体仁汇编》）

【成分】侧柏叶，熟地，生地，牛膝，杜仲，天冬，麦冬，陈皮，干姜，白术，五味子，黄柏，当归身，小茴香，枸杞子，紫河车。

【用法】侧柏叶采嫩枝，隔纸焙干，熟地酒蒸19次，忌铁器，各60g；生地黄酒浸忌铁，牛膝酒浸，杜仲酥炙断丝，天冬、麦冬并去心，各50g，陈皮去白炒50g；干姜炮6g，白术炒，五味子去梗，黄柏酒炒，当归身酒洗，小茴香炒，枸杞子去梗各30g。

上药为细末，用紫河车一具，先用新鲜米附水滤米滓，将紫河车浸入，轻轻摆开，换米浸5次，不动筋膜，只洗净。将竹器全盛，长流水浸一刻，以取生气。以瓦小盆全盛，于木甑内蒸，自卯时（清晨5~7时）蒸起，至申酉时（15~19时）止，用文武火缓缓蒸之，极熟如糊，先倾自然汁在药末内，略和匀，河车放石皿内，木臼杵千下，如糊样，通将河车并前药汁末同和匀，捣千余柞，为丸，如梧桐子大。

【服法】每日空腹服9g，有病者日服二次。

【功效】大补肾元。

【适应证】老人肾阴肾阳俱虚，腰膝无力，口渴烦热。

《古今图书集成医部全录》云："此方专滋养元气，延年益寿。……若虚劳之人，房事过度，五心烦热，取之神效。"

7.十全大补汤（《寿世保元》）

【成分】人参，白术，白茯苓，当归，川芎，白芍，熟地黄，黄芪，肉桂，麦门冬，五味子，炙甘草，生姜，大枣。

【用法】人参10g，白术7.5g，白茯苓15g，当归10g，川芎7.5g，白芍5g，熟地黄15g，黄芪10g，肉桂五分，麦门冬10g，五味子5g，甘草（八分）炙。

上锉一剂。生姜、枣子。水煎。温服。

【功效】健脾益肾。

【适应证】治老年气血衰少，倦怠乏力，能养气益肾，制火导水，使机关利而脾土健。

8.琼玉膏（《寿世保元》）

【成分】人参，生地黄，白茯苓，白沙蜜。

【用法】人参（拣好者去芦）600g，生地黄（洗净捣取其汁）5000g，白茯苓（坚白者去皮及筋膜最佳）1200g，白沙蜜2500g。

上将参、苓为细末，忌铁器。蜜用生绢滤过。地黄取自然汁。去渣。同药一处。拌和匀入瓷器内封固。净纸二十余重密封。入重汤内煮。用桑柴火煮六日。如连夜火即三日夜。取出用蜡纸数重。包瓶口。入井内。去火毒。一伏时久。再入旧汤内煮一日。出水气。取三匙作三盏。

【服法】每晨以二匙温酒调服。不饮者白汤化下。

【功效】滋阴润燥，益气生津。

【适应证】肺气虚损，肺燥伤津。

《寿世保元》曰："生地黄能滋阴降火。蜜能润燥生津。损其肺者益其气。故用人参。虚则补其母。故用茯苓。又地黄、白蜜皆润燥。而人参、茯苓甘而属土。用之以佐二物。此水位之下。土气乘之之义。乃立方之道也。"

9.何首乌丸（《太平圣惠方》）

【成分】何首乌，熟地黄，地骨皮，牛膝，桂心，菟丝子，肉苁蓉，制附子，桑椹子，柏子仁，薯蓣，鹿茸，芸苔子，五味子，白蜜。

【用法】何首乌、熟地黄各1500g，地骨皮1250g，牛膝、桂心、菟丝子、肉苁蓉各150g，制附子、桑椹子、柏子仁、薯蓣、鹿茸各100g，芸苔子、五味子各50g。

上药共研细末过筛，炼蜜为丸，如梧桐子大。

【服法】日二次，每次10~20g，空腹盐汤送下。

【功效】滋补肝肾。

【适应证】老年人肾之阴阳俱虚，腰膝无力，心烦难寐。

《太平圣惠方》云："补益下元，黑鬓发，驻颜容。"

10.胡桃丸（《御药院方》）

【成分】胡桃仁，破故纸，杜仲，萆薢。

【用法】胡桃仁捣膏，破故纸、杜仲、萆薢末各500g。

上药为末捣匀，丸如梧子大。

【服法】每空心温酒盐汤任下15g。

【功效】补肾气，壮筋骨。

【适应证】老年人肾气虚衰，腰膝痠软无力。

11.延龄固本丹（《万病回春》）

【成分】菟丝子，肉苁蓉，天门冬，麦门冬，生地黄，熟地黄，山药，牛膝，杜仲，巴戟，枸杞，山萸肉，人参，白茯苓，五味子，木香，柏子仁，覆盆子，车前子，地骨皮，石菖蒲，川椒，远志肉，泽泻。

【用法】天门冬（水泡，去心），麦门冬（水泡，去心），生地黄（酒洗），熟地黄（酒蒸），山药、牛膝（去芦、酒洗）、杜仲（去皮，姜酒炒）、巴戟（酒浸，去心）、五味子、枸杞子、山茱萸（酒蒸，去核）、白茯苓（去皮）、人参、木香、柏子仁各100g；老川椒、石菖蒲、远志（甘草水泡去心）、泽泻各50g；肉苁蓉（酒洗）200g；覆盆子、车前子、菟丝子（酒炒烂捣成饼，焙干）、地骨皮各75g。妇人，加当归（酒洗）、赤石脂（煅）各50g。上为细末，好酒打稀面糊为丸，如梧桐子大。

【服法】每服15g，空心温酒送下。

【功效】益肾壮阳。

【适应证】五劳七伤、诸虚百损，颜色衰朽、形体羸瘦，中年阳事不举、精神短少，未至五旬须发先白。

《万病回春》云："服至半月，阳事雄壮；至一月，颜如童子，目视十里，小便清滑；服至三月，白发返黑。久服，神气不衰，身轻体健，可升仙位。"

12.十补丸（《济生方》）

【成分】炮附子，五味子，山茱萸，山药，牡丹皮，鹿茸，熟地黄，肉桂，白茯苓，泽泻。

【用法】附子炮，去皮、脐，五味子各二两（各100g），山茱萸取肉，山药锉，炒牡丹皮去木各100g；鹿茸去毛，酒蒸，一钱5g；熟地黄洗，酒蒸，二两100g；肉桂去皮，不见火，一钱5g；白茯苓去皮、泽泻各一两50g。上为细末，炼蜜为丸，如梧桐子大。

【服法】每服七十丸（10g），空心盐酒、盐汤任下。

【功效】补肾阳，益精血。

【适应证】肾阳虚损，精血不足。面色黧黑，足冷足肿，耳鸣耳聋，肢体羸瘦，足膝软弱，小便不利，腰脊疼痛。上二方，均由肾气丸加味而成，皆具温补肾阳之功。加味肾气丸增入牛膝、车前子，温肾利水以消肿，常用于肾阳虚损的水肿、小便不利；十补丸则加鹿茸、五味子温肾壮阳、补养精血，适用于肾阳虚损、精血不足之证。

五、古代食饵方剂简介

（一）食饵的含义和特征

食饵又称药饵、服食，起源于道家，原本是道教养生术中的重要内容。一般认为，服食是道教中人通过食用药饵以求长生的法门。是通过服用特定的食物和药物，来达到长生不老的目的。

从方剂构成和应用的角度来看，饵有如下特征：

1.饵由药物或食物或二者兼有配伍组成。组成成分符合药膳的特征，但服用时符合服药的特征，不是吃饭，而药膳是膳，即吃饭。

2.饵有固定的配方，包括组成、用量、炮制方法、服用方法、饮食禁忌等，是一个完整的方案体系，这个特征符合中药处方的特征，但是饵的组成成分中有食物或仅由食物组成。

3.服饵以养生为目的，益寿延年为目标。药膳除了养生以外，还有食疗的作用；而中药处方只有治疗的作用，纯属临床医疗行为。

（二）药物、药膳和食饵的区别

1.**药物** 改变病理过程，属临床治疗。

2.**药膳** 可改善生理过程，也可参与改变病理过程，属食养、食疗。

3.**饵** 只改善生理过程，纯属养生。

由此可见，服饵法既有别于药膳，又完全不同于中药处方，而是区别于两者之间的一种独特的饮食养生现象，是"药食同源"理论的产物，也是中华养生文化特有的现象，值得我们关注、研究和挖掘。

（三）古代常用食饵方剂选录

1.服桑椹法　桑椹利五脏关节，通血气，久服不饥。多收晒干，捣末，蜜和为丸。每日服六十丸，变白不老。（出《本草拾遗》）（明·高濂《遵生八笺·饮馔服食笺·服食方类》）

2.服地黄方　生地黄（五十斤）。

上一味，捣之，以水三升绞取汁，澄去滓，微火上煎减半。即纳好白蜜五升、枣脂一升，搅令相得乃止。每服鸡子大一枚，日三服。令人肥美色。（唐·孙思邈《千金翼方·卷第十二·养性·服饵第二》）

3.服椒法　蜀椒二斤，拣去梗核，及闭口者净称。青盐六两（其色青白，龟背者良。细研）。

掺盐在椒上，用滚汤泡过椒五寸许，经宿，以银石器慢火煮，止留椒汁半盏。扫干地，铺净纸，倾椒在纸上，覆以新盆，封以黄土。经宿，取置盆内。将干菊花末六两，拌滚令匀，更洒所余椒汁。然后摊于筛子内晾干。菊须花小、色黄、叶厚、茎紫、气香、味甘、名曰甘菊，蕊可做羹者为真。阴干为末。（明·高濂《遵生八笺·饮馔服食笺·服食方类》）

初服之月，早十五，晚如之。次月早晚各二十粒。第三月，增十粒，至二百粒止。

服半年后，觉胸膈间横塞如有物碍，即每日退十粒，至十五粒止。俟其无碍，所服仍如前。须始终服之，令椒气早晚熏蒸。如一日不服，则前功俱废矣。

饮食蔬果等，并无所忌节。一年效即见，容颜顿悦泽。目明而耳聪，乌须而黑发。补肾轻腰身，固气益精血。椒温盐亦温，菊性去烦热。（明·高濂《遵生八笺·饮馔服食笺·服食方类》）

4.服食巨胜法　胡麻肥黑者，取无多少，簸治蒸之，令热气周遍如炊顷，便出曝，明旦又蒸曝，凡九过，止。烈日亦可一日三蒸曝，三日凡九过。燥讫，以汤水微沾，于臼中捣使白。复曝燥，簸去皮，熬使香，急手捣下粗筛，随意服，日二三升。

亦可饴和之，亦可以酒和服。稍稍自减，百日无复病，一年后身面滑泽，水洗不着肉。五年，水火不害，行及奔马。（明·高濂《遵生八笺·饮馔服食笺·服食方类》）

5.杏仁酥　主万病，除诸风虚劳冷方。

取家杏仁，其味甜香。特忌用山杏仁。山杏仁慎勿用，大毒害人也。家杏仁（一石去尖皮两仁者，拣完全者。若微有缺坏，一颗不得用。微火炒，捣做细末，取美酒两石，研杏仁，取汁一石五斗）上一味，以蜜一斗拌杏仁汁，煎极令浓与乳相似，纳两顶瓮中搅之，密封泥勿令泄气。三十日看之，酒上出酥也。接取酥纳瓷器中封之。取酥下酒别封之。团其药如梨大，置空屋中作阁安之，皆如饴状，甚美。服之令人断谷。（唐·孙思邈《千金翼方·卷第十二·养性·服饵第二》）

第二节　传统运动养生法

传统运动养生法，是我国各族人民在千百年的生产、生活、习俗以及养生实践中归纳、总结而来的宝贵经验，是以通过适量的运动来保养生命的方法。传统运动养生法与中医学有着密不可分的联系，是以中医学的阴阳学说、藏象学说、气血经络学说为理论基础，以调养"精气神"为运动要点，通过练习达到疏通经络、调和气血、协调脏腑、平衡阴阳，最终以增强体质使人健康长寿为目的。这些运动方法有单一招式的锻炼，也有编串成套路的运动形式等。但无论什么运动形式，都具有养生健身的作用。这些运动方法在长期的养生实践中不断的充实和发展，形成了融导引按跷、吐纳、存想、武术、医术为一体的具有中华民族特色的养生方法，而这些方法多以功法形式得以呈现。"功"是指功夫，是以通过特定的锻炼方法，使技能得以提高。"法"是指练习的方法与法则。通过功法的练习，以提高人体对自然界的适应能力，从而增强体质，达到延年益寿的目的。

一、功法养生的作用

传统养生功法历史悠久，种类繁多，分布地域宽广，并分散在医、儒、道、释、武等各领域，且流派纷呈。在历史发展过程中，由于功法上的相互交叉渗透，学术上的相互承袭演化，使功法难以用单一的标准将其进行分类。但仍可从功法操作的状态上将其分为动功和静功；从体态上将其分为站功、坐功、卧功、行功。由于功法锻炼要求做到形神统一、刚柔相济、动静得宜，因而具有以下的作用。

（一）扶正祛邪，平衡阴阳

扶正祛邪是中医治疗疾病的重要方法，也是功法练习所希望达成的结果。"扶正"，即扶助正气，也就是提升人体对疾病的抵抗力以及对环境的适应能力；"祛邪"，即祛除邪气，也就是祛除致病因素。根据中医理论，疾病的发生酝酿于人体中正气与邪气相斗争的过程，若正气增长，疾病就难以产生或已经发生的疾病可向好的方面发展。若邪气增长，则会发病或病情就向坏的方面发展。即所谓"正气存内，邪不可干"。功法练习能促进人体各部血液循环加快，代谢旺盛，补充人体所需的各种物质，以达到扶正及培育元气的功能，其本身就是一种有效的祛邪方法。因此，人体想要保持身体健康，就应扶正祛邪，而功法锻炼就是一种行之有效的方法。

阴阳平衡是维持人体正常生理活动的基础。如果人体阴阳调和，则生命力旺盛，若平衡受到破坏就意味着疾病的发生。中医认为，疾病的发生、发展、辨证论治、预后凶吉均以阴阳学说为理论依据。功法练习有动静之分，动者属阳，静者属阴。功法练习虽有方法不同，但动静相间是存在于各种功法之中的，也就是动中有静，静中有动，动静结合。动练形，静养神，养练结合，这就是功法平衡阴阳的基本法则。

（二）疏通经络，调和气血

经络是人体气血、津液运行的通道，它遍布人体全身，联络人体的五脏六腑，也是内外环境相连的信息通道。经络将人体各部分联络为一个有机的整体。经络畅通，气血运行通畅，生命活动正常；若经络不通，气血津液运行不畅，达不到滋养五脏六腑的作用，人体机能就会发生障碍，就会产生疾病。中医认为：通则不痛，痛则不通。功法练习是通过意识导引、呼吸调节、按摩拍打等方式来疏通经络达到保健强身、防治病邪的目的。

气血是构成人体的重要组成部分，是维持人体正常生理活动的基本物质。正常情况下，气血维持着一种"气为血之帅，血为气之母"相辅相承的动态平衡状态，也称气血调和。气行则血行，气滞则血滞。人体若气血调和，身体就健康，病邪也难以侵入；若气血不和，则百病变化而生。功法在练习过程中，要求以意领气，并在肢体运动和呼吸吐纳配合的同时，以促进体内气血的新旧交替，达到吐故纳新、调和气血、强身健体的目的。

（三）调节脏腑，强身健体

脏腑学说是中医基础理论的核心内容之一，它把人体看成是以心为主宰，五脏为中心的统一体。脏腑是人体生命的根本，脏腑功能状态正常与否，决定着人体的健康与疾病。脏腑功能正常协调，则精气血津液充足，脏腑形神得养，健康得以保障。而脏腑失调，则是人体失去健康的病理基础。功法锻炼，能协调脏腑功能，使其保持平衡，从而使五脏安和，身心健康。长期坚持练习，就能达到强身健体，全面增强体质的目的。

（四）养生益智，延年益寿

长期坚持不懈的功法练习，能激发人体潜能，增强人体四肢、关节的灵活性，促进脏腑功能，防治老年智力减退，增进老年人的身心健康，推迟或延缓衰老。功法练习是一种综合的、全面的对人体各环节进行的调理，包含了形与神两方面。功法练习还注重与日常生活、合理膳食、劳逸结合、乐观心态相结合，其本身就是一种延年益寿的有效方法。

二、功法养生的特点

（一）动静结合，练养相兼

动静结合是传统养生功法练习的基本形式。动，有广义和狭义之分，广义认为：动是指人体内在的气血和外在的肢体、肌肉、骨骼活动的总称。狭义认为：动是单指人体外在的肢体、肌肉、骨骼的活动。静，也有两方面的含义，一是针对狭义的动而言，即指外在肢体保持某一静止不动的姿势，而另一含义是精神的宁静。功法练习过程中，静能收心纳意，全神贯注，轻松自然，培育正气。动能行气和血、通调经络、滑利关节、强筋壮骨。动与静的结合是功法练习方式的基本形式，功法练习时要求"动中求静"，即在练习的同时保持精神的宁静，全神贯注，呼吸自然。"静中求动"，则是指形体外表安静状态下，气血在意识导引下按它本身的规律和谐运行。功法中的动静结合，能使意、气、形三者相互配合，能炼精、化气、生神，从而起到外壮筋骨皮、内养精气神的目的。

练，是指功法练习时对形体活动、呼吸调理和意念导引三者有机结合的锻炼过程。养，则是功法练习后保持心、身安宁的静养状态。练与养是相辅相成的，缺一不可。要做到"练中有养""养中有练"。

（二）内外兼修，形神合一

"修内"，即指人体内在的脏腑、气血、经络及精气神等的修炼；"修外"，则指人体外在的皮毛、肌肉、筋骨等的修炼。内外兼修，是指通过功法练习对内在脏腑、气血、经络、精气神和外在皮肉、筋骨兼顾的修炼。即所谓"内练一口气，外练筋骨皮"。

形神合一，中医认为人是由形与神共同组成的生命体。形，是指整个人的形体，包括五脏六腑、四肢百骸等组织结构和气血津精等基本营养物质。神，是指人的精神、意识、思维等活动以及整个生命活动的外在表现。神与形的关系，是精神与物质的关系。神为形之主，形为神之宅，无形则神无所附，无神则形不可活。功法练习的宗旨是"养神"与"炼形"，即所谓"守神全形""保形全神"。在动作练习时，均强调形与神的配合，要求做到"神注桩中，气随桩动，以意领气，以气运身"，通过调摄神志，使意气相随，神形相合，从而达到气血充盈，脏腑得养，神形健全，生命力旺盛的养生目的。

（三）意气合练，强壮正气

意，即意念、意境。"意"的领悟是练习功法的关键，功法练习中要求意念集中而不呆滞，意念应随形体动作的变化而变化，并通过动作的变化引导气的运行，做到"意随形走，意气相随"。许多功法练习，都是通过简单的肢体动作并配合呼吸、意念，使思想集中，从而排除杂念，达到心静体松。气，即功法练习时的呼吸锻炼，也称调息。是练习者有意识地注重呼吸的调整，并不断体会、掌握、运用与自身身体状况或动作变换相适应的呼吸方法。意气合练，就能强壮筋骨、协调脏腑、培育正气。"正气存内，邪不可干"，这也是功法养生与其他养生方法相区别之处。

（四）注重实践，贵在坚持

功法锻炼应注重实践，要身体力行，坚持不懈，不能一曝十寒、半途而废。同时，还应注重理论知识的学习，用理论指导实践。要有恒心，持之以恒，才能见效。功法练习还应注重科学锻炼，注重练习的量和度，用科学的方法指导实践，才能有利身心的健康。

三、功法养生的运动量

功法练习的运动量又称功法练习的强度，是指人体在功法练习过程中所完成的运动负荷，它包含有强度、密度、时间、数量和特性等因素。练功过程中改变任何一个因素，都会改变练功的效果。在古代，许多练功家对功法练习运动量的问题，有着精确的论述与总结。唐代名医孙思邈曾精辟指出"养生之道，常欲小劳，但莫大疲及强所不能堪耳"。这里的"欲小劳，莫大疲"，就是指的要适当掌握运动量，使运动量达到适宜的强度。

一般对于初练功者而言易产生两种偏差：一是运动过于剧烈，使体力消耗过大，出现心跳加速、头晕、气急、失眠、胃口不好、体力不支等现象。二是运动量过小，运动量过小会使人的机体达不到一定程度的负荷，起不到健身效果。因为经过一定负荷锻炼的机体，在运动之后有一个恢复过程，会有一个超量恢复阶段，在这一阶段中，机体的能力不仅可以恢复到原来的水平，而且还会超过原来的水平，也叫超量恢复，从而使体质逐步增强。

而适宜的运动量是因人而异的。由于每个人的体质不同、基础不同而存在个体差异，因此，在功法练习时运动量的大小也应有所不同。如青壮年运动量可大些，而中老年人的运动量可适当减少，对于体弱多病者则可根据自身体质酌情安排运动量。适宜的运动量应是运动过后，人体的生理、心理均获得较好的满足，次日能以较好的精神状态投入工作和学习。而不能由于运动量过度而影响第二天的工作和生活。此外，还应根据练功者的爱好和具体情况，采用不同的练习方法，以达到养生保健的作用。

四、功法养生的注意事项与禁忌

养生功法种类繁多，但不管哪种功法，在功法的练习过程中，都应遵循功法练习的基本准则，这些基本准则，不但能有利于引导进入正确的练功境界，提高练功质量，还可以避免不良反应的发生。具体有以下几个方面。

（一）功法养生的注意事项

1.功法练习前的注意事项

（1）选择功法，目的明确　养生功法种类繁多，方法各异，各种功法由于操作方法不同，养生、健身的作用也不尽相同。因此，应根据自身情况，选择一些适宜的功法进行练习，并了解所练功法的理论基础和练功要领以及重点、难点，并做到循序渐进、勤学苦练、持之以恒。

（2）情绪稳定，神形统一　练功前要做好思想准备，保持情绪的稳定，心情的愉悦。避免过于兴奋或不良情绪状况下进行功法练习，以提高神意对形气的调控，促进精神与形体的高度统一。

（3）环境适宜，时间合适　功法练习应选择安静、空气清新、湿度适宜、温暖避风、地面平坦的练功场所。功法练习的目的在于培育真气，练功者需全神贯注，若在嘈杂、不适气候或不适场地进行功法练习，势必影响功法练习者的入静。功法练习需要吐故纳新，若空气混浊，在呼吸过程中以浊换浊，势必有害人体。此外，功法练习还应选择适宜的时间，练习最好安排在早晚，练习要定时，饮食、起居要有常。练功前不做过于兴奋或剧烈运动。不宜在疲劳、过饱或空腹时练功。

（4）着装轻便，适宜运动　功法练习宜选择宽松、合体、质地柔软的服装，而不宜穿过多过紧的服装；宜穿软底鞋、运动鞋、练功鞋，不宜穿皮鞋、凉鞋、拖鞋、高跟鞋等。此外，还应摘除帽子、眼镜、手表等附着物，以适宜练功需要。

（5）做好准备，循序渐进　功法练习前应做一些准备活动，如：活动一下关节，疏通一下经络，以利于气血的运行。准备活动也应循序渐进，不宜过猛、过难，以免引起不必要的损伤。

2.功法练习中的注意事项

（1）松静自然，准确灵活 松与静是功法练习的基本要求和基本方法，也是功法习练过程中必须始终遵循的原则。"松"是指练功时不但肢体要做到放松，而且在精神方面也要放松，只有精神不紧张了，肢体才能真正的放松。但"松"不是松弛、松懈或松散无力，松与紧是相对而言的，因为，人在觉醒状态下，精神与形体都处于相对紧张状态，总是紧多松少，所以，功法练习时应强调"松"字。"静"是指功法练习时精神活动要宁静，但静也不是绝对的，绝对的静并不存在，静是与动相对而言的，因为人体的生命活动在每一个瞬间都是不断运动变化着的。但功法练习时的入静与自然睡眠和普通休息不同，它乃是觉醒状态下的一种特殊安静状态，也可反言之，是在安静状态下的一种特殊的觉醒。功法练习过程中所要求的静，包含思想安宁、意念集中等内环境的静，也包含悄然无声、万籁沉寂等外环境的静两方面。练功时，应以内静为主，外静为次。松与静是互为联系、互为促进的，放松可以有助入静，而入静又可促进放松。只有真正入静，才能做到完全放松。因此，功法练习时松与静是需要同时并存的。所谓自然，是指练功时的各项操作活动均须自然。如练功时的姿势、呼吸和意守活动等，都应在自然的前提下进行，不可强求。只有顺应自然，才能做到舒适得力。所谓练功要"贵乎自然"，就是这个道理。而准确灵活则是与松静自然相辅相成的。姿势的不正确，既影响身体的放松，也影响入静，不但练功效果差，而且还会出现偏差或损伤。因此，准确的动作有利于获得松静自然的效果。然而，练功姿势的准确，并非死板地模仿，而是应在保证形式上不走样的前提下做到不僵、不滞，以保持举止灵活。此外，灵活还应根据不同练功者自身生理、心理特点以及练功阶段体质状况等因素，因人、因时、因地制宜，可适当调整功法的难度、强度，以提高姿势动作的准确性，使神形自然放松。

（2）思想集中，心神合一 功法练习中应做到思想集中、排除杂念、心神合一。要镇静从容，不能心猿意马、左顾右盼。由于练功时要求全身放松，因此，如练功者在练功时思绪烦乱，喜怒不宁，就不要勉强练功，等思绪安宁后再进行功法练习。此外，功法练习时应严禁直呼其名，以免练功者受到惊吓。

（3）呼吸自然，不可憋气 功法练习时应按照功法的要求调匀呼吸，呼吸要柔和、细密、均匀，不可屏气、憋气、闭气、提气等，以免造成自身伤害。

（4）练功效应，不可贪念 功法练习过程中，会出现平时感觉不到的一些特殊状况，如痒、痛、冷、暖、重、轻、涩、滑、酸、胀、麻等，有报道认为这些现象有可能是功法练习后，经络通调、气血流畅、大脑入静后感受性增强所致，这些均属于功法练习过程中的效应反应，属正常感觉。但是，在功法练习过程中对于出现的这些现象应采取不追求、不助长、顺其自然的态度，摒弃过分追求感觉行为。若练功过程中出现头晕、胸闷、胸痛、烦躁等不适感觉时应立即停止练功，寻找原因，及时纠正。

（5）练功间歇，宜做调理 练功间歇时如若出汗，要用干毛巾将汗擦干，并做一些整理放松活动，以利于气血通畅。不宜大声吵闹、互相扭打，以免神散气乱，影响继续练功。

3.功法练习后的注意事项

（1）练功完毕，注意收功　不同的功法练习有不同的收功方式，如无特定的要求，应将功法练习时不同的意守部位转移到丹田处，使身体各部气息缓缓集中于丹田，然后，渐渐恢复到自然呼吸，再做一些轻微的自我保健按摩。如若练静功，收功后应适当活动一下肢体；如若练动功，收功后可做几次深呼吸，休息片刻，再进行其他活动。

（2）温水洗浴，注意保暖　功法练习后，应注意保暖，不可用冷水洗浴、洗脸、洗手。如若出汗，应先用干毛巾擦干或用热水洗浴。练功完毕也不可以立即饮用冷水或食冷饮，以免引起胃肠不适而导致腹痛、腹泻。

（二）功法养生禁忌

1.过饥、过饱都不宜进行功法练习，以免引起肠胃不适。

2.节欲保精，对练功者来说，尤为重要。养精、养气、养神是练功者的宗旨，所以，要节制性生活。

3.妇女月经期应少练或停练，若进行练习也不要意守丹田，不做腹式呼吸，不练运动量过大的功法。

4.练功前应排空大、小便，功法练习中不可久忍大小便，否则可引起腹胀不适等症状，而影响入静。

五、常用养生功法

（一）八段锦

1.功法源流

八段锦是我国传统养生功法之一，八段锦一词，最早出现在南宋洪迈所著《夷坚志》中。"八段"指八法、八节动作；"锦"指集锦；八段锦是指编辑在一起精彩的、如锦缎般优美华丽的导引养生功法，它是中医学古导引术中动静结合的典范，它是内练"精、气、神"的保健养生功。由于它运动方法简便易学，强身健体作用明显，是一套针对一定脏腑、病症而设计的养生、强身功法，因此，千百年来深受人们的推崇和喜爱，并在我国乃至世界广为流传。我国著名"国医大师"邓铁涛老先生的长寿方法之一，就是长练内功八段锦。

八段锦形成于宋代，发展至今，成为一个源远流长、内容丰富、独具特色的养生功法。它可分为坐式、站式两大类。坐式八段锦也称文八段，主要偏重于对内功的修炼，多效仿古人席地而坐的迹象。站式八段锦也称为武八段，武八段又有文武、南北之分。练习时以骑马式较多，动作刚劲、难度较大为主的，称为武八段或北派。而练习时采用站式，动作柔和，难度不大的，称为文八段或南派。

八段锦的文字并非一开始就是以七言八句歌诀式的形式记载的，而是叙述了文字多少不等的八条，且各条之间也不押韵。直到金元时期，特别是到了元末明初，八段锦才出现了歌诀式的记载形式，而这种形式有助于习练者对八段锦的背诵、理解与记忆。

2.功法特点

（1）柔和缓慢，圆活连贯　柔和缓慢，是指八段锦练习时动作不僵不拘，柔和舒展，虚实分明，重心平稳，动作飘逸徐缓。圆活连贯，是指练习时，动作运行的线路呈弧形，不起棱角，并且动作在虚实转换和姿势变化中要充分衔接，以使人体在功法练习时，各关节在定势动作的基础上尽可能多方位、多角度地运动。以牵拉人体各部位的关节、韧带以及软组织，提高其柔韧性和伸展性。

（2）松紧结合，动静相兼　松是本功法练习过程中的基本要求，是指形体和精神的放松。在练习时要注意消除精神紧张，只有精神放松，形体才能得以放松。但身体的放松并不是松弛或松散无力，要做到松而不懈，松中有紧，紧而不僵，适当用力。动静相兼，是指在意念的导引下，形体动作轻灵活泼，舒适自然，节节贯通。体现出刚柔相济、虚实相生的神韵。特别是牵拉关节、韧带和软组织时，应适当用力和延长作用时间，以达到对相应部位一定强度的刺激，提高其锻炼效果。

（3）神与形合，气寓其中　神与形合，是指本功法练习过程中，注重意识与形体的调和，将意识贯注于形体动作之中，意动形随，神形兼备，使神与形相互联系，相互促进，充分融合。气寓其中，是指通过意识的调控和形体动作的导引，促进真气在体内的运行，达到气随桩动的境界。

（4）脏腑分证，兼顾全面　八段锦是按照人体脏腑的生理、病理分证来安排动作的，并将动作与肺、心、脾、肾、胆的生理和病理紧密联系在一起。八组动作，每一组的功能效应既有自己的侧重点，也注重与其他各组的呼应和协调，全面兼顾，从而达到协调人体脏腑功能的目的。

3.养生作用

现代研究表明，八段锦能改善人体的身体功能和亚健康状态；能对老年人肠道菌群的生长、繁殖产生积极影响，改善肠道微生态平衡，提高胃肠道的生理功能；能明显提高中老年人上肢和下肢力量素质，明显改善呼吸系统功能，提高中老年人关节灵活性、平衡能力和神经系统灵活性等，具有抗衰老效应。它通过"调身、调心、调息"对人体的经络、脏腑进行调理，从而达到强身健体、防病治病的目的。

4.功法动作举例

五劳七伤往后瞧

【预备姿势】松静站立，两足并拢，膝微屈，但膝尖不超过足尖，五趾抓地。头正颈松，虚灵顶劲，含胸拔背，沉肩，两臂自然松垂，置于身体两侧。松静自然，凝神调息，舌抵上腭，气沉丹田，目视正前方。

【动作】

（1）左足向左横开一步，两足距离与肩同宽。两手缓缓自左右体侧上抬，与肩相平时成立掌，掌心分别向左右两侧，然后，身体慢慢向左旋转，头部亦向左尽量旋转至最大限度，目视左侧后方。

（2）稍停片刻，复原，身体慢慢向右尽量旋转，动作与左侧相同，唯方向相反。

（3）如此左右反复练习6~8遍。头向后转动时吸气，还原时呼气（图6-1）。

【要领】动作要与呼吸配合一致，头部转动时，要做到头平项直，两目尽量向后注视。

【作用】该动作可使整个脊柱尽量旋转扭曲，可增强颈项腰背部肌肉力量和改善脊椎活动功能，消除大脑疲劳，增大眼球的活动范围，增强眼部肌肉力量。常用于防治脊椎病、高血压、动脉粥样硬化等病症。

（二）五禽戏

1.功法源流　五禽戏又称五禽气功，是模仿五种鸟兽活动形态的传统健身方法。关于"五禽戏"的文字记载，首见陈寿的《三国志·方伎传》，其后，南朝范晔的《后汉书》中也有相同的记载，但是都无五禽戏功法动作的说明，直至陶弘景的《养性延命录》中，才出现了对于五禽戏具体功法的描述。所谓五禽戏，即是在《庄子·刻意》篇"……熊经鸟申（伸），为寿而已矣……"的理论指导下，模仿虎、鹿、熊、猿、鸟（鹤）的动作而创编的一套锻炼身体的功法。

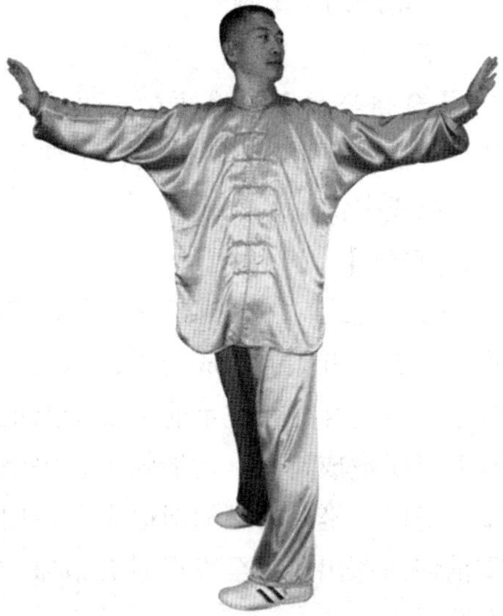

图6-1　五劳七伤往后瞧

2.功法特点

（1）抻筋拔骨　五禽戏的动作包含了身体躯干的关节幅度运动，包括身体前屈、身体后仰、脊柱侧屈、脊柱拧转、提落、开合、身体缩放等各种不同的姿势，尤其能对颈椎、胸椎、腰椎等各部位进行有效的锻炼。

（2）形松意紧　五禽戏锻炼时，要模仿动物姿势，虽然"形"表现于外表，同时也被内在的"意""神"所主导。五禽戏的外形动作既要求达到"五禽"的神韵及特点，又要求意气相随。例如"猿运"，外形看起来是两手屈腕，胸前收缩，实则是配合意念、呼吸法，从而达到"心息相依"的境界。

（3）动作自然舒展　五禽戏动作各有不同，如熊之沉缓、猿之轻灵、虎之刚健，鹿之温驯、鹤之活泼等等。练功时，要据其动作特点而进行，动作宜自然舒展，不要拘紧。

3.养生作用　五禽戏动作效仿虎之威猛、鹿之安舒、熊之沉稳、猿之灵巧、鸟之轻捷，力求蕴含五禽的神韵，具有防病、祛病、健身、益寿的功效。虎戏五行属木，对应肝脏，具有疏肝、柔筋、明目、理气的功效，能使人"一身气脉调和、百病不生"。鹿戏五行属水，对应肾脏，具有滋阴、润燥、强肾、健骨的功效，能舒筋展骨、强腰补肾、滑利关节。熊戏五行属土，对应脾脏，具有调理脾胃、调和气血、充实肌肉的功效，能"舒筋骨而安神养血"。猿戏五行属火，对应心脏，具有宁心、安神、养血的功效，能运动四肢、精神集中、头脑清醒。鸟戏五行属金，对应肺脏，具有调畅气息、宣降肺气的功效，能灵活四肢、增强平衡能力、加强腰背力量。五禽戏的五种功法各有侧重，但又是一个整体，通过经常不间断的练习，能起到养精神、调气血、益脏腑、通经络、活筋骨、利关节的作用。

五禽戏不只是一种单一的健身运动体操，而是统一形体运动和身心疗法的综合性锻炼方法，注重"调身""调息""调心"三者配合。实验证明，通过五禽戏的成套动作练习，对人体的心血管系统、免疫系统、肌肉骨骼系统、中枢神经系统、呼吸系统都有着积极的正面影响。同时，五禽戏的功法锻炼还能够提高练习者的注意力，改善人的抑郁和焦虑情绪，增强人的社会交往能力，提高人的心理健康水平。

4.功法动作举例

猿戏

【预备姿势】松静站立，两足并拢，髋膝微屈。两臂自然下垂，面部表情自然。头正颈松，舌抵上腭，口齿轻闭，宁神静息，排除杂念，呼吸均匀，意守丹田，双眼平视前方，勿挺胸或拱背。

【动作】

（1）左式 ①两腿屈曲，左足向前轻灵迈出，同时左手如猿猴取物状自胸前向前探出，将至终点时五指撮拢成勾手，指端朝下，手腕自然下垂。②右足向前轻灵迈出，左足随即收至右足内踝处，左足前掌虚步点地，同时右手如猿猴取物状自胸前向前探出，将至终点时五指撮拢成勾手，指端朝下，手腕自然下垂，左手同时收回至左肋下。③左足向后退一步，身体后坐，右足随即退至左足内踝处，右足前掌虚步点地，同时左手如猿猴取物状自胸前向前探出，将至终点时五指撮拢成勾手，指端朝下，手腕自然下垂，右手同时收回至右肋下。

（2）右式 同左式，惟方向相反。

（3）左右式各重复5~10次。

【要领】手脚动作要轻灵、协调，要表现出猿猴动作机敏灵巧的特点。

【作用】"猿戏"主心，五行属火。心主血脉，练习"猿戏"，可防治心火偏盛，改善心脑血管功能，增强中枢神经系统的调节功能，并具有强壮腰肾、行气活血、滑利关节的功效。经常练习"猿戏"，能改善心悸、失眠、多梦、盗汗、肢冷等症状，并对慢性腰痛、老年关节病、便秘、腹泻有一定的防治作用。

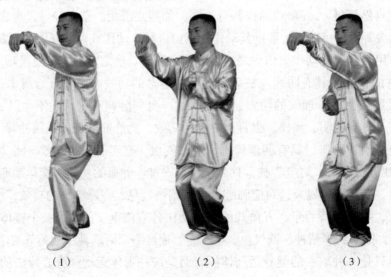

（1） （2） （3）

图6-2 猿戏

（三）易筋经

1.功法源流　易筋经相传是中国佛教禅宗的创始人菩提达摩所创，实际是集儒家、释家、道家于一体，专述导引和健身方法的一部典籍，其图文并茂，内涵非常丰富。易筋经源远流长，研究人员经过大量的考证，尚未能发现有关易筋经源流确凿的实证材料，目前仅对易筋经的源流进行了梳理，认为易筋经可能起源于我国秦汉时期的方仙道之养生术，在唐宋时期，经少林寺僧侣的改编用于健身，从明代开始传向社会，最终广为人知。易筋经虽然并不是达摩所创，但在流传的过程中，受佛家的影响甚远。目前流传下来发现最早记载《易筋经》（十二式）版本的是清代咸丰八年潘霨辑录的《内功图说》。

易筋经的"易"有改变的意思，"筋"指筋脉、肌肉、筋骨，"经"指方法，古有"一年易气，二年易血，三年易精，四年易脉，五年易髓，六年易骨，七年易筋，八年易发，九年易形"的描述，即易筋经是通过锻炼，强壮筋骨、筋膜，调节脏腑经络，变易强壮身形的健身锻炼方法。

2.功法特点

（1）注重平衡　易筋经的动作十分注重平衡能力训练，如横胆降魔杵、掌托天门等动作都要求提踵，控制身体重心、左右平衡。

（2）注重整体　易筋经锻炼十分注重整体力量锻炼，如饿虎扑食动作的完成需要足够的颈、胸、腰背及上下肢的整体力量。易筋经也十分重视整体柔韧性锻炼，如掉尾势，要求脊柱向左右前后各个方向屈伸，对整体性柔韧性要求高。

3.养生作用　易筋经重视姿势、呼吸与意念的锻炼，尤其重视对于心神的调控，在练习中，要求心无杂念，通过心神的专注，以求达到"形意相随、意气相随"，运用意念调节肌肉、筋骨的紧张力（即外在的形体动作无明显变化，而内在肌肉收缩的"暗使劲"）。其运动形式独特，具有动静结合、抻筋拔骨、牵膜拉筋的特点。通过对全身各肢体、关节的屈伸、收展、旋转，使人体的皮、膜、筋、骨、脉在柔、缓、轻、慢的活动中，得到有意识的牵拉和伸展，改善其营养，增加其弹性，不仅使人体的肌肉和关节得以舒展，还能改善脏腑功能。易筋经尤其重视对脊柱部分的锻炼，脊柱与督脉的关系十分密切，两侧又分布有人体五脏六腑的背俞穴和夹脊穴，是调节人体脏腑功能、促进人体内外之气贯通的重要穴位，易筋经通过特定的旋转、屈伸的动作姿势，可运动脊柱各关节，刺激、挤压相应的穴位，能平衡阴阳、调畅气血、激发人体正气。此外，易筋经既能练气，又佐以练力，久练可使气力倍增。经常练习此功法，不仅能活跃人体周身气机，使经络气血通畅，五脏六腑调和，精力充沛，还能畅调情志，养生防病，有助于身心健康。

4.功法动作举例

（1）出爪亮翅势

【预备】并步直立。头正如顶物，目视前方。沉肩垂肘，含胸拔背，收腹，松腰。两臂自然下垂于体侧，掌心朝内。膝关节微曲，膝前缘不超过足尖。心平气和，精神内守，呼吸自然。

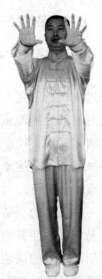

【动作】

①两手握拳，上提腰侧，拳心朝上。两拳上提至胸前，两手变掌立于胸前，掌心向前，缓缓前推，同时上提足跟，两腿伸直，肘关节伸直，腕关节背伸，十指用力外分，瞪目平视指端。

②握拳收回至胸前，同时落踵。

③再提踵掌心向前，十指外分前推，共做7次收推动作。

④收势：先深吸一口气，握拳收回胸前，然后慢慢呼出，同时放下两手落于体侧（图6-3）。

【要领】

①坐腕亮翅（腕关节背伸，十指用力外分），脚趾柱地，力由下生，两胁用力，力达指端。

②出掌时身体正直，瞪眼怒目，同时两掌运用内劲前推，先轻如推窗，后重如排山；收掌时如海水还潮。

图6-3 出爪亮翅势

③收掌时自然吸气，推掌时自然呼气。

【作用】

①疏肝理气，调畅气机；培补肾气，增强肺气，促进气血运行。对肺气肿、肺源性心脏病有一定疗效。

②重点锻炼上肢前臂屈、伸肌群，增加臂力及指力。

③通过伸臂推掌、屈臂收掌、展肩扩胸的动作导引，促进自然之清气与人体之真气在胸中交汇融合。

④久练本势会使劲力贯于指端，从而提高推拿治病的效果。

（2）三盘落地势

【预备】预备势和出爪亮翅势的预备势相同。

【动作】

①左足向左横开一大步，比肩稍宽。两臂由体前仰掌上举，两臂伸直，与肩同宽，上举到与肩同高时，两掌心翻转向下，两手掌内旋，沉肩，肘外展，两掌缓缓用力下按，悬空于膝盖上部，同时两腿屈膝下蹲成马步，目视前方。

②两腿缓缓伸直，同时两掌心翻转向上，上托至与肩相平，再缓缓屈膝下蹲，同时两掌心翻转向下，两手掌内旋，沉肩，肘外展，两掌缓缓用力下按，按至膝关节外侧。

③两腿缓缓伸直，同时两掌心翻转向上，上托至与肩相平，再缓缓屈膝下蹲，同时两掌心翻转向下，两手掌内旋，沉肩，肘外展，两掌缓缓用力下按，按至两小腿外侧中部，两目平视。第一遍微蹲；第二遍半蹲；第三遍全蹲。

④收势：先深吸一口气，然后慢慢呼出，同时两腿缓缓伸直，两掌心翻转向上，上托至与肩相平，再翻转向下，徐徐落于体侧，收回左足，并步直立（图6-4）。

【要领】

①两手向上，如托千斤之物；两手下落，如按水中浮球。

②下蹲时，松腰、裹臀，两掌如负重物；起身时，两掌如托重物。下蹲与起身时，上体始终保持正直，不应前俯或后仰。下蹲依次增加难度。

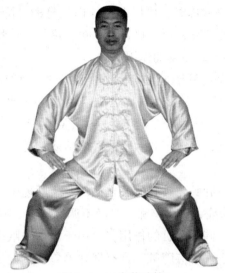

图6-4 三盘落地势

【作用】

①可增强腰腹及下肢力量，起到壮丹田之气、强腰固肾的作用，能促进大腿和腹腔静脉血液的回流，常用于防治腰腿痛、盆腔炎等病症。

②重点锻炼下肢股四头肌、腰肌，增强腿力、腰力。

【注意事项】年老和体弱者下蹲深度可灵活掌握，年轻体健者可半蹲或全蹲。

（四）六字诀

1.功法源流 六字诀，又称为六字气诀，其名在署名为"葛洪"的《神仙传》中已有提及。目前，具体记述六字诀功法操作的文献最早见于南北朝陶弘景的《养性延命录》中。陶弘景之后，历代都有关于六字诀的记述，如隋代高僧智顗的《童蒙止观》、唐代孙思邈的《备急千金要方》，都对六字诀的理论方法和实际应用作出了补充和扩展。到了明清时期，六字诀功法在前代的基础上，又开始沿动、静两条路向前发展。其一如《遵生八笺》《修龄要旨》《寿世传真》等向动功方向发展，以动作配合呼吸。其二如《寿世保元》《万寿仙书》《颐养诠要》等向静功方向发展，提倡呼吸不得闻声。

六字诀是我国古代流传下来的一种以呼吸吐纳锻炼为特点的养生健体方法，主要是在呼气时分别用六个字诀疏通与调和相关脏腑的经络和气血，具有治病和强身的功效。通过"嘘、呵、呼、呬、吹、嘻"六个字的不同发音口型，唇齿喉舌的用力不同，并通过相应的肢体动作与意念，来调节肝、心、脾、肺、肾五脏及三焦乃至全身的气机，进而达到调节气血阴阳，疏通经络，防病治病的目的。

2.功法特点

（1）读字呼吸 六字诀是通过发音吐气，口呼默念六字字音，达到吐故纳新，平衡阴阳，调和气血，疏通经络，防治疾病的目的。六字诀功法要求所有动作特别是肘关节和膝关节要尽量放松，尤其不能影响呼吸吐纳和吐气发声匀、细、柔、长的要求。

（2）协调脏腑　六字诀锻炼时，可以调控体内气息的升降出入，形成分别与肝、心、脾、肺、肾、三焦相对应的"嘘、呵、呼、呬、吹、嘻"六种特定的吐气发声方法，通过吐气发声进而达到调整脏腑气机平衡的作用。

3.养生作用　六字诀是将呼吸吐纳与动作相结合的一种导引术。《庄子·刻意》言："吹呴呼吸，吐故纳新，熊经鸟伸，为寿而已矣。"中国古人很早就认识到，对于呼吸的调控及对于形体的调节是维护人体健康、延年益寿的重要手段。唐代孙思邈按五行相生顺序，配合四时季节，编写卫生歌，奠定了"六字诀"的治病基础。六字诀的每一式功用各不相同，表述如下：

嘘字诀五行属木，对应肝脏，具有泄肝之浊气、疏肝理气、调理肝脏功能的作用，可用于治疗目赤肿痛、两胁胀痛、头昏脑涨、月经不调等病症。呵字诀五行属火，对应心脏，具有泻心之火、宁心安神、调理心脏的作用，可用于治疗失眠多梦、口舌生疮、心悸、健忘等病症。呼字诀五行属土，对应脾脏，具有健脾养胃、生化气血、调理脾脏的作用，可用于治疗脘腹胀满、消化不良、食欲不振、体弱消瘦等病症。呬字诀五行属金，对应肺脏，具有宣发肺气、肃降气机、调理肺脏的作用，可用于治疗咳嗽哮喘、恶寒发热、气短怕冷等病症。吹字诀五行属水，对应肾脏，具有培本固元、滋阴润燥、调理肾脏的作用，可用于腰膝酸软、手足不温、便溏尿多、遗精滑泄等病症。嘻字诀与三焦之气相应，具有调和全身气机、维系脏腑功能的作用，以调节全身阴阳平衡、促进全身气血条畅。

通过现代临床研究表明，六字诀对多种疾病的治疗都能取得满意的疗效，尤其是在呼吸系统、心血管系统、神经系统等方面的应用最为广泛，治疗的效果最为确切。

4.功法动作举例

"吹"字功

【发音】吹（读炊）。

【口型】口微微张开，两嘴角稍向后，舌微上翘并微后收。

【动作】

①两臂从体侧面腰际向前抬起在胸前膻中穴前撑圆，两手指尖相对如抱重物。呼气并读"吹"字时，身体下蹲，足5趾点地，足心空如行走泥地，两臂随之下落，至呼气尽。下蹲时，身体尽量正直，膝盖与脚尖上下垂直，下蹲高度不要影响提肛。

②呼气尽两足跟稍用劲缓慢站起，两臂自然下落于身体旁侧。

③如此反复进行6次动作，做1次调息，恢复预备式（图6-5）。

【动作特点】肾属水，宜补不宜泄。故吹字功的特点是导引动作由体旁而至身前，由下而至胸部，使肾水上升而滋补心阴，涵养心阳；导引动作再由胸部下按，使心火下降而温补肾水，滋阴扶阳。

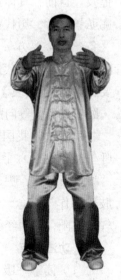

图6-5　"吹"字功

【经络走向】当念"吹"字时足跟着力，肾经之经气从涌泉上升，经足掌内侧循内踝骨之后，经三阴交，过小腿内侧面，出腘窝，经大腿内侧上行，贯穿脊椎，入于肾脏，转注心包，经天池、天泉、曲泽、大陵、劳宫至中冲穴。

【作用】可治腰膝酸软、头晕耳鸣、目涩、健忘、潮热、盗汗、遗精、阳痿、早泄、子宫虚寒、齿动摇、发脱落等病症。

（五）太极拳

1.功法源流　太极拳最早起源于春秋战国时期，古时被称作"十三总势（十三丹功）""长拳""软手""棉圈""绵拳"，是道家模仿十三种动物的动作特点编排而成，为道家强身御敌和修炼内丹的养生功法，它是太极拳的早期雏形。练习其中的不同动作，锻炼效果不同，日久可以起到易筋易骨洗髓和炼精化气体用兼修的效果。关于太极拳的起源，可谓众说纷纭，不一而足，目前主要有五种不同的说法：①唐代徐宣平、孝道子所传；②元末明初武当道士张三丰所创；③明初十四世纪河南温县陈家沟陈卜所创；④明末清初河南温县陈家沟陈王廷所创；⑤清乾隆年间王宗岳所创。

2.功法特点　太极拳是以中国传统道家哲学中的太极、阴阳理念为核心思想，集颐养性情、强身健体、技击对抗等多种功能为一体，结合五行变化、中医经络、古代导引术和吐纳术而形成的一种内外兼修、柔和、缓慢、轻灵、刚柔相济的中华传统拳术。太极拳作为一种饱含东方包容理念的运动形式，其习练者针对意、气、形、神的锻炼，非常符合人体生理和心理的要求，对人类个体身心健康以及人类群体的和谐共处，有着极为重要的促进作用。具体来说，太极拳功法具有以下特点：

（1）心静意导，呼吸自然　各式太极拳皆要求思想专一，心理安静，用意念引导动作。要做到先在心，后在身，以意导静，形意合一。打拳时呼吸要自然平稳，并与动作相配合。

（2）意为先主，气劲相随　意是指人的思维意识，是大脑对人的生命过程中动态变化的控制。气是指人的呼吸，力是指人的动作用力。太极拳要求意、气、力的相互配合，协调一致。太极拳练功的过程就是练意、导气、运力的过程。太极拳的意念与呼吸、动作必须相互配合，强调以意导气、以意导力，力由意生，劲出自然，不求拙力。

（3）中正安舒，松柔连贯　太极拳要求立身中正安稳，姿势松展圆满，身体肌肉、关节不可紧张僵硬。动作如行云流水，悠缓流畅，连绵不断。

（4）动作圆活，周身协调　太极拳动作大多走弧形或螺旋形，转折圆润和顺，衔接自然。头、眼、手、脚、躯干要互相配合，整个身体要和谐地组成一个整体。

（5）轻灵沉着，刚柔相济　太极拳动作"迈步如猫行，运劲似抽丝"，柔而不软，刚而不硬，富于韧性、弹性。既使发力动作，也要做到刚中有柔，充满弹性。

（6）上下相随，内外相合　太极拳要求上肢、下肢、躯干各部位协调配合运转，由脚至腿至腰一气完成，全身"一动无有不动"，即上下相随。太极拳所练在神。故云："神为主帅，身为驱使。"精神能提得起，自然举动轻灵。架子不外虚实开合。所谓开者，不但手足开，心意与之俱开；所谓合者，不但手足合，心意亦与之俱合。能内外合为一气，则浑然无间矣。

（7）虚实分明，变化自如 太极拳术以分虚实为第一义。一般来说，下肢以主要支撑体重的腿为实，辅助支撑或移动换步的腿为虚；上肢以体现动作主要内容的手臂为实，辅助配合的手臂为虚。从动作整体来看，达到终点定势为"实"，动作变换为"虚"。实的动作和部位用力要沉着，虚的动作和部位要求轻灵、含蓄。虚实能分，而后转动轻灵，毫不费力。如不能分，则迈步重滞，自立不稳，而易为人所牵动。

（8）相连不断，动中求静 外家拳术，其劲乃后天之拙劲。故有起有止，有续有断，旧力已尽，新力未生，此时最易为人所乘。太极拳用意不用力，自始至终，绵绵不断，周而复始，循环无穷，所谓"如长江大海，滔滔不绝"，又曰："运劲如抽丝"，皆言其贯串一气也。外家拳术，以跳掷为能，用尽气力，故练习之后，无不喘气者。太极拳以静御动，虽动犹静，故练架子愈慢愈好。慢则呼吸深长，气沉丹田，自无血脉偾张之弊。

3.养生作用 太极拳健身在我国历史悠久，其养生治病的效果也在长期的实践中得到了证实。太极拳锻炼能改善人体整体机能状态，提高人体素质。古代功法家认为通过练习太极拳，可使人精充、气足、神旺。习练太极拳还能平衡阴阳、调整脏腑、延年益寿。现代研究显示，习练太极拳对人体九大系统（运动、神经、循环、免疫、泌尿、感官、内分泌、消化、呼吸系统）都有良好的保健和调养功效。其养身作用概括起来大概有以下三个方面。

（1）健脑 太极拳要求精神专注，意动身随，连绵不断，一气呵成，是对大脑很好的锻炼；太极拳全身放松、动静结合的锻炼方法有益于大脑皮层兴奋、抑制的调整。

（2）练身 太极拳要求身体中正安舒，强调以腰为轴，对脊柱疾病的防治效果突出；太极拳注重节节贯穿，周身一家，有助于关节韧带、软骨组织的功能增强；太极拳着重虚实转换的锻炼，有助于增强身体的平衡性与灵活性；太极拳通过肌肉张弛和关节的屈伸运动，对静脉回流心脏起到促进作用；太极拳还要求"形神合一"，意到、手到、足到、眼到，有助于视觉神经的锻炼与视力的改善等等。

（3）练气 中医养生主张"气为血帅，气能生血"；太极拳主张"以意行气，以气运身"。习练太极拳可使呼吸逐步加深，通过横膈上下鼓动，牵动胸腹运动加强，对五脏六腑起到"按摩作用"，有助于加快人体气血循环，这是药物所达不到的效果。

4.功法动作举例

起势

【动作】

（1）左脚向左分开，两脚平行同肩宽。

（2）两臂慢慢向前举，自然伸直，两手心向下。

（3）两腿慢慢屈膝半蹲，同时两掌轻轻下按至腹前（图6-6）。

【要领】

起脚时先提脚跟，高不过足踝，落脚时前脚掌先着地，要做到点起点落、轻起轻落。上举两臂时，不可耸肩，不要出现指尖朝下的"折腕"。屈膝时松腰敛臀，上体保持正直，两掌下按时沉肩垂肘。

【作用】

起势是太极拳动作的开始，本势动作可以调节肺气、安神定志、调畅气机、放松机体、缓解疲劳，可防治心烦、失眠、焦虑不安、慢性疲劳综合征等病症。

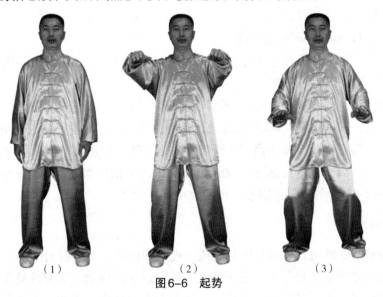

（1）　　　　　　　　　　（2）　　　　　　　　　　（3）

图6-6　起势

（六）放松功

1. 功法源流　放松功是静功的一种，是通过大脑思维意识的放松，把身体调整到自然、轻松、舒适，解除身心紧张状态，以消除身体和大脑的疲劳，恢复体力和精力；同时能使意念逐渐集中，排除杂念，安定心神，疏通经络，协调脏腑，有助于增强体质，防治疾病。

放松功是近代人在继承古人静坐意守的基础上发展起来的一种功法，侧重精神内守，意导气行，与慢细匀长的呼吸配合。古代虽无其名，但有类似的修炼内容，如《苏沈良方》中的"静守""静坐"，近代丁福保介绍的"松弛法"，美国的"渐进性放松疗法"、日本的"松弛反应"、前苏联的"自我暗示、放松训练法"都与放松功相似。

2. 功法特点

（1）放松功的特点是易学易练，不易出偏，安全有效，不受环境条件限制，采用站、坐、卧、行等姿势练习均可。放松功既适用于健康者和一般慢性病患者锻炼，也可作为习练其他各种气功的入门基础功法，或贯穿在整个练功过程中，以提高练功质量。

（2）有意识地注意身体各放松的部位上，结合默念"松"字，逐步把全身调整得自然、轻松、舒适，进而解除精神的紧张和形体的疲劳，使心身都处于一种放松状态。

3. 养生作用　放松功具有松弛机体，排除杂念，舒畅气血，和调脏腑，疏通经络，消除疲劳，平复疼痛，恢复体力，促进睡眠，安神定智，增强体质，防治疾病等养生作用。它可用于中风与中风后遗症、高血压、胃及十二指肠溃疡、冠心病、青光眼、哮喘、神经衰弱、内脏下垂、焦虑症以及精神紧张所引起的各种慢性疾病的治疗。

4.功法动作举例

松通养心法是有意识地将身体从上到下放松，要求目内视、意内想、耳内听，结合默念"松"和存想放松部位如发面、水波、电波一样一圈圈扩大，从而体会"松"感的方法。

【**姿势**】站、坐、卧、行均可。

【**呼吸**】采用自然呼吸或腹式呼吸。

【**意念**】头→颈→肩→上臂→肘关节→前臂→腕关节→手→胸背→腰腹→髋关节→大腿→膝关节→小腿→踝关节→脚。

意想每个部位，连续"松"3次。然后，男子左手在下，女子右手在下，双手轻轻按于腹部，意守肚脐，眼看肚脐，耳听肚脐；意守脐下3寸丹田，眼看丹田，耳听丹田；意守两肾间的命门穴，眼看命门，耳听命门。再静立片刻，待口中津液增多后将津液分3次吞咽，用意引至下丹田，名为"玉液还丹"。咽津3次后，两手相搓如火，做干洗面、梳头，缓慢转动颈部，松肩，活动腰，随意散步，即可收功。

（七）保健功

1.功法源流　保健功系根据传统导引法整理改编而成，由全身自上而下的自我按摩及运动组成，其动作缓和柔韧，男女老少皆宜，既可以防治疾病，又有保健作用。该功属于古代的导引按矫术。保健功的基本功法，早在南北朝时期陶弘景的《养性延命录》中就有记载，如头功、面功、耳功、目功以及漱咽津液等。其中引用《太素丹景经》说："一面之上，常欲得两手擦拭之使热，高下随形，皆使极匝，令人面有光泽，皱斑不生，行之五年，色如少女，所谓山川通气，常盈不没。"现在已发展为气功美容法。此后历代医书多有关于保健功的记载，其中以明代冷谦的《修龄要旨》和清代潘筋的《内功图说》记载较为完备。现代刘贵珍先生的《气功疗法实践》，将其综合整理成十八式，命名为保健功而传播于世。

2.功法特点　保健功是以自我按摩和肢体运动为主，配合意守和呼吸的一种动功。保健功的特点在于自我按摩、全身运动、简便易行、不会出偏、安全有效，能于睡前醒后昼夜勤行，积久效验自见。临床上多用作练习静功的辅助功法，特别适于初学导引气功难以入静者以及体弱多病之人锻炼，亦可单独使用，作为治疗疾病的主要功法，达到医疗保健的目的。

3.养生作用　保健功通过对头、颈、躯干、四肢的适度按摩和屈伸转摇等运动，起到疏通经络、调畅气血、松弛肌肉、舒展筋骨、通利关节、调摄真元、养生益智等养生作用，可使五志舒和、脏腑协调、阴平阳秘、精气神足，既可扶正，又能却邪。它可用于气血阴阳诸虚损，也可用于各种实证。每种保健功法的具体养生作用详见其动作举例中的简介。

4.功法动作举例

（1）静坐

【**动作**】两腿盘膝而坐，头颈躯干端正、放松，头微前倾，双目轻闭，含胸，舌抵上腭，两上肢自然下垂，沉肩坠肘，两手的四指轻握拇指，分别放在两侧的大腿上，拳心朝上，意守丹田，用鼻呼吸50次。初练者采用自然呼吸，日久呼吸可以逐渐加深，也可采用深呼吸或腹式呼吸，做完后将舌自然放下（图6-7）。

【要领】意守时要做到似守非守、绵绵若存。

【作用】可安定情绪、排除杂念、放松身心、培育元气，可为后面各式动作做好准备。

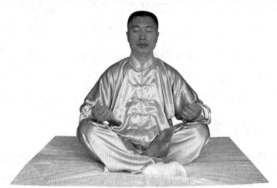

图6-7　静坐

（2）项功

【动作】两手手指相互交叉抱于颈后部，仰头，两手向前用力，颈部向后用力，如此相互争力3~9次（图6-8）。

【作用】可增强颈项部的肌力，改善颈项部的血液循环，防治颈项部疾病引起的颈项痛、上肢麻木疼痛、头昏目眩、头痛等病症。

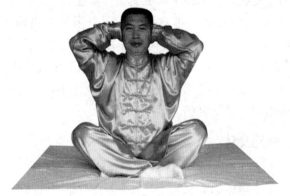

图6-8　项功

第三节　推拿养生法

推拿又称按摩，是运用推拿手法或借助推拿工具作用于特定部位，通过手法本身的作用和经络系统的调节作用，来达到养生保健、治病目的的中医外治疗法。可以由他人按摩，也可以自我按摩。

一、推拿养生的作用

（一）疏通经络，调和气血

经络是运行气血、联系脏腑和体表及全身各部的通道，是人体功能的调控系统。而气血是一切生命活动的物质基础，全身各组织器官得气血才能温养，才能完成正常的生理功能。当经络不通，气血运行受阻时会影响人体正常的生理功能。《素问·血气形志》指出："经络不通，病生于不仁，治之以按摩醪药。"《万寿仙书》指出："按摩法能疏通毛窍，能运旋荣卫。"说明推拿按摩有疏通经络、调和气血作用。推拿是循经络、按穴位，以轻柔和缓之力施术于人体，通过经络的传导来调节全身，借以调和营卫气血，增强机体健康。

（二）平衡阴阳，调节脏腑

五脏六腑是构成人体的重要器官，有各自的物质基础及生理功能，同时它们之间又是相互协调、相互配合，共同完成统一的人体生命活动。阴阳气血等是脏腑的物质基础，它们相互协调配合完成脏腑的生理功能。如果脏腑的阴阳平衡失调，则会导致脏腑的生理功能失调，引起疾病的产生。推拿手法作用于人体体表上的相应经络腧穴或特定部位，通过经络的内联作用，平衡阴阳、调节脏腑的功能。

中医学认为：人体内部的生理功能与病理变化均可以用阴阳学说来解释。《素问·生气通天论》中指出："阴平阳秘，精神乃治，"说明疾病的发生是阴阳平衡失调的结果，阴阳任何一方的有余或不足，均可导致人体疾病的发生。通过推拿，能调和脏腑阴阳，使机体从阴阳失衡状态转化为平衡状态，从而平衡脏腑生理功能。

临床实践表明：对某一脏腑进行推拿操作，弱刺激能兴奋或活跃其生理功能，而强刺激则能对其亢奋的生理功能产生抑制或降低作用。前者可谓之为"补"，后者则谓之为"泻"。对脏腑而言，无论是虚证或实证，寒证或热证，阴虚或阳虚，阴盛或阳亢，采用合理的推拿手法"虚则补之，实则泻之"。"补"乃补正气之不足，"泻"乃泻邪气之有余。它们的共同目的都是平衡阴阳、调节脏腑。

（三）扶正祛邪，强健身体

人体疾病的发生、发展及其转归的全过程，就是正气和邪气之间相互斗争、彼此盛衰消长的结果。《素问遗篇·刺法论》指出："正气存内，邪不可干，"表明只要机体有足够的抵抗疾病能力，致病因素就起不了作用；《素问·评热病论》指出："邪之所凑，其气必虚，"表明疾病之所以产生并发展，是因为机体的抗病能力处于相对劣势，邪气乘虚而入致使脏腑功能失调，气血津液的生成、运行、输布障碍。推拿手法作用于人体体表上的相应经络腧穴或特定部位，可以改善脏腑功能，使机体处于良好的功能状态，增强抗病能力，有利于激发机体内的抗病因素，扶正祛邪。现代研究表明：推拿具有抗炎、退热、提高免疫力的作用，可增强人体的抗病能力。推拿使人肌肉放松，关节灵活，精神振奋，消除疲劳，对保证身体健康有重要作用。推拿对脏腑功能具有双向的良性调整作用，如推拿足三

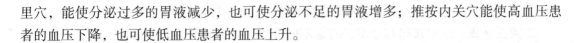

里穴，能使分泌过多的胃液减少，也可使分泌不足的胃液增多；推按内关穴能使高血压患者的血压下降，也可使低血压患者的血压上升。

二、推拿养生的特点

推拿养生是一种绿色的养生方法，对内科、儿科、伤科等许多病症都有很好的防治效果，并且被广泛应用于亚健康人群保健养生。

推拿养生不需要特殊医疗设备，经济实惠；易学易用且无任何副作用；不受时间、地点及环境等因素的影响，随时随地都可以进行操作，操作简便易行且疗效平稳可靠。对正常人来说，推拿能放松肌肉，消除疲劳，提高人体的自然抗病能力，从而取得强健身体的养生保健效果；对病人来说，推拿能使局部症状逐渐消退，又可加速患部生理功能恢复，从而取得良好的治疗效果。正由于这些优点，推拿养生现已成为广大群众喜爱的养生健身方法。

三、推拿养生的常用介质

推拿介质是涂擦在推拿部位的皮肤上配合手法操作的药物制剂。推拿介质能减少推拿过程中对皮肤的摩擦损伤，并且可提高推拿临床疗效。推拿时应用介质，在我国有悠久的历史。《景岳全书》指出："治发热便见腰痛者，以热麻油按痛处揉之可止。"目前，推拿养生中运用的介质种类颇多，常用的推拿介质有以下几种。

（一）推拿养生常用介质的种类

1.滑石粉　即医用滑石粉。夏季常用，具有润滑皮肤及敛汗的作用，是临床上最常用的一种介质，适用于各种病症。

2.白酒　即食用白酒。具有活血散瘀、祛风除湿、通经活络的作用，对发热病人尚有降温作用，适用于成人推拿。

3.冬青膏　主要由冬青油、薄荷脑、凡士林和少许麝香配制而成，具有温经散寒和润滑作用。

4.薄荷水　取少许薄荷叶，用水浸泡后滤汁去渣或取5%的薄荷脑5g，浸入75%乙醇100ml内配制而成。夏季多用，具有温经散寒、清凉解表、清利头目和润滑作用。

5.水　即饮用洁净凉水。具有清凉肌肤和退热作用，一般用于小儿外感热证。

6.麻油　即食用麻油。擦法时涂上少许麻油，可加强手法透热的作用，能提高疗效，小儿体虚用麻油配合手法可加强补益效果。常用于刮痧疗法。

7.蛋清　将鸡蛋或鸭蛋一枚，去蛋黄，取蛋清使用。具有润滑皮肤、清凉去热作用。适用于小儿外感发热、消化不良等症。

8.其他　红花油、松节油、药酒、维生素E按摩油等均可使用。

（二）介质的选择

1.根据年龄选择　小儿常用的介质主要选择爽身粉、滑石粉、白酒、薄荷水、蛋清等。

成年人所有的介质均可应用。老年人多选用油剂和酒剂作为介质。

2.辨证选择 即辨寒热和虚实，根据不同证型选择不同的介质。寒证，选用具有温热散寒功效的介质，如冬青膏等；热证，选用具有清凉退热功效的介质，如白酒、凉水等；虚证，选用具有滋补功效的介质，如冬青膏、药酒等；实证，选用具有清、泻功效的介质，如蛋清、红花油等。

3.辨病选择 即不同的病情，选择不同的介质。如小儿发热选用清热较强的凉水、白酒等作为介质；软组织损伤多选用活血化瘀、消肿止痛、透热性强的红花油、冬青膏等。

四、推拿养生的常用手法

推拿手法是用手或手持器械，或身体的其他部分按照特定动作在人体穴位或部位上进行各种不同操作的技术。推拿手法是一种技巧性动作，是治病防病养生的基本手段之一。推拿手法应在中医学理论的指导下经过长期的刻苦训练才能熟练掌握，因此，在进行推拿养生之前必须熟悉基本的推拿手法和要领。推拿手法应持久、有力、均匀、柔和，从而达到深透目的。目前，推拿手法流派众多，种类繁多，为了便于学习和掌握，精选实用而简单的推拿手法予以介绍。

1.揉法

【操作】用手掌、指或身体的其他部位着力于治疗部位，作轻柔缓和的环旋运动，同时带动治疗部位及皮下组织一起运动的一种手法。根据临床需要分为指揉、掌揉、前臂揉等。

指揉法：以拇指或中指腹或食、中、无名指指腹着力于治疗部位上，做轻柔环转活动。

掌揉法：以大小鱼际或掌根部着力于施术部位，手腕放松，呈微背伸或水平状，以腕关节带动前臂做小幅度的环旋活动。

前臂揉：以前臂尺侧吸定在施术部位进行旋转揉动。常用于背，臀部。

【要领】在施术部位要吸定，不能在体表有滑来滑去的摩擦，腕关节放松，动作灵活柔和。手法要轻揉和缓，力量由轻到重再到轻，速度均匀，以顺时针为主，频率为120~160次/分。

2.按法

【操作】用手指或手掌在治疗部位逐渐用力，由浅而深反复按压治疗部位。按法又可分为以下几种：

指按法：拇指伸直，用指腹着力于治疗部位，其余四指张开起到支撑助力的作用，逐渐用力按压，由轻到重。由于指按法接触面小，刺激的力量以有酸胀的感觉为宜。如单手指力不足，可用双手拇指叠加垂直用力下压。本法多用于穴位的按摩。

掌按法：以掌根或全掌按压于体表治疗部位，用肘、肩或躯干发力。单手掌力不够时，可双掌叠按。掌按法接触面较大，刺激较缓和。

【要领】操作时用力方向要垂直，用力要由轻渐重，稳而持续，按时着力部位要紧贴体表，不可移动。

3.点法

【操作】用拇指端或拇指或食指第一指间关节突起部着力于施术部位，垂直向下按压。由于该手法接触面小，力量集中而深透，可起到类似针刺的效果，故临床又称为"指针法"。

【要领】取穴要准，操作时用力的方向要垂直向下，逐渐加力，施术部位要有强烈的酸麻重胀的得气感。

4.拿法

【操作】用拇指与其余四指相对用力，将施术部位内收提起，并作揉捏动作。可分为二指拿法、三指拿法、四指拿法和五指拿法。

【要领】操作时着力点为手指螺纹面，手指要对称、柔和，不可用指端或指甲，以免损伤皮肤。同时腕关节要放松，动作要连贯且有节奏，不可有中断现象，力量由轻到重，不可使用暴力。

5.摇法

【操作】使关节在正常的生理活动范围内做被动性的环形运动。

【要领】要按一定方向进行，幅度逐渐增加由小到大，一定要在患者可承受的生理活动范围以内，用力要协调，对习惯性关节脱位、椎动脉型颈椎病、急性损伤及骨折等病证禁止使用。

6.拍法

【操作】五指自然并拢，掌指关节微屈，前臂主动用力，在体表施术部位进行有节奏有弹性地拍击。

【要领】操作时要求用力适中，动作连续，拍击时要有节奏和反弹感，不要停顿，不能用暴力，可单手或双手交替进行。

7.摩法

【操作】用手掌面或手指指腹在体表做环形摩动。摩法是推拿手法中最轻柔的一种方法，分为指摩法和掌摩法。

【要领】操作时要速度均匀，动作轻缓，腕关节放松，在表面不带动皮下组织做环形的旋转移动。

8.推法

【操作】用指、掌、拳、肘着力于施术部位，做直线单方向推动的手法。可分为拇指推法、掌推法、拳推法、肘推法。

拇指推法：用拇指指腹着力，其余四指分开助力，拇指做内收对掌运动，使指面在治疗部位上作直线单向推进。

掌推法：用手掌根部着力，腕关节略背伸，以前臂主动用力推进。如需增大压力时，可用双手掌重叠推进。

拳推法：手握实拳，以拳心面或食指、中指、无名指、小指的近侧指间关节突起部着力，向一定方向推进。

肘推法：屈肘关节，以尺骨鹰嘴突起处着力于治疗部位，上臂用力向一定方向推进。

【要领】操作时要紧贴体表，压力要平稳、均匀、适中，速度宜和缓，应顺着肌纤维走行方向直线单方向移动。由于推法的摩擦力大，为了保护皮肤，常在体表涂抹少许油类介质。

9. 擦法

【操作】用手掌或大、小鱼际紧贴治疗部位，腕关节伸直，以肩带臂在体表做上下或左右方向直线往返摩擦运动，使肌肤产生热效应来治疗疾病。擦法分为全掌擦法、大鱼际擦法、小鱼际擦法。

【要领】操作时着力部位要紧贴皮肤不能隔衣物，压力适中，不能过大或过小，动作连贯，不能停滞，要沿直线往返摩擦产生透热效果。一般需涂抹一些红花油等介质，既提高手法产热效应，又保护了皮肤。

10. 挤法

【操作】用手指或手掌在施术部位进行对称性的挤压。

【要领】操作时发力要轻重适宜，力量从小逐渐加大，从治疗部位的两侧向中心部位同时用力挤压，挤压时要有节奏，松紧交替进行。

五、局部推拿养生法

（一）头面部推拿养生法

头为"诸阳之会""精明之府"，十二经脉、奇经八脉都分别与头部有直接或间接的联系。其中，手足三阳经直接循行于头面部，督脉统率全身之阳气而上达巅顶，脏腑清阳之气循经脉上注于头，并注入五官诸窍。

头面部推拿具有明显的清利头目、健脑益智、镇静安神作用，其不仅可以改善面部的皮肤营养情况，使人精神振作、容光焕发，还能防治神经衰弱、神经血管性头痛、高血压等病症。由此可见，头面部推拿在自我养生保健中具有十分重要的地位。

1. 开天门

【操作】坐位或仰卧位。以两手拇指置于两侧的头维穴处，其余四指指腹自印堂穴向上推抹至前发际处的神庭穴止。两手指交替进行，反复推抹20~30次。

【要领】①四指指腹用力均匀，和缓有力。②术时局部稍有酸胀感，术后局部有温热感及头目轻爽。

2. 抹双柳

【操作】坐位或仰卧位。以两手拇指指腹置于两侧太阳穴处，再以食指第二指节桡侧自眉头沿眉弓，自内向外，经鱼腰穴至丝竹空穴止，推而抹之，反复推抹20~30次。

【要领】①术时闭眼，推抹时双拇指同时对称着力。②此手法循行眉弓毛发之中，由内向外推抹，不可逆行，速度宜慢。

3. 掐鱼腰

【操作】坐位或仰卧位。以两手拇指指腹置于两侧太阳穴处，两手中指指腹掐揉两眉弓中点的鱼腰穴20~30次。然后用中指腹自攒竹穴经鱼腰、丝竹空推抹到太阳穴止，反复掐揉

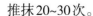

推抹20~30次。

【要领】①抹动时应循行眼眶上缘，用力宜缓慢、均匀而有力。②掐揉鱼腰后局部有不适感，可配合指揉来消除。③术时有酸胀感，有时可放射到眼窝内，术后有视力倍增的感觉。

4.掐四白

【操作】坐位或仰卧位。以两手中指指尖掐四白穴，然后用中指指腹自四白穴推抹至瞳子髎穴，反复20~30次。

【要领】①推抹时应循行眼眶下缘，用力宜缓慢、均匀而有力。②掐四白后局部有不适感，可配合指揉来消除。③术时有酸胀感，有时放射到眼窝内，术后有视力倍增的感觉。

5.揉太阳

【操作】坐位或仰卧位。用两手拇指指腹，分别置于头部两侧的太阳穴处，做上下、左右、前后环转揉动20~30次，再以两拇指指腹同时向对侧稍用力对按，停顿10~15秒，反复10~20次。

【要领】①指揉时用力宜轻，对挤时稍着力。②对挤时局部酸胀可放射至额前，术后头脑清爽。

6.推按眼周

【操作】坐位或仰卧位。用中指和无名指（中指放在上眼睑，无名指放在下眼睑）轻轻地由眼内眦向眼外眦推，连续10~20次。双手指腹按压眼周穴位，如攒竹、瞳子髎、球后穴，可快速缓解眼部疲劳。

【要领】①双手相同力度，同时推按。②动作和缓，切勿用力压按眼球。

7.指搓鼻部

【操作】坐位或仰卧位。以两手食指并置于鼻翼两侧，自眼内眦（眼角）处起，自上而下，顺鼻翼指搓至迎香穴处止，反复搓动20~30次。

【要领】①搓揉时用力宜轻而稳。②术后可感觉鼻中呼吸通畅。

8.推揉颊车

【操作】坐位或仰卧位。以两手中指、无名指指腹，置于两侧颊车穴处，按揉20~30次，然后沿下颌外缘，经颊车穴推揉至两耳前下方听会穴处，反复推揉10~20次。

【要领】①推揉时用力宜轻而稳。②术时局部有酸胀感，术后面颊有温热感。

9.搓掌浴面

【操作】坐位或仰卧位。以两手掌相搓至热，迅速置于面部，由额面部向下，经眉、目、颧、脸颊部，再由下至上掌摩面部10~20次。

【要领】①手法不宜过重，注意保护皮肤。②两手掌相搓用力适宜，术后面部有温热感。

10.揉捏双耳

【操作】坐位或仰卧位。分别以拇指、食指指腹揉捏两侧耳部，从耳尖至耳垂边揉边移动，并向下掐揉耳垂，以发红、发热为度。

【要领】①手法要灵活自如，对称揉捏。②用力均匀和缓，移动应缓慢，掐揉耳垂力量适度。③术后双耳轻松舒适，局部微微发红、发热。

11.干洗头

【操作】坐位或仰卧位。双手十指略分开、自然屈曲以指端及指腹着力于头部两侧耳上的发际处，对称进行挠抓搓动，由头两侧缓慢移到头部正中线，双手十指交叉搓动，如洗头状，搓而不滞，动而不浮，反复操作10~20次。

【要领】①双手用力均匀和缓，抓挠搓动有序，移动应缓慢。②手法要灵活自如，主要作用于头皮部，不要损伤头皮。

12.十指叩头

【操作】坐位或仰卧位。双手腕关节放松，十指略分开自然屈曲以指端着力于头部进行敲击，以沉而稳的力量对整个头发分布区域进行敲击。

【要领】①双手务必剪短指甲，手法要灵活自如。②双手用力沉稳、均匀，敲击力度适度，移动应缓慢。③术后头脑轻松舒适，精神焕发。

（二）颈项部推拿养生法

颈椎是脊柱的最上段，既需支撑头部的重量，又有很大的活动范围，颈椎管内的脊髓与人的生命中枢延髓相连，支配全身的大部分神经都从这里通过，是大脑与全身信息传递的枢纽。

颈部的推拿保健，可改善颈部的血液循环，增加颈部肌肉的力量，保持项韧带的弹性。长期坚持颈项部按摩，可使颈部活动灵活，能有效防治落枕、颈椎病、颈肩臂麻木疼痛等病症。

1.指揉颈部

【操作】坐位或站位。双手的食指、中指、无名指并拢，用三指的指腹按揉同侧的颈项部，从后发际的风池穴起按揉至大椎穴水平面为止，来回反复操作5~10遍。

【要领】①手法要用力均匀、沉稳，移动应缓慢。②手法要灵活自如，忌搓擦皮肤。

2.拿揉颈肌

【操作】坐位或站位。以拇指与其余手指相对捏揉颈肌，从风池穴高度开始，至大椎穴高度为止，反复操作5~10遍。

【要领】①手法操作按局部肌肉走向，拿揉时需带动皮下组织。②手法要灵活自如，移动应缓慢。

3.推抹桥弓

【操作】坐位或站位。头偏向一侧，以一手的拇指桡侧面沿胸锁乳突肌从上至下推摩20~30次，同样的方法再推摩另一侧。

【要领】①手法操作要缓慢、轻柔。②该手法可降低血压、减慢心率，常用于高血压和心动过速等病症的防治。值得注意的是该手法不可两侧同时操作，也不宜用于低血压者以及心动过缓者。

4.拍打肩井

【操作】坐位或站位。头偏向一侧，对侧的手腕关节放松，手掌拍打肩井穴，来回反复操作30~50次，以局部发热为度。

【要领】①拍打时腕关节要放松，空掌拍打。②手法要用力均匀、沉稳。

5.活动颈部

【操作】坐位或站位。做颈部的前屈、后伸、侧屈、旋转（左旋右旋）运动。

（1）前屈　术者双手抱住头后部，背部保持平直，尽量伸展颈后侧，下颏尽量贴近前胸，并且保持姿势5~10秒，回到中立位，再重复5~10遍。

（2）后伸　术者双手抱住头后部，背部保持平直，头部最大限度后伸，面部尽量与地面平行，并且保持姿势5~10秒，回到中立位，再重复5~10遍。

（3）侧屈　术者背部保持平直，倾斜头部，一侧的耳部尽量侧向同侧肩关节，并且保持姿势5~10秒，回到中立位，再重复5~10遍。同样的方法活动另一侧。

（4）旋转　即术者左右旋转头部，以颈为轴向左旋转60°~80°，然后回到中立位，同样再以颈部为轴向右旋转，重复5~10遍。

【要领】①动作和缓，自然随和。②活动范围由小到大，循序渐进。

6.耸肩缩颈

【操作】坐位或站位。两臂自然下垂，双肩往双耳方向向上收缩，成"耸肩"姿势，同时头颈向下收缩，保持姿势5~10秒再放松，重复5~10遍。

【要领】①配合呼吸，自然随和。②动作和缓，收紧适度。

（三）胸腹部推拿养生法

胸腹部是任脉、肾经、胃经、脾经、肝经及胁肋部胆经所过之处，是人体重要脏器所在部位，胸部内有心肺，胁肋部又是肝胆所居之处，腹腔内有胃肠、脾、膀胱、胰腺、子宫等，在胸腹部进行保健按摩对于调节相关脏器的功能状态，防病治病有重要意义。

本法具有舒散筋骨、振奋精神、宽胸理气、通经络、和脾健胃、止泻通便的作用，对胸闷气短、疲乏无力、肋胀痛、肋间神经痛、乳房疾病、心肺疾病、腹泻便秘等都有很好的防治作用。但对胸部有急性炎症或者哺乳期的妇女要慎重操作，对体弱者、严重心脏病者慎用。

1.拍胸法

【操作】坐位、站位或仰卧位。一手五指自然并拢，掌指关节屈曲，以虚掌从上向下拍击胸部，可反复数十次。

【要领】①拍击时，从上至下，从内向外，拍遍胸部。②手掌部的着力面积要尽可能大。腕部摆动要自然，并且有弹力，胸上部拍力可稍大，向下力量可减少，根据自己耐受程度拍力应适当增减，不可使用蛮力。

2.指推前胸法

【操作】坐位或站位。一手臂扬起，手掌按于头顶。另一手五指分开，指腹着力，大拇指按于锁骨上,食指按在锁骨下,余指依次向下排列,紧贴肋骨间隙,从内向外沿肋骨的间隙推擦。用力要稳,速度缓慢,动作要协调,向后应推擦过腋中线,反复数十次。

【要领】五指分别向下移位,直到把肋间隙推擦完为止。两侧交替进行。

3.掌推胸部法

【操作】坐位、站位或仰卧位。一手掌向上抬起,掌根着力于胸骨上部,掌根紧贴体表。从上向下推至腹部,内侧从人体的中线开始,至外侧腋中线。

【要领】用力要稳,推进速度要缓慢,保持一定的压力。若想加强手法,两手可重叠在一起向下推进。两侧交替进行。

4.双肘叩击法

【操作】坐位或站位。双上肢肘关节屈曲约45°,上臂用力,两肘尽量向两侧上方扬起,根据自己的需要,适当调整。当抬到一定高度时,两肘同时向回叩击,以肘尖内侧着力,叩击两肋。反复叩击20次左右即可,也可单侧肘叩击。

【要领】①动作要协调,由轻渐重,速度适宜,并且要有一定节律。②对章门、京门、大包等穴应重点叩击。

5.摩心区、膻中法

【操作】坐位、站位或卧位。一手掌着力于心前区,然后做轻柔缓和的环旋摩动,反复摩动30次。为了加强手法,两手掌可以重叠按摩,顺时针或者逆时针均可。

【要领】①用力要均匀,轻而不浮,有一定节律。②对膻中穴及心区附近的穴位,可根据自己的具体情况适当选用,以透热为度。

6.熨揉心区法

【操作】坐位、站位或仰卧位。两手掌相对快速摩擦,搓热后,双手抬起,一手掌吸定心前区,另一手着于对侧手背之上,边熨边轻轻揉动,以帮助透热。

【要领】①两手用力要均匀,并且有一定压力,揉动应缓慢。②当感觉手掌微凉时,再快速搓热,反复熨揉心区数十次。

7.掌振膻中法

【操作】坐位、站位或卧位。在膻中穴上,一手掌面着力,前臂和手部的肌肉静止性用力,使手掌振动。

【要领】①若要加强手法,可两手掌重叠用力,这样频率较高,透力较强。施术后有温热、轻松的感觉。②如单手施术,需要两手交替进行数十次。

8.揉按膻中法

【操作】坐位、站位或卧位。一手拇指或者中指指腹着力,按膻中穴,做缓和的环旋转动,揉按力量由轻渐重,以局部有胀、热感为度或点按数十次,两手交替进行。

【要领】冠心病突然发作,需立即停止点按,尽快服备用药,配合点内关、至阳、心俞穴,并速请医生诊治。

9.按压乳房法

【操作】坐位、站位或仰卧位。双手掌快速搓热,手掌呈凹形,分别按于两侧乳房上,慢慢加力，力量由轻渐重，乳房受力均匀，当达到一定的压力后，双手慢慢抬起，反复按压数十次。

【要领】施术时，不可突然用力，应以舒适、轻松感为佳。两侧乳房可交替按压。

10.梳理乳房法

【操作】坐位、站位或仰卧位。两手五指微屈，自然展开，距离适中，以十指指腹着力，吸定两侧乳房上部，自上而下滑动梳理。反复梳理几十次，再自乳房内侧向外滑动梳理数次。

【要领】十指用力均匀，由轻而重，有一定透力即可，以免损伤皮肤和乳房，以舒适为度。

（四）背腰部推拿养生法

背腰部是督脉、膀胱经所过之处，十二个背俞穴在膀胱经的第一侧线上，临近各个脏腑器官，是非常重要的保健按摩部位。

本法有舒筋通络、养血安神、温阳祛寒、壮腰补肾的作用，对脊背酸痛、发烧、头痛、胸闷、惊悸、感冒、大便后不适、痔疮、腰部软组织损伤、腰膝酸软、体质虚弱有较好的防治作用，并且对月经不调、痛经、带下等妇科病也有较好防治作用。但对背部有急性炎症或者外伤者要慎重操作，对体弱者也要慎用。

1.按揉背部诸穴法

【操作】坐位或站位。以一手中指指腹着力，按大杼穴，用力由轻渐重，有一定透力，配合轻柔缓和的环旋转动，动作协调、有节律，依次自上向下按揉风门、肺俞、心俞等，以酸胀感为佳，两手交替进行。

【要领】在施术时，以肺俞穴为重点或根据自身情况按揉其他穴位。

2.熨揉骶部法

【操作】坐位或站位。双手相对、快速摩擦，搓热后，双手分别尽快背后，两手掌着力，充分吸定骶部，用力均匀，缓慢揉动。

【要领】当感觉手掌略凉，双手再搓热，反复熨揉骶部数十次。也可以双手重叠或用单手熨。以感觉骶尾部温热、轻松为佳。

3.搓擦骶尾法

【操作】站位或侧卧位。用一手后背，以手掌部着力于骶尾部，上下快速搓擦，反复数次，以透热为度。

【要领】用力要适中，动作要连贯协调，以透热舒适为佳。

4.拍腰骶部法

【操作】站位或坐位。双手五指并拢，手掌略呈凹形，用双手掌着力，有节奏地，呈弹性拍击两侧腰骶部。

【要领】两手交替进行，用力由轻渐重，有一定透力和振动感，从上至下，从内到外，反复拍击数次，以轻松、有舒适感为佳。

5.叩击腰骶部法

【操作】坐位或站位。双手握空拳，以双手拳背着力，有节奏地交替呈弹性叩击骶部，手法要平稳，力量由轻到重，有振动感，有透力。可单手叩击一侧，然后再叩击另一侧。均以舒适为度。

【要领】（1）施术时先从骶部向上叩击，直到手法不能及为止，再向下叩击至骶部。

（2）从内到外，从下至上，往返数十次。

6.按揉肾俞法

【操作】坐位或站位。用手掌心紧贴于肾俞穴上，用力按揉，揉动时带动皮下组织，频率120次/分。

【要领】动作要有一定节律，用力要由轻渐重。以局部舒适和发热为佳。

7.推腰部法

【操作】坐位或站位。双手放于腰部，用手掌根部或手指着力，紧贴于腰部两侧，要有一定压力，从外向内，从上到下，反复单方向，顺腰部两侧直线推移。

【要领】用力要均匀，推进速度要缓慢、均匀，动作要协调。以透热、舒适为度。

8.击腰部法

【操作】坐位或站位。双手握空拳，以拳背着力，从下到上，从内向外呈弹性击打腰部。用力要均匀，由轻到重，随起随落，动作协调，并且要有一定节律，两手交替进行，也可单手击打。

【要领】此手法较重，要根据自己身体状况，适当掌握，以轻松舒适感为佳。

9.按揉腰眼法

【操作】坐位或站位。以双手中指的指腹着力，按揉两侧腰眼穴，拇指应与手掌叉开，着于两髂嵴上方，其余三指分别着力于腰眼穴上下，辅助按揉。中指按压达到一定深度时，作小幅度环旋转动，带动该处皮下组织，按揉30次，也可两侧交替进行按揉。

【要领】用力要均匀，并且有一定节律和透力，以舒适为度。

（五）上肢部推拿养生法

直立行走、解放上肢是人类进化的标志。人类在工作、学习、生活中，几乎都依赖上肢和手的功能。手内侧有手三阴经循行，而外侧有手三阳经循行。手是手三阴经脉与手三阳经脉交接之处，与周身脏器密切相通，为反映体内情况的窗口，机体脏腑功能情况可在手上反映出来。经常进行上肢推拿养生，能疏通手三阴和手三阳经，改善上肢的气血运行，能消除手臂、手指的不适，能防治肩周炎、上肢不遂、肘臂疼痛、牙痛、口眼歪斜、眩晕等病症。

1.揉肩

【操作】坐位。以一手手掌、掌根或指腹紧贴对侧肩周皮肤，回旋揉动，也可做与肌纤维纵轴相交的横向揉动。揉动频率为每分钟60次/分，操作3~5分钟。一侧操作结束后，左右侧交换操作。

【要领】①幅度适中，不能过快或过慢。②术时着力部位吸定于局部。

2.拿肩

【操作】坐位。以一手手掌紧贴对侧肩部，四指与掌根相对挤压、提捏。自上而下反复操作9~18次。一侧操作结束后，左右侧交换操作。

【要领】①手掌空虚。②术时动作连贯。

3.叩肩

【操作】坐位。一手手指向掌心屈曲，呈空拳状，以各指中节指背和掌根部叩击对侧肩部，叩击9~18次。一侧操作结束后，左右侧交换操作。

【要领】①操作时有一定节律性。②力度适中。

4.摇肩

【操作】两脚并步站立。右手仰掌向左前方伸直，右手翻掌，掌心向下，用力向右前方划弧，缓缓下落于身体右侧，恢复原位。左手操作，方向相反。

【要领】①向右前方划弧时须用力。②自然呼吸。

5.肩部点穴

【操作】坐位或站位。一手的中指按揉对侧肩髃、肩髎穴1~2分钟。一侧操作结束后，左右侧交换操作。

【要领】①取穴定位准确。②力度适中。

6.擦肩

【操作】一手以手掌或大鱼际或小鱼际紧贴对侧肩部皮肤，直线来回作擦法，以透热为度。一侧操作结束后，左右侧交换操作。

【要领】①直线来回，不可歪斜。②操作时不可屏气。

7.揉上臂

【操作】坐位或站位。以一手手掌、掌根或指腹紧贴对侧上臂肱二头肌处、肱三头肌处，轻轻回旋的揉动，也可做与肌纤维纵轴相交的横向揉动。上下操作3~5次。一侧操作结束后，左右侧交换操作。

【要领】①动作连贯。②操作时力度适中。

8.拿上臂

【操作】坐位或站位。以一手手掌紧贴对侧肱二头肌肌腹、肱三头肌肌腹，四指指腹与掌根相对挤压、提捏。反复操作9~18次。一侧操作结束后，左右侧交换操作。

【要领】①动作连贯。②操作部位以肱二头肌腹为主。

9.叩上臂

【操作】坐位或站位。一手呈空拳状，以各指中节指背和掌根部叩击对侧肱二头肌肌腹、肱三头肌肌腹，叩击9~18次。一侧操作结束后，左右侧交换操作。

【要领】①操作时有一定节律性。②叩击时力度适中。

10.刨推上臂

【操作】坐位或站位。一手虎口紧贴对侧上臂，作直线、单向推法，由肢体远端推向近端。反复刨推9~18次。一侧操作结束后，左右侧交换操作。

【要领】①操作时力度沉稳缓慢。②单向直线推进。

11. 上臂点穴

【操作】坐位或站位。一手的拇指或中指指腹按在对侧天府、侠白、天泉、臑会、臂臑穴作按揉手法，每穴按揉约1分钟。一侧操作结束后，左右侧交换操作。

【要领】①操作时取穴定位准确。②力度适中。

12. 弹拨肱骨内、外上髁

【操作】坐位或站位。以一手拇指的指腹先后按于对侧肱骨内、外上髁肌腱处，沿着与肌腱垂直方向作弹拨，力度由轻到重，再由重到轻。一侧操作结束后，左右侧交换操作。

【要领】①操作时力度适中。②先按后拨，用力由轻到重。

13. 肘部点穴

【操作】坐位或站位。一手的拇指或中指指腹按揉对侧的曲池、尺泽、曲泽、少海穴各1~2分钟。一侧操作结束后，左右侧交换操作。

【要领】①取穴定位准确。②力度适中。

14. 旋肘

【操作】坐位或站位。屈肘，以对侧手拇指按压屈肘侧肱骨外上髁，屈肘侧的前臂向前后做旋转活动，每次操作1~3分钟。以对侧手拇指按压屈肘侧肱骨内上髁，屈肘侧的前臂向前后做旋转活动，每次操作1~3分钟。以对侧手拇指按压屈肘侧尺泽穴处，屈肘侧的前臂向前后做旋转活动，每次操作1~3分钟。以对侧手拇指按压屈肘侧桡骨小头处，屈肘侧的前臂向前后做旋转活动，每次操作1~3分钟。一侧操作结束后，左右侧交换操作。

【要领】①拇指按压定位准确。②前臂主动旋转。

15. 揉捏前臂

【操作】坐位或站位。一手的拇指外展，四指并拢，手成钳形，将掌心和各指紧贴于屈肘侧的前臂腕部皮肤上，五指和掌心同时用力，做向肘部直线移动的揉捏动作，揉捏到肘部时，手掌不离开皮肤迅速抽回，如此反复进行3~5次。一侧操作结束后，左右侧交换操作。

【要领】①拇指与其余四指协同用力。②力度适中。

16. 刨推前臂

【操作】坐位或站位。一手虎口紧贴对侧前臂，做直线、单向推法，由肢体远端推向近端，反复刨推9~18次。一侧操作结束后，左右侧交换操作。

【要领】①虎口紧贴前臂皮肤。②用力沉稳。

17. 前臂点穴

【操作】坐位或站位。一手的拇指或中指指腹按揉对侧手三里、孔最、列缺、内关、灵道、通里、偏历、外关、支正等穴，每穴按揉约1分钟。一侧操作结束后，左右侧交换操作。

【要领】①取穴定位准确。②力度适中。

18.叩击前臂

【操作】坐位或站位。一手呈空拳状，以各指中节指背和掌根部叩击对侧前臂，叩击9~18次。一侧操作结束后，左右侧交换操作。

【要领】①叩击有一定节律性。②力度适中。

19.手部点穴

【操作】坐位或站位。一手的拇指或中指指腹按在对侧神门、大陵、太渊、阳溪、养老、合谷、鱼际、劳宫等穴作按揉手法，每穴按揉约1分钟。一侧操作结束后，左右侧交换操作。

【要领】①取穴定位准确。②力度适中。

20.拱手当胸

【操作】并步站立，两手合掌成拜佛势，肩关节外展90°，使肩、肘、腕相平，手指向上。两臂内旋，手指指尖指对天突穴，反复操作3~5次。

【要领】①沉肩垂肘。②平心静气。

21.坐腕前推

【操作】并步站立，两手五指用力分开，掌心朝前，腕部用力背伸，缓缓前推，直至肘部伸直，保持此势3~5分钟。

【要领】①腕部用力背伸。②五指须用力分开。

（六）下肢部推拿养生法

下肢具有负重和步行的功能，在人体日常生活中起着重要作用。下肢部推拿养生，就是在下肢的特定部位、穴位上施以特定的推拿手法，以达到通经活络、滑利关节等目的，使人身体健康、提高生活质量、祛病延年。下肢部保健推拿可防治的疾病有：下肢肌肉营养不良、股内收肌劳损和挛缩、髌骨软化症、半月板损伤酸痛、膝关节风湿症、创伤性滑囊炎、膝关节侧副韧带损伤、膝关节屈伸不利、髌下脂肪垫劳损、膝关节风湿症、股四头肌劳损、坐骨神经痛、胫腓骨间隔综合症、腓肠肌痉挛、偏瘫、月经不调、遗精、遗尿、小便不利等。

1.击揉环跳

【操作】左侧卧位，上腿屈曲下腿伸直。以右掌根对准环跳穴叩击9~18次。并采用掌根揉法，在环跳部由上而下、由内而外，往返操作3~6遍。操作结束后，换右侧卧位操作。

【要领】①环跳穴定位准确。②叩击有一定节律性。

2.推搓髋部

【操作】左侧卧位，上腿屈曲下腿伸直。以右掌根上下推搓髋部，往返操作3~6遍。操作结束后，换右侧卧位操作。

【要领】①直线来回。②不可屏气。

3.揉捏股内侧

【操作】坐位。一手拇指外展，四指并拢，手成钳形，将掌心和各指紧贴于对侧的股内侧皮肤上，五指和掌心齐用力，做向膝部直线移动的揉捏动作，揉捏到膝关节处时，手掌不离开皮肤迅速抽回，如此反复进行3~5次。一侧操作结束后，左右侧交换操作。

【要领】手法操作时，动作柔和，缓慢，不能忽快忽慢。

4.按揉大腿前侧

【操作】坐位。一手掌根或全掌紧贴同侧大腿前侧皮肤，作按揉法操作。也可双手重叠，依次施叠掌按揉法于双侧大腿股四头肌。

【要领】手法操作时，力度适中，动作连贯。

5.搓大腿前侧

【操作】坐位。两手掌自然伸开，五指并拢，对合着紧贴自身大腿前侧皮肤上，相对用力，方向相反，来回搓动肌肉。

【要领】①双手用力对称。②搓动快，上下移动慢。

6.大腿部点穴

【操作】坐位。一手的拇指或中指指腹按在对侧伏兔、血海、阴包、箕门等穴作按揉手法，每穴按揉约1分钟。一侧操作结束后，左右侧交换操作。

【要领】①取穴定位准确。②力度适中。

7.掌推髂胫束

【操作】左侧卧，上腿屈曲下腿伸直。右手掌根沿着髂胫束方向施行推法，反复操作3~5次。操作结束后，换右侧卧位操作。推进速度宜缓慢均匀，压力平稳适中。

【要领】①用力沉稳。②单向推进。

8.回旋髌骨

【操作】坐位。以一手五指拿住同侧髌骨周缘，带动肌肤作轻柔缓和的回旋转动，作顺逆时针方向各环转100次。一侧操作结束后，左右侧交换操作。

【要领】①幅度不宜过大。②回旋速度不宜过快。

9.振擦膝眼

【操作】坐位。膝关节屈曲，以一手食指、中指指腹按压于同侧内外膝眼，快速振颤10~20秒，反复2~3次。继上势，以单手小鱼际或大鱼际擦法，分别自同侧股骨内外上髁沿髌骨内外缘擦至内外膝眼，内外各擦10~30次。

【要领】①振颤幅度小、频率快。②擦法时直线来回。

10.拿捏小腿后侧

【操作】盘坐位。以一侧手掌置于对侧小腿后部，由远端向近端进行拿捏，拿捏保持10~30秒，迅速松开手掌。如此肢体远端向近端反复操作9~18次。一侧操作结束后，左右侧交换操作。

【要领】①动作连贯。②以小腿三头肌肌腹部操作为主。

11.掌推小腿

【操作】坐位。下肢伸直。以单手掌推法，沿着同侧小腿前侧阳明经、外侧少阳经、下肢内侧三条阴经操作，每条线推3~5遍。

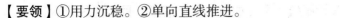

【要领】①用力沉稳。②单向直线推进。

12.小腿部点穴

【操作】坐位。以拇指指腹着力，按揉同侧阳陵泉、足三里、三阴交、承山、飞扬等穴，每穴揉1分钟。一侧操作结束后，左右侧交换操作。

【要领】①取穴定位准确。②用力适中。

13.叩击小腿外侧法

【操作】坐位。以单手空拳叩击小腿外侧，由上而下移动叩击3~6遍。

【要领】①叩击有一定节律性。②用力适中。

14.拿昆仑、太溪

【操作】坐位。以一手拇指、食指相对用力置于对侧内外踝后方太溪、昆仑穴处，作拿捏，使跟腱和局部逐步出现酸、胀、麻、痛，操作3~6分钟。一侧操作结束后，左右侧交换操作。

【要领】①取穴定位准确。②用力柔和。

15.擦涌泉

【操作】坐位。以一手中、食指擦对侧足心100次，再以另一手中、食指擦其对侧足心100次。擦涌泉时两手要稍用力，直线来回，令脚掌发热为度。

【要领】①直线来回。②不可屏气。

16.擦足背

【操作】坐位。屈膝，将一侧足部置于凳子上，以一手手掌施擦法于足背，以透热为度。一侧操作结束后，左右侧交换操作。

【要领】①直线来回。②不可屏气。

17.足部点穴

【操作】坐位。屈膝，将一侧足部置于凳子上，以拇指指腹着力，按揉同侧解溪、丘墟、内庭等穴，以酸胀为度，每穴按揉约1分钟。一侧操作结束后，左右侧交换操作。

【要领】①取穴定位准确。②用力柔和。

18.捻足趾

【操作】坐位。以一手拇指和食指依次夹持住各足趾，做来回捻揉手法，反复捻转9~18次。

【要领】①捻动要快，移动要慢。②动作连贯，不能僵硬。

六、脏腑推拿养生法

（一）肝

1.肝的病机特点　肝的病证有虚实之分，虚证多见肝血肝阴不足。实证多见于风阳妄动，肝火炽盛，以及湿热寒邪犯扰等。肝的病变主要表现在疏泄失常，血不归藏，筋脉不利等方面。肝开窍于目，故多种目疾都与肝有关。肝的病变较为广泛和复杂，如胸胁少腹胀痛、窜痛，情志活动异常，头晕胀痛，手足抽搐，肢体震颤，目疾，月经不调，睾丸胀痛等，常与肝有关。

2.养生原则　肝的养生宜疏肝理气、养血柔肝。

3.推拿养生

（1）常用自我按摩导引法

1）疏肝理气推拿法

①斜擦胁肋部，操作9次。

②按揉膻中：用一手拇指置于膻中穴上，稍用力做顺时针、逆时针方向揉动2~5分钟。

③擦全胸：用右手全掌自胸骨柄向下至剑突部，直擦全胸部。以透热为度。

④按揉期门、章门、阳陵泉：用双手拇指或中指按揉双侧期门、章门、阳陵泉穴各1分钟。

⑤掐揉太冲：双手拇指指端置于太冲穴上，稍用力掐揉1分钟。

2）平肝降压按摩法

①掌揉头部胆经：用两手掌根按揉头部颞侧胆经，由太阳穴至风池穴，以局部有酸胀感为度。

②抹前额：取坐式，用双手食指中节桡侧面抹前额，至少10次。

③开胸顺气：双手平放在胸上，掌心贴胸部，用鼻深吸气时手由胸部向下抚到小腹部，反复做10次。

④擦肾俞及涌泉穴：用掌擦法于肾俞及涌泉穴处来回擦10次。

（2）常见肝系病证的养生推拿

1）肝气郁结证

【主症】胸胁或少腹胀闷窜痛，胸闷喜太息，情志抑郁易怒，或咽部梅核气，或颈部瘿瘤，或癥块。妇女可见乳房作胀疼痛，月经不调，甚则闭经。

【治法】疏肝解郁。

【取穴】太阳、膻中、章门、期门、京门、太冲、日月。

【手法】一指禅推法、按揉法、拿法、搓法、摩法、抖法。

【操作】用一指禅推法沿眼眶呈横"∞"字操作。按揉太阳、桥弓、膻中、章门、期门、京门、太冲、日月穴。拿五经。搓摩胁肋部3~5分钟。于腹部顺时针摩腹5分钟。搓抖上肢，结束治疗。

2）肝火上炎证。

【主症】头晕胀痛，面红目赤，口苦口干，急躁易怒，不眠或噩梦纷纭，胁肋灼痛，便秘尿黄，耳鸣如潮，吐血衄血，舌红苔黄，脉弦数。

【治法】清肝泻火。

【取穴】涌泉、行间、太冲、百会、肩井、大椎、翳风、角孙、率谷、耳门、听宫、四白、攒竹、睛明、肝俞、胆俞等。

【手法】按揉法、擦法、推法。

【操作】按揉涌泉、行间、太冲、肝俞、胆俞等各1~3分钟。擦手心、脚心令热，再向下推两胁并胸廓正中线3~5遍。横擦腰骶部结束治疗。

3）肝阳上亢证

【主症】眩晕耳鸣，头目胀痛，面红目赤，急躁易怒，心悸健忘，失眠多梦，腰膝酸软，头重脚轻，舌红少苔，脉弦有力。

【治法】平肝潜阳。

【取穴】太阳、百会、肝俞、胆俞、风池、风府、膻中、三阴交、肾俞。

【手法】拿法、扫散法、按揉法、拿法。

【操作】拿五经及颈项部，操作3分钟。扫散头部颞侧胆经约2分钟。用拇指按揉太阳、百会、肝俞、胆俞、风池、风府、膻中、三阴交、肾俞穴。提拿肩井穴3~5次。

（二）心

1.心的病机特点　心的病变主要反应在两方面：一是心脉本身及其主血脉功能的异常，多表现为心悸、心痛、心烦、脉结代促等；二是心藏神的异常，即意识思维等精神活动的异常，多表现为失眠、多梦、健忘、神昏、神识错乱等。此外，舌体的病变，如舌痛、舌疮等，通常也应归属于心。心病证候有虚实之分，虚证有阴、阳、气、血亏虚，实证多由火扰、痰阻、寒凝、气滞、血瘀等引起。

2.养生原则　心病实证治宜祛邪以损其有余，兼用重镇安神；心病虚证，当补其不足，兼以养心安神。

3.推拿养生

（1）自我按摩养生法

1）宁心安神法

①拍胸背：两手掌自然伸开，以腰转动带动肘臂，肘部带动手，两臂一前一后甩动。到体前时，用手掌面拍击对侧胸前区。到体后时，以掌背拍击对侧背心区。初做时，拍击力量宜轻，若无不适反应，力量可适当加重，每次拍击36次左右。

②摩胸前区：右掌按置两乳正中，指尖斜向前下方，先从左乳下环行推摩心区复原，再以掌根在前，沿右乳下环行推摩，如此连续呈"∞"形，操作36次。

③勾揉极泉：先以右手四指置左侧胸大肌处，用掌根稍作按揉，然后用虎口卡住腋前襞，以中指置于腋窝极泉穴位处，稍用力用指端勾住该处筋经，并向外作拨动，使之产生酸麻放射感，操作9次。然后换手如法做右侧。

④揉捏中冲：用拇、食指分别揉捏中冲穴，操作9次。

⑤揉血海、神门、内关。

2）宽胸宁心按摩法

①擦前胸：左手四指微并拢，以掌根放于胸中上端，左拇指放于右锁骨上，以左拇指来回擦动，直擦至乳头上水平线。往返数次后，换右手效上法擦左胸，

②按揉膻中、鸠尾、巨阙穴。

③点按内关、郄门、鸠尾、巨阙穴。

（2）常见心系病证推拿养生

1）心气虚证

【主症】惊悸怔忡，胸闷气短，活动后加重，面色淡白或㿠白，或有自汗，舌淡苔白，脉虚。

【治法】益气养心。

【手法】一指禅推法、按揉法、擦法。

【取穴】心俞、内关、神门、气海、足三里、巨阙穴及颈夹脊穴。

【操作】患者取坐位，术者立于其侧后方，用一指禅推法在患者颈夹脊穴往返施术，并配合按揉神门穴，时间3~5分钟。按揉取心俞、厥阴俞穴各约1分钟。擦背部膀胱经，以透热为度。患者取仰卧位。术者立于其侧方，一指禅推法于膻中、巨阙、气海穴施术，时间5~10分钟。按揉内关、神门、足三里穴，每穴1分钟。

2）心血虚证

【主症】惊悸怔忡，失眠多梦，眩晕，健忘，面色淡白无华，或萎黄，口唇色淡，舌色淡白，脉细弱。

【治法】养血安神。

【手法】一指禅推法、按揉法、擦法。

【取穴】心俞、膈俞、脾俞、内关、神门、足三里、太溪、颈夹脊穴。

【操作】患者取坐位，术者立于其侧后方，用一指禅推法在患者颈夹脊穴往返施术，并配合按揉神门穴，时间3~5分钟。按揉厥阴俞、膈俞、脾俞穴各1分钟。擦背部膀胱经，以透热为度。按揉内关、神门、足三里、太溪穴，每穴1分钟。

3）心脉痹阻证

【主症】惊悸怔忡，心胸憋闷疼痛，痛引肩背内臂，时发时止，痛如针刺，并见舌紫暗有紫斑、紫点，脉细涩或结代。

【治法】活血祛瘀，宁心安神。

【手法】一指禅推法、摩法、按揉法、擦法、搓法、摩法。

【取穴】心俞、膈俞、膻中、巨阙、郄门、内关、神门、血海、三阴交等穴及颈夹脊穴。

【操作】患者取坐位，术者立于其侧后方，用一指禅推法在患者颈夹脊穴往返施术，时间3~5分钟。用一指禅推法或按揉法于患者心俞、膈俞、巨阙穴施术，时间3~5分钟。在背部膀胱经做上下往返擦法，以透热为度，并配合搓胁肋部。按揉膻中穴，并配合胸前部掌摩法治疗，时间3~5分钟。按揉郄门、内关、神门、血海、三阴交穴，每穴1分钟。

4）寒凝心脉证

【主症】惊悸怔忡，心胸憋闷疼痛暴作，痛引肩背内臂并见畏寒肢冷，得温痛缓，舌淡苔白，脉沉迟或沉紧。

【治法】祛寒活血，宣痹通阳。

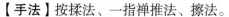

【手法】按揉法、一指禅推法、擦法。

【取穴】心俞、厥阴俞、中府、膻中、尺泽、内关、合谷、颈椎4~7夹脊穴。

【操作】患者取俯卧位。术者立于其侧方或侧后方，取其心俞、厥阴俞穴，施按揉法或一指禅推法，时间3~5分钟。在颈椎4~7颈夹脊穴施一指禅推法，操作2分钟。在背部膀胱经施擦法，以透热为度。

（三）脾

1.脾的病机特点　脾胃共处中焦，经脉互为络属表里。脾主运化水谷，胃主受纳腐熟，脾升胃降，共同完成饮食物的消化吸收与输布，为气血生化之源，后天之本，脾又具有统血，主四肢肌肉的功能。

脾的病变主要反映在运化功能的失常和统摄血液功能的障碍，以及水湿潴留，清阳不升等方面；胃的病变主要反映在食不消化，胃失和降，胃气上逆等方面。脾病常见腹胀腹痛、泄泻便溏、浮肿、出血等症。胃病常见胃脘痛、呕吐、嗳气、呃逆等症。

2.养生原则　脾病多虚、多寒。故疗脾之虚常用健脾、益气、温中推拿法。

3.推拿养生

（1）常用自我按摩导引法

①摩腹：每晚上床后，双手搓热，将掌心（劳宫穴）置于肚脐部位，按顺时针和逆时针方向各摩60次。《千金要方》曰："摩腹数百遍，则食易消，大益人，令人能饮食，无百病。"此法可健脾和胃消食。

②揉三阴交穴：盘腿端坐，用左手拇指按压右三阴交穴，左旋揉15次，右旋揉15次，然后用右手按压左三阴交穴，方法同上。此法可健脾滋阴。

③按揉内关穴：以拇食指按揉另一手的内外关，正反旋揉36次。此法可健脾理气、和胃止呕。

④益气健脾祛湿推拿法：沿足大趾内侧缘、小腿内侧胫骨内侧缘自下而上推足太阴脾经路线，每次10遍；然后点按太白、三阴交、阴陵泉及压痛点各半分钟。此法可健脾益气祛湿。

⑤健脾和胃祛痰推拿法：按揉小腿前外侧足阳明胃经，操作3遍；点按足三里、丰隆穴及压痛点，各1分钟。此法可健脾和胃祛痰。

（2）常见脾虚证的养生推拿

1）脾气虚证

【主症】纳少腹胀，饭后尤甚，大便溏薄，肢体倦怠，少气懒言，面色萎黄或㿠白，形体消瘦或浮肿，舌淡苔白，脉缓弱。

【治法】健脾益气。

【手法】按揉法、推法、摩法、捏脊法、运法。

【取穴及操作（小儿）】补脾经，推上三关，推四横纹，顺运内八卦，按揉百会穴、摩腹，捏脊。

【取穴及操作（成人）】按揉脾俞、胃俞、关元、气海、足三里、中脘，摩腹。

2）脾阳虚证

【主症】腹胀纳少，腹痛喜温喜按，畏寒肢冷，大便溏薄清稀，或肢体困重，或周身浮肿，小便不利，或白带量多质稀，舌淡胖，苔白滑，脉沉迟无力。

【治法】温阳健脾。

【手法】按揉法、擦法、推法、摩法、运法、揉法、捏脊法。

【取穴及操作（小儿）】补脾经，推上三关，顺运内八卦，揉外劳宫，揉一窝风，摩腹，捏脊。

【取穴及操作（成人）】按揉脾俞、胃俞、三阴交、足三里、关元；掌擦八髎、脾俞、胃俞穴。

3）中气下陷证

【主症】脘腹重坠作胀，食后尤甚，或便意频数，肛门坠重；或久痢不止，甚或脱肛；或子宫下垂；或小便浑浊如米泔。伴见气少乏力，肢体倦怠，声低懒言，头晕目眩，舌淡苔白，脉弱。

【治法】升阳举陷。

【手法】按揉法、推法、摩法、揉法、捏脊法。

【取穴及操作（小儿）】补脾经，推上三关，摩百会，补肾经，揉气海，揉外劳宫，揉一窝风，摩腹，捏脊。

【取穴及操作（成人）】按揉脾俞、胃俞、百会、气海、关元、三阴交、足三里、阴陵泉。

4）寒湿困脾证

【主症】脘腹痞闷胀痛，食少便溏，泛恶欲吐，口淡不渴，头身困重，面色晦黄，或肌肤面目发黄，黄色晦暗如烟熏，或肢体浮肿，小便短少，舌淡胖，苔白腻，脉濡缓。

【治法】温中健脾，燥湿和胃。

【手法】按揉法、掐法、推法、摩法、捏脊法。

【取穴及操作（小儿）】补脾经，推上三关，揉一窝风，掐列缺，揉气海，揉外劳宫，摩腹，捏脊。

【取穴及操作（成人）】按揉脾俞、胃俞、足三里、阴陵泉、三阴交、丰隆、神阙、关元。

（四）肺

1.肺的病机特点 肺的病变主要反映在肺系，呼吸功能失常，宣降功能失调，通调水道、输布津液失职，以及卫外机能不固等方面。临床以咳嗽，气喘，咯痰，胸痛，咽喉痒痛，声音变异，鼻塞流涕，或水肿等为肺病的常见症，其中以咳喘更为多见。肺病的症候有虚实两类。虚证有肺气虚和肺阴虚，实证多因风、寒、燥、热等外邪侵袭和痰饮停聚于肺而成。

2.养生原则 肺病有虚实两类，治宜虚则补之，实则泻之。

3.推拿养生

（1）肺系病证自我按摩养生法

①护胸：分别甩左右手，掌置同侧胸壁，用力朝对侧来回摩擦各10次，然后用双手掌自上而下的轻轻拍击胸部10次。此法能宽胸理气。

②干沐浴：用双手对全身进行有规律、用力适度的来回按摩。操作顺序是先头面、颈胸、上肢，再背腰腹肋，次双下肢。此法能助正气，抗外邪，润肌肤，温分肉。

③勾揉天突穴：用屈曲中指置天突穴处，向下勾揉约1分钟。此法可宽胸解郁，利肺气。

④调肺气：双手拇指按置于中府穴向上推揉至云门穴以得气为度，然后拇、食、中指平放第1、2、3肋间，往返推擦1分钟。此法用以调理肺气。

⑤擦大椎：单掌横置于大椎穴，以大鱼际及食、中指往返擦动，以热为度。此法可温阳散寒。

⑥擦迎香：用双手食指上下擦动两侧迎香穴，边擦边快速呼吸，以局部发热为度。此法可宣肺利窍。

（2）常见肺经病证的推拿方法

1）风寒犯肺证

【主症】咳嗽，咳少量稀白痰，气喘，微有恶寒发热，鼻塞，流清涕，喉痒，或见身痛无汗，舌苔薄白，脉浮紧。

【治法】祛风散寒，宣肺解表。

【手法】一指禅推法、揉法、点揉法、擦法、拿法。

【取穴及操作（小儿）】推攒竹，推坎宫，揉太阳，黄蜂入洞，揉耳后高骨，拿风池，拿合谷，清肺经，推三关。

【取穴及操作（成人）】一指禅推法于风池、风门、合谷、列缺操作约3分钟；拇指点、揉大杼、肺俞；横擦前胸部，沿锁骨下缘开始到十二肋；直擦背部膀胱经，以透热为度。

2）风热犯肺证

【主症】咳嗽，痰少而黄，气喘，鼻塞，流浊涕，咽喉肿痛，发热，微恶风寒，口微渴，舌尖红，苔薄黄，脉浮数。

【治法】疏风解表，清热宣肺。

【手法】一指禅推法、点法、拨法、拿法。

【取穴及操作（小儿）】清天河水，退六腑，清肺经，清板门，清大肠，掐揉少商。

【取穴及操作（成人）】一指禅推或拇指点、拨风池、风府、大椎，拨斜方肌，拿肩井，点、拨鱼际、外关、云门、少商、上廉泉。

3）肺气虚证

【主症】咳嗽无力，气短而喘，动则尤甚，咳痰清稀，声低懒言，或有自汗、畏风，易于感冒，神疲体倦，面色淡白，舌淡苔白，脉弱。

【治法】宽胸理气。

【手法】一指禅推法、摩法、拿法、揉法、擦法。

【取穴及操作（小儿）】补脾经，补肺经，揉二马，揉肾顶，摩中脘，按揉肺俞、脾俞、胃俞。

【取穴及操作（成人）】横擦前胸部：沿锁骨下缘开始到十二肋，往返2~3遍。横擦肩、背、腰部：从肩背部开始到腰骶部，再横擦前胸；竖擦背部膀胱经，以透热为度。一指禅推法或按、揉法在背部两侧肺俞、膈俞操作，每穴约2分钟。拿上肢，理手指，最后搓抖上肢，3~5分钟。

（五）肾

1.肾的病机特点　肾位于腰部，左右各一。肾的主要生理功能是藏精、主水、纳气、生髓、主骨，主人体的生长、发育、生殖功能。肾开窍于耳及二阴，与膀胱相表里。肾主虚无实，多由于劳倦过度、情志失调、饮食不节、久病失治等因素引起。症见脱发、齿摇、耳鸣、耳聋、头晕目眩、腰脊酸痛、浮肿、阳痿、遗精、月经失调、小儿五迟等一系列虚弱性的证候。在病理上主要表现为藏泄失常及阴阳失调。肾虚分为精气亏虚、阴虚及阳虚，其寒为阳虚之病，其热为阴亏之变。

2.养生原则　肾主虚无实，治宜虚则补之。在补肾总原则的指导下，又可根据不同病机特点具体选择相应的治法。肾阴亏虚，宜滋养肾阴；肾阳虚衰，宜温补肾阳。

3.推拿养生

（1）防治肾虚证的常用自我按摩导引法

①浴面：两手覆面擦摩，由下而上，至额部，再从两鬓擦下。如《急救广生集·十二段动功》曰："浴面部，将两手自相摩热，覆面擦之，自颈及发际，如浴面之状，则发不白而颜如童矣。"此法可补肾益胃气。

②摩眼：闭目，以手指由内眦处向外眦处分抹。如《三元参赞延寿书·神仙救世却老还童真诀》曰："以大拇指背拭目，大小九过，使无翳障，明目去风，亦补肾气。"此法可补肾明目。

③熨目：双手掌相摩擦极热后，再置于眼部，以热熨眼部，约30次。《寿世传真·分行外功诀》曰："目功，每睡醒且勿开目，用两大指背相合擦热，揩目十四次，仍闭住，暗轮转眼珠，左右七次，紧闭少时，忽大睁开。"此法可补肾明目。

④鸣天鼓：两掌心贴住耳孔，食指用力弹风池穴。《急救广生集·十二段动功》曰："鸣天鼓，将两手掌掩两耳窍，先以第二指压中指弹脑后骨上，左右各二十四次，既能聪耳，又能去头眩。"此法可补肾聪耳。

⑤擦双耳：两手掌置于两耳后，用力向前擦双耳36次。《三元参赞延寿书·神仙救世却老还童真诀》曰："又摩耳根、耳轮不拘遍数，所谓修其城郭以补肾气，以防聋聩。"此法可补肾聪耳。

⑥栉发：以两手从上至下摩擦36次。《诸病源候论·须发秃落候》曰："又云：当数易栉，栉之取多，不得使痛，亦可令待者栉。取多，血液不滞，发根常牢。"此法可补肾固发。

⑦叩齿：上下牙齿相叩36次。《三元参赞延寿书·神仙救世却老还童真诀》曰："定心闭目，叩齿三十六通，以集身中神气。"此法可补肾固齿。

⑧摩擦腰脊：双手掌放在肾俞穴上，然后向下到骶部快速摩擦，以透热为度。《摄生要义·按摩篇》曰："摩肾堂热则肾气透，而易于生精。"此法可补肾益精。

⑨叩腰脊：两手握空拳，用拳眼叩击腰脊两侧，下至骶部，叩击时可配合弯腰动作，往返操作20次。此法可激发肾气，强腰健膝。

⑩擦肾俞：两手搓热后用手掌上下来回擦肾俞穴50~60次，两侧同时或交替进行。明代曹士衍的《保生秘要》曰："掌心无事任擦搓，早晚摩两胁、肾俞、耳根、涌泉，令人搓百四十回，固精多效。"此法可补肾固精。

⑪擦腰骶：身微向前倾，屈肘，两掌尽量上置于两侧腰背部，以全手掌尤以小鱼际着力，向下至尾骶部快速搓擦，以局部发热为度。此法可温肾壮阳。

⑫摩脐：两手重叠，以脐为中心，逆、顺时针按摩各36圈。此法可补益肾气。

⑬摩腹：可单手或双手叠加，按顺时针和逆时针，各按揉腹部36圈，以舒适为度。此法可补肾益气。

⑭揉丹田：丹田位于肚脐下1~2寸处。方法是将手搓热后，用右手中间三指在该处旋转揉动50~60次。《寿世青编·十二段动功》曰："摩丹田八，法将左手托肾囊，右手摩丹田，三十六次。然后左手转换如前法，暖肾补精。"此法可健肾固精，并改善胃肠功能。

⑮缩二阴：吸气时收缩前阴和肛门36次，呼气时放松。《养生秘旨·丹阳祖师回阳固本十六锭金诀》曰："一升便提，气气归脐，一降便咽，水火相见……遇鼻入息曰吸，即便升气，将下部前后着力一提，气气归脐也。遇鼻出息曰降，即便放身自在，徐徐出气，咽津一口，汨然有声，亦以意存送于脐中，乃是一降便咽，水火相见也……久而百病皆除，延年益寿矣。"此法可补肾益气。

⑯擦涌泉：双手掌来回交叉搓摩两脚底令热，并点按涌泉。《急救广生集·勿药须知》曰："盖涌泉穴血在两足心内，摩热睡下，最能固精融血，康健延寿，益人之功甚多。"此法可引虚火下行，对心悸失眠、双足疲软无力等有防治作用，能强筋健步。

（2）常见肾虚证的推拿养生

1）肾精不足证

【主症】小儿生长发育迟缓，身体矮小，囟门迟闭，智力低下，骨骼痿软；男子精少不育，女子经闭不孕，性欲减退；成人早衰，腰膝酸软，耳鸣耳聋，发脱齿松，健忘恍惚，神情呆钝，两足痿软，动作迟缓，舌淡，脉弱。

【治法】补肾益气。

【手法】按揉法、擦法、推法、摩法。

【取穴及操作（小儿）】推上三关，补脾经，退六腑，补肾经，推四神聪，揉上马，揉小天心，揉肾顶。

【取穴及操作（成人）】按揉气海、肾俞、关元、太溪、足三里。横擦八髎，擦命门。

2）肾阳虚证

【主症】头目眩晕，面色㿠白或黧黑，腰膝酸冷疼痛，畏冷肢凉，下肢尤甚，精神萎靡，性欲减退，男子阳痿早泄、滑精精冷，女子宫寒不孕，或久泄不止，完谷不化，五更泄泻，或小便频数清长，夜尿频多，舌淡，苔白，脉沉细无力，尺脉尤甚。

【治法】温补肾阳。

【取穴】命门、气海、腰阳关、八髎、肾俞、关元。

【手法】按揉法、振法、擦法。

【操作】用指振法在气海、关元穴操作，手法要求温热深透，时间1分钟。先用掌横擦法在命门、肾俞穴处操作，后用掌横擦法在腰阳关、八髎穴处操作，手法要求以透热为度。

3）肾阴虚证

【主症】腰膝酸软而痛，头晕，耳鸣，齿松，发脱，男子阳强易举、遗精、早泄，女子经少或经闭、崩漏，失眠，健忘，口咽干燥，形体消瘦，五心烦热，潮热盗汗，骨蒸发热，午后颧红，小便短黄，舌红少津、少苔或无苔，脉细数。

【治法】滋阴补肾。

【取穴】三阴交、血海、曲泉、涌泉、复溜、太溪、然谷、肾俞。

【手法】按揉法、弹拨法、擦法。

【操作】用按揉法在三阴交、血海穴、复溜、太溪、然谷、肾俞操作，手法要求缓慢深沉，时间每穴操作1分钟。用弹拨法在曲泉、涌泉穴操作，手法要求轻快，以得气为度，每穴操作1分钟。用擦法在涌泉穴操作，以透热为度。

4）肾气不固证

【主症】腰膝酸软，神疲乏力，耳鸣失聪；小便频数而清，或尿后余沥不尽，或遗尿，或夜尿频多，或小便失禁；男子滑精、早泄；女子月经淋漓不尽，或带下清稀量多，或胎动易滑，舌淡，苔白，脉弱。

【治法】固肾涩精。

【取穴】肾俞、关元、气海、志室、命门、八髎。

【手法】擦法、按揉法。

【操作】患者取俯卧位。用掌横擦法在肾俞、志室、命门及八髎穴操作，手法要求以透热为度。患者取仰卧位。按揉肾俞、关元、气海、志室、命门，以得气为度。

七、推拿养生的注意事项与禁忌

（一）推拿养生的注意事项

推拿养生可以延年益寿，但是必须要掌握正规操作，如果不了解相关注意事项，用之

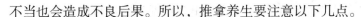

不当也会造成不良后果。所以，推拿养生要注意以下几点。

1.掌握推拿养生的基本原则

（1）推拿养生操作要有度、有节、有序。有度，即推拿操作手法要规范，达到"均匀、有力、持久、柔和"的基本要求；手法频率恒定，不能忽快忽慢；手法力量适宜，不能忽轻忽重，要做到轻而不浮，重而不滞；手法动作连贯，不能有间断；手法操作要刚柔互济，变换自如，力量深透。有节，即要求安排好推拿养生的操作时间和刺激量。具体情况需根据年龄、体质而定，常人每天两次即可；每次操作时间可在半小时左右。如全身的养生推拿则不应少于一个小时。手法操作的刺激强度宜先轻后重、先慢后快、循序渐进。有序，即在操作中常规的顺序，一般情况下是由上而下，自外而内，自前而后，逐渐扩大，徐缓进行。除按部就班的操作外，亦需要协调局部操作与整体操作的关系。具体部位选用相应手法操作，同时注意手法之间的配合运用。

（2）推拿养生操作要重视经络腧穴理论。中医推拿的最大特色是有中医的经络理论作指导，故在操作过程中要遵循中医的经络腧穴指导下的养生理论。要熟识常用的养生穴位，取穴宜少而精。对于人体穴位的推拿，要有"得气"感。即在相应的穴位进行操作时要有酸麻胀感或放射性反应，以保证操作效果。

（3）推拿养生要持之以恒，贵在坚持。要有信心和恒心，养生不是一朝一夕的功夫，需要时间的积累逐渐显示出效果。坚持每天操作两次，清晨起床前和夜间临睡前。不可急于求成，更不要半途而废。

（4）推拿养生中应注意生活节制。保护先天之本，应节制房事，颐养肾精；保护后天之本，改善生活习惯，戒除烟酒，饮食规律有节，少食辛辣，起居有常，劳逸结合。最好配合其他养生法。

（5）避免在饥饿、过饱、酗酒或过度疲劳时操作。

2.推拿养生操作前的注意事项

（1）要做到身心放松，全身不要紧张。操作时要思想集中，心平气和。同时，要保持个人卫生，常洗澡，勤更衣；保持全身舒展、肌肤通透，以利于人体经络气血的运行。

（2）每次推拿操作前要穿宽松衣服，排除二便，并注意避风。

（3）为避免擦伤皮肤和增强效果，可在推拿时应用一定的推拿介质，如滑石粉、推拿精油、香油等均可选用。特别是老年人皮肤退化松弛，有皱褶，推拿操作时更需要使用介质。另外，针对不同病症选用治疗性介质，如冬青油、红花油、葱姜水、薄荷水、按摩乳等。

（4）注意选择合适的推拿体位。一般体位选择以操作者便于操作，受术者感到舒适而不易疲劳为原则。年老体弱者尤其要注意，一般采用卧位较好，避免晕倒、摔伤等不良后果。

3.推拿养生操作中的注意事项

（1）操作中注意用力恰当，轻重适度，由轻逐渐加重。力量小起不到应有的刺激作用，力量过大则产生疲劳，且易损伤皮肤。

（2）每次操作时注意观察患者或者自身的各种反应，出现情况及时进行调整。一般第一次接受推拿的人，对疼痛耐受较低。尤其是足底按摩，按摩后的足部肌肉往往会继续一两天疼痛。注意疼痛和疗效的区别，并不是出现疼痛才有疗效。如果疼痛持续，则要检查是否有淤血或皮损。推拿过程中损伤血管或软组织均可引起内出血而出现瘀斑。骨骼关节错位亦可引起疼痛，如出现应找专业医务人员处理。

（3）操作中对患者皮肤局部疾病一定要避开，如急性发炎、创伤、皮肤病、癌症或手术切口。

（4）操作中对患者身体状况不好的要倍加留意，如孕妇、老年人或患有糖尿病、心脏病、静脉曲张和关节活动障碍等患者。

4. 推拿养生操作后的注意事项

（1）推拿操作后出汗，应注意避风，以免感冒。

（2）推拿操作后头晕，应注意休息一会，及时补充水分或糖水。

（3）推拿操作后出现轻微疼痛，一般不需要处理，但随时观察。

（二）推拿养生的禁忌

推拿有舒筋活络、行气活血、消肿散瘀、调和阴阳等作用，有很好的保健养生作用。但也不是适合所有的疾病，有一些情况不能选用推拿养生，否则会贻误治疗，影响病人的恢复。以下情况就不适合推拿养生操作。

1. 各种传染性疾病，如流感、白喉、痢疾、乙脑、脑膜炎及其他急性传染病。

2. 各种急性炎症，如急性化脓性扁桃体炎、蜂窝组织炎、急性阑尾炎等。

3. 各种严重病症，如严重心脏病、肾脏病、肝脏病及肺病等。

4. 恶性肿瘤、恶性贫血、久病体弱而极度消瘦虚弱的人。

5. 血小板减少性紫癜、过敏性紫癜、血友病等出血性疾患的病人。

6. 大面积的皮肤病人或者患溃疡性皮炎的病人。

7. 老年人骨质疏松、关节韧带松弛等患者尤其要注意，以免造成骨折、关节脱位，甚至其他不良后果。

8. 骨折病人不能做推拿，但在整复后，形成骨痂后可适当推拿，以促进血液循环，消肿止痛。关节脱位病人一般不能推拿，复位后可行适量推拿，但必须要注意，且初期不要做被动活动。

第四节　针灸养生法

一、针刺养生法

（一）针刺养生的作用

针刺养生是指运用不同的针具，采用各种补泻手法，刺激人体各部位的相应腧穴，激发机体的经气运行，以增强人体的新陈代谢机能，从而达到强身健体、预防疾病、益寿延年之功。当针刺在用于养生保健时则不同于治病疗疾，在腧穴的选择、手法运用及针刺的刺激量等方面均有其特点。在选穴上主要是选用一些常用的保健强壮要穴，而在手法及针刺的刺激量上宜适中，不宜过强。针刺具有养生保健的效果，其主要具有以下三个方面的作用。

1.疏通经络 中医理论中的"不通则痛"主要是指机体经络闭阻不通，气血运行不畅所引发的一系列不适之症状。正如《灵枢·九针十二原》中所指出的"欲以微针，通其经脉，调其血气。"而针刺的作用主要就在于疏通经络、畅通气血之运行，从而消除这些不适的症状，以达到"通则不痛"的目的。因此，若是机体因各种原因所致的局部气血运行不畅，针刺局部或相应腧穴即能起到疏通经络，畅通气血的作用，从而把疾病消除在萌芽状态。对于针刺过程中出现的一些难以得气或经气难以到达病所者，可采用增加刺激量或是采用青龙摆尾、白虎摇头、赤凤迎源、苍龟探穴等手法来起到通经接气的作用，以更好地发挥针刺疏通经络之功效。

2.扶正祛邪 针刺养生的基本法则即在于扶正祛邪。《内经》曰："正气存内，邪不可干。"扶助正气，补益脏腑气血，增强机体抵御疾病的能力是针刺养生的主要目的。《素问·评热病论》曰："邪之所凑，其气必虚。"因此，通过消除致病因素可使邪气得以祛除，而正气能得到固护。当人体在正常的生理活动下，通常也会出现一些虚实的偏差。因此，针对不同个体的不同时期出现的虚实偏差，通过针刺，使虚则补之，实则泻之，从而起到调整虚实、扶正祛邪的作用，最终使机体趋于健康平衡的状态。

3.调和阴阳 人体能保持健康的根本因素在于阴阳达到一种动态的协调平衡状态，即所谓"阴平阳秘，精神乃治"。疾病的产生从根本意义上可归结于阴阳失调，外邪、内伤、情志等因素皆可导致机体阴阳的偏盛或偏衰，使脏腑经络功能失常，进而产生疾病。而调和阴阳是针刺养生的根本目的。针刺通过疏通经络，调理脏腑阴阳，使机体的气血流通，从而达到阴平阳秘的境界，同时也起到了养生保健的目的。

（二）针刺养生的特点

1.酌情选穴 针刺养生一般选取的穴位以一些常用的保健强壮穴位为主，并根据个体的情况不同进行选穴针刺。一般选穴可取某一单穴，亦可选取多个穴位配合组穴治疗。单穴通常用于突出增强某一方面效应时选取，如需整体进行调理时可以将多个穴位组合应用。具体应用时宜根据个体的不同差异而酌情选穴。

2.和缓为宜 保健养生与一般临床治疗所针对的对象是不同的，前者以增强体质或调整亚健康的状态为主要目的，而后者则是针对患病的人群。因此，在针刺养生时，施针时的手法和刺激量以和缓为原则。施针时刺激量宜适中，以受术者能产生适宜针感即止。一般不宜久留针，针刺深度也不宜过深，尤其是老人、体弱人群等尤应注意。而对于形盛体胖者则可酌情适当增加刺激量及针刺深度。

3.方法多样 针刺养生的特色之一就在于方法的多样性。一般通常使用的方法有毫针针刺、皮肤针叩刺及耳针疗法等。具体应用时应根据不同适应证，以及不同情况来选择使用合适的针刺方法，来起到保健养生的作用。

4.贵在坚持 针刺保健养生对于调整机体亚健康状态有很好的效果。通过刺激相应的经络穴位，起到疏通经脉气血、扶正祛邪、调和阴阳的作用。若要达到养生保健的目的，贵在日常的坚持，不能急功近利、一蹴而就。特别是针对一些慢性不适症状，尤其需要持之以恒、日积月累，一般都会有不错的效果。

（三）针刺养生的方法

针刺养生根据针具的不同可有毫针、皮肤针等针法；此外适宜养生的还有特定部位的刺法，如耳针等。

1.毫针针刺 毫针针刺是最常用的针刺养生的方法，操作时主要强调针刺的手法。针刺得气是获得良好效果的必要前提，通过进针后施以提插捻转等行针手法使被施术者在局部有酸胀、麻木等自觉反应即为得气。之后可根据个体的功能状态，进行进一步补泻手法的操作以起到调节阴阳平衡的作用。依据针刺养生以和缓为宜的特点，一般多采用平补平泻手法来调节脏腑经络功能，扶助人体正气，使机体保持良好的状态。平补平泻手法的操作方法是：一般在针刺得气后，以均匀、平和的力来行幅度及频率相等且适宜的捻转提插。其中主要体现的是一种适宜平和的刺激，有舒适之感为宜，以达到养生保健的功效。

2.皮肤针法 皮肤针法是用皮肤针叩刺人体体表的局部部位或腧穴的一种防治疾病的方法。人体经络系统中的皮部即为按照经脉分布的皮肤，是十二经脉之气散布的部位，有保护机体，抵御外邪侵袭的作用。用皮肤针进行局部叩刺，有疏通经脉、调节脏腑阴阳平衡之效，达到防治疾患的目的。一般操作时将针头对准皮肤，运用腕部力量使针柄有节律地上下叩击相应部位。以弱刺激为主，以局部皮肤微微潮红与充血为度，不宜以强刺激。

3.耳针 耳针主要是采用毫针或其他针具、颗粒物等刺激耳穴特定部位的一种针刺方法。耳穴与人体的脏腑经络之间密切关联。耳穴能够反映人体各部的健康状况，而且通过刺激相应的耳穴能够调节脏腑的功能状态，起到防治疾病的作用。耳穴用于养生的刺激方法可以有毫针刺法、埋豆法等。其中，毫针刺法宜选取 0.25~0.30mm 粗细且长为 13~25mm 的毫针，针刺深度以 0.1~0.2cm 为宜，不穿透对侧皮肤为度。行针手法可用捻转法，刺激强度不宜过大，选穴不宜过多，一般留针 15~20 分钟。耳穴埋豆则是较为常用的养生保健方法，主要是用以王不留行籽、磁珠等为主的光滑物体用胶布贴于相应耳穴部位的一种方法。一般敷贴完后可留置 2~3 天，其间可每日于饭后自行进行按压刺激，以自我感觉微微作痛为度，不宜过重，以免皮肤破损。

（四）针刺养生的常用腧穴

1.足三里 足三里穴是足阳明胃经的腧穴，为合穴及胃下合穴。其位于小腿前外侧，当犊鼻下 3 寸，距胫骨前缘一横指。足三里历来为全身强壮保健的要穴之一，有健脾益气，增强消化的功能，以及提高机体免疫力的功效。一般以毫针直刺 1~2 寸，可单侧取穴，也可双侧共同取穴。针刺得气后一般即可出针，年老体弱者留针 15 分钟，可坚持每日治疗，也可隔日 1 次。

2.三阴交　三阴交穴为足太阴脾经的腧穴。三阴交位于小腿的内侧，当足内踝尖上3寸，胫骨内侧缘的后方。该穴有调补肝、脾、肾三脏的作用，具有补益肝肾、健脾和胃、调经止带、疏经通络的作用，尤其是对于生殖泌尿系统的功能有良好的调节作用。一般以毫针直刺1~1.5寸，得气后即可出针，也可留针15分钟，每日1次或者隔日1次。孕妇禁用。

3.关元　关元穴为任脉之腧穴，同时也是小肠之募穴。关元位于前正中线上，脐中下3寸，是常用的强壮保健穴位之一。关元有温肾固本、回阳固脱、健脾止泻、调理冲任的作用。用毫针直刺1~1.5寸，针刺得气后即出针，也可留针15分钟，每周1~2次。孕妇慎用。

4.气海　气海穴为任脉之腧穴。气海位于腹部前正中线上，脐下1.5寸。气海有益气固本、升阳举陷、调理冲任之功效，尤其对于泌尿生殖系统具有调节作用。一般用毫针直刺1~1.5寸，针刺得气后即出针，也可留针15分钟，每周1~2次。孕妇慎用。

5.命门　命门穴为督脉之腧穴。命门位于腰部后正中线上，当第二腰椎棘突下凹陷中，为温肾壮阳的保健要穴，具有温阳补肾之功效。研究表明命门穴对于遗精、阳痿、早泄、遗尿、月经不调、四肢冰冷等症状具有较好的改善作用。一般可用毫针向上斜刺0.5~1寸，得气后出针，也可留针15分钟，每周1~2次。孕妇慎用。

6.肾俞　肾俞穴为足太阳膀胱经的腧穴，为肾之背俞穴。肾俞位于腰部，当第二腰椎棘突下，旁开1.5寸。肾为先天之本，肾俞有温通元阳、补益肾精、强健腰背之功效，尤其是对于泌尿、生殖系统疾患具有良好的防治作用。一般可以用毫针直刺0.5~1寸，得气后出针，也可留针15分钟，每周1~2次。孕妇慎用。

7.曲池　曲池穴为手阳明大肠经的腧穴，又为合穴。曲池位于屈肘成直角时，肘横纹外侧端与肱骨外上髁连线的中点。曲池有疏经通络、清热凉血、理气活血之功效。现代医学研究发现曲池具有良好的辅助降压之功效，此外对于咽痛、齿痛等五官热性病症及湿疹等皮肤外科疾患均有良好的防治之功效。一般可以用毫针直刺0.5~1寸，得气后出针，也可留针15分钟。每日1次或隔日1次。孕妇慎用。

8.中脘　中脘穴为任脉之腧穴，为胃之募穴，又为八会穴之腑会。中脘穴位于上腹部，前正中线上，脐中上4寸。中脘穴具有健脾和胃之功效，其为调理脾胃的保健要穴，能够增强胃肠消化及吸收的能力，该穴主要是通过培补后天之本从而使气血得以旺盛。一般可以用毫针直刺0.5~1寸，待得气后出针，也可留针15分钟，每周1~2次。

（五）针刺养生的注意事项与禁忌

1.过度疲劳、精神紧张、过饥、过饱、大汗淋漓、醉酒等情况下不宜立即进行针刺。

2.体质虚弱者，在进行针刺手法操作时手法刺激不宜过强，并尽量选择卧位。

3.常有自发性出血或损伤后出血不止者，不宜针刺。

4.局部皮肤有感染、瘢痕、溃疡、肿瘤的部位，不宜针刺。

5.妇女怀孕3个月以内，不宜针刺小腹部、腰骶部的穴位。孕期3个月以上者，腹部、腰骶部的穴位均不宜针刺。怀孕期间，合谷、三阴交等一些活血通络的穴位应禁刺。月经期间，若非调经，也应慎用针刺。

6.眼区及项部的风池、风府、哑门等腧穴针刺时应注意针刺的角度、深度和方向，不宜行大幅度的提插捻转等手法，以免损伤重要组织，造成严重后果。

7.在胸部、胁肋部、背部等腧穴进行针刺时尤其应注意不宜直刺、深刺。

8.针刺局部的皮肤应注意消毒，并且采用一次性针具为宜。

9.若发生晕针，应立即拔针，并静卧休息，注意室内通风，并可饮用适量温水。

二、灸法养生

（一）灸法养生的作用

灸法养生主要是利用艾叶或药物在特定穴位或部位上进行施灸，通过温热的刺激及药物的药性作用，来达到防病养生的目的。利用灸法来进行养生从古即有，《扁鹊心书》中指出："人于无病时，常灸关元、气海、命门、中脘，虽未得长生，亦可得百岁矣。"灸法养生从古至今，历来为广大群众所推崇，是行之有效的养生保健的方法。

1.**温通经脉，行气活血** 《素问·刺节真邪论》说："脉中之血，凝而留止，弗之火调，弗能取之。"气血运行具有得温则行，遇寒则凝的特点。灸法其性温热，可以温通经脉，促进气血运行。

2.**培补元气，预防疾病** 《扁鹊心书》指出："夫人之真元，乃一身之主宰，真气壮则人强，真气虚则人病，真气脱则人死，保命之法，灼艾第一。"艾为辛温阳热之药，可补肾固元，古语有云"正气存内，邪不可干"，故艾灸有培补元气、预防疾病之作用。

3.**健脾益胃，培补后天** 灸法对脾胃功能有着很好的调节作用，《针灸资生经》指出："凡饮食不思，心腹膨胀，面色萎黄，是谓之脾胃病者，宜灸中脘。"在中脘穴施灸，可以温运脾阳、补中益气。此外，常灸足三里，能促进消化系统的功能进一步提高，从而增加人体对营养物质的吸收，进而以濡养全身，亦可收到防病治病、抗衰防老的效果。

4.**升举阳气，调和营卫** 《素问·经脉篇》云："陷下则灸之。"气虚则下陷，清阳不得以上升，因而卫阳则不固，腠理则疏松，进而机体易感病邪而致病。常施灸法，可以升举阳气，抵御外邪，调和营卫，从而起到防病治病的作用。

（二）灸法养生的特点

1.**易于推广** 灸法养生有各种形式，其操作方法相对来讲简便易学。除了化脓灸以外，其他多数灸法所产生的温热舒适感通常较易被多数人所接受，因而非常容易推广。此外，灸法养生中还可以使用一些温灸的工具，如木制温灸盒、温灸棒等等，这些器具能便于自行进行保健灸疗。

2.**应用广泛** 灸法既可以预防疾病，亦能够治疗疾患。在无病时进行灸疗可以强身健体、舒缓身心，尤其是针对亚健康所产生的诸多不适的症状具有较好的改善作用。艾灸养生的应用较为广泛，还表现在其适宜的年龄等方面具有广泛性，无论是小儿还是成人均能使用灸疗进行养生保健。

3.**效果肯定** 艾灸的养生方法操作简便而疗效肯定，尤其是针对一些虚寒性病证，效果尤其得到肯定。譬如常见的有灸疗中脘穴可舒缓虚寒性胃痛；通过艾灸阿是穴可治疗局部疼痛等，往往能起到立竿见影的效果。而对于一些慢性不适的症状，只要持之以恒进行灸疗，会有很不错的效果。

4.安全可靠 艾灸养生是一种自然疗法，属于外治法，通过在特定部位进行施灸治疗，可以起到温通经脉、平衡阴阳的功效，同时又没有口服药物后可能发生的毒副作用。若即使出现"晕灸"的情况，也只需去掉艾灸之物，在平躺片刻后即可恢复。

（三）灸法养生的方法

灸法根据施灸的材料不同可以分为艾灸法和非艾灸法两类。使用艾叶为主要施灸材料的则称为艾灸法，这是目前应用最为广泛的灸法保健的方法。非艾灸法是指使用非艾叶作为施灸材料的其他各种灸法，主要有灯火灸、药捻灸、药线灸、药笔灸及黄蜡灸等等。艾灸从操作方式上分，可分为艾炷灸、艾条灸、温针灸及温灸器灸，其中以艾炷灸、艾条灸、温灸器灸最为常用；从方法上分，又可分为直接灸、间接灸、悬灸和实按灸。保健养生的灸法大多是采用艾条灸及艾炷灸，在方法上采用直接灸、间接灸和悬灸均可以，主要是视个体情况而定。

1.直接灸 直接灸是艾炷灸的一种，又称为明灸、着肤灸。直接灸是将艾炷直接放在穴位皮肤上施灸的一种方法。根据灸后对皮肤刺激程度的不同，分有瘢痕灸和无瘢痕灸。若施灸时需将皮肤灼伤化脓，愈后留有瘢痕者，则称为瘢痕灸。若不使皮肤灼伤化脓，不留瘢痕者，则称为无瘢痕灸。

2.间接灸 又称隔物灸。施用灸法时，可在艾炷与皮肤间隔着姜片（隔姜灸）、蒜片（隔蒜灸）、食盐末（隔盐灸），或在药品制成的薄饼（附饼灸、豉饼灸、椒饼灸等等）上施灸，则称为间接灸。在应用间接灸施灸法时，可以根据个体的具体情况，选择相应的隔物来进行灸疗，以提高灸法对个体疗效的作用。

3.悬灸 悬灸是将艾条点燃后悬于施灸部位之上而进行施灸的一种灸法。根据施灸手法不同分为温和灸、雀啄灸、回旋灸。温和灸则是将艾条燃着的一端与施灸部位的皮肤保持一寸左右的距离，使患者局部皮肤有温热感而无灼痛的一种施灸方法；雀啄灸是将艾条燃着的一端在施灸的部位上作一上一下、忽近急远的一种施灸方法，形如雀啄；回旋灸法又称为熨热灸法，是指将燃着的艾条在穴位区域的上方作往复回旋移动的一种艾条悬灸施灸方法。

4.实按灸 实按灸是艾条灸中的一种。古时太乙针灸和雷火针灸属于实按灸。其是将艾条（药艾条）的燃着一端，在与穴位间垫隔布或者数层棉纸，紧按在穴位上施灸，使热气透入机体内，待火灭热减后，再重新点火按灸，每穴每次可以反复按灸数次。对于风湿痹痛较为有效。

施灸时通常根据体质情况及所需的养生要求选好相应穴位，将点燃的艾条或艾炷对准穴位或置于穴位上，使局部感到有舒适的温热感，并能耐受为度。若是采用瘢痕灸，相应的灸疮形成过程就较为痛苦，另外，运用此法时需要注意的是疗效与是否能形成灸疮密切相关。一般来讲，瘢痕灸在当今的保健养生灸疗中较少运用。

在传统施灸方法中，对施灸时间的把握，多以艾炷的大小和施灸壮数的多少来计算。

艾炷是用艾绒捏成的圆锥形的用量单位，分大、中、小三种。如蚕豆大者一般为大炷，如黄豆大者一般为中炷，如麦粒大者一般为小炷。以每燃烧一个艾炷称为一壮。在实际应用时，可根据个体的体质强弱而取舍。一般来讲，取中炷居多，而对体质较强者，宜用大炷；对体质较弱者，宜用小炷。艾灸的施灸时间一般以控制在10~15分钟之间为宜，并可根据不同的情况做相应的调整，如春、夏二季，施灸时间宜短，秋、冬宜长；四肢、胸部施灸时间宜短，腹部、背部宜长。老人、妇女、儿童施灸时间宜短，青壮年则时间可略长。

（四）灸法养生的常用腧穴

肾为先天之本，脾胃为后天之本，任督二脉总领阴阳之脉，因此，灸法养生常常选取脾胃、肾经及任督二脉等经脉的腧穴为主。

1.足三里 定位和功效同前。

［施灸方法］艾条灸、艾炷灸均可选择，时间一般控制在10~15分钟左右。足三里的瘢痕灸为古代养生家所推崇，即所谓"若要安，三里常不干"就是指此种灸法，在当下运用较少。瘢痕灸是运用艾灸使局部化脓形成灸疮，并通过灸疮刺激局部组织，激发人体的自身免疫力来达到强身防病疗疾的目的。

2.神阙 神阙穴即指肚脐，在腹的中部，脐的中央，属任脉的腧穴。神阙穴具有温补元阳、回阳固脱、健运脾胃之功效，可以治疗腹痛、泄泻及阳气虚脱等证。

［施灸方法］可采用艾条温和灸、艾炷间接灸法。艾条灸一般可灸10~15分钟；间接灸可采用隔盐灸法，将食盐填于脐中，使脐窝填平，放置姜片，其上再置以艾炷施灸，一般可灸7~10壮，具有强身健体、延年益寿之功效。

3.关元 定位和功效同前。

［施灸方法］用艾条进行温和灸可以每周灸治1~2次，冬季可增加频次，每次灸治10~15分钟；间接灸可采用隔姜灸法，每次灸治5~7壮，以使施灸局部的皮肤潮红为度。持之以恒施灸关元穴可以使人体阳气充足，具有延年益寿的功效。

4.大椎 大椎穴位于后背正中线上，第七颈椎棘突下的凹陷之中，属于督脉的腧穴，是督脉与手足三阳经的交会穴，其总督一身之阳气。大椎穴能够主治外感病证、骨蒸盗汗、风疹、神志病及头项强痛等。现代医学研究发现，艾灸大椎穴具有很好的退热、解痉，提高人体免疫功能的作用。

［施灸方法］可选用艾条温和灸或艾炷直接灸，艾条每次可以灸治5~10分钟；艾炷灸每次可灸3壮。

5.膏肓 膏肓穴位于背部，当第四胸椎棘突下旁开3寸，属于足太阳膀胱经的腧穴，可以主治羸瘦虚损、上气咳逆等证。灸治此穴能提高人体免疫功能，提升机体抗病能力。

［施灸方法］艾条温和灸，每次可以灸治5~10分钟；艾炷灸每次可灸5~7壮。

6.中脘 定位和功效同前。

［施灸方法］可采用艾条温和灸或艾炷直接灸、间接灸。艾条每次可以灸治10~15分钟；艾炷每次可灸5~7壮。

7.解溪 解溪穴是足阳明胃经的腧穴，位于足背踝关节横纹中央的凹陷处，当拇长伸

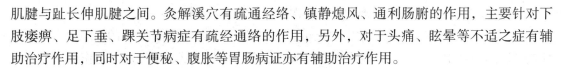

肌腱与趾长伸肌腱之间。灸解溪穴有疏通经络、镇静熄风、通利肠腑的作用，主要针对下肢痿痹、足下垂、踝关节病症有疏经通络的作用，另外，对于头痛、眩晕等不适之症有辅助治疗作用，同时对于便秘、腹胀等胃肠病证亦有辅助治疗作用。

［施灸方法］一般采用艾条温和灸，每次可以灸治10~15分钟。

8.命门 定位和功效同前。

［施灸方法］可采用隔附子饼灸，每次灸3~5壮，也可采用艾条温和灸，每次可以灸治10~15分钟。

9.涌泉 涌泉穴是足少阴肾经的腧穴，位于足底部，足趾跖屈时，约当足底（去趾）前1/3的凹陷处取穴。涌泉穴是常用的养生保健要穴之一，常灸此穴有补肾益精、宁神安眠、延年益寿之功效。

［施灸方法］可采用艾炷直接灸或艾条温和灸，艾炷直接灸每次宜3~5壮，艾条温和灸每次可灸治10~15分钟。艾炷直接灸时，可在局部涂以凡士林，以局部皮肤微微泛红作痛为度，以免烫伤。

10.三阴交 定位和功效同前。

［施灸方法］艾条温和灸，每次10~15分钟；艾炷灸治，每次5~7壮。

11.百会 百会穴为督脉的腧穴，位于后发际正中直上7寸处，当头部正中线与两耳尖连线的中点处。头为诸阳之会，百会为各经脉汇聚之处，灸治百会穴有醒脑开窍、升阳举陷、安神定志之功效，能主治头痛、眩晕、昏厥、中风、阴挺、脱肛等病证。

［施灸方法］采用艾条温和灸，每次可以灸治10~15分钟。

12.合谷 合谷穴为手阳明大肠经的腧穴，位于手背第1、2掌骨间，约平第2掌骨桡侧的中点处。合谷穴是保健治疗的常用穴位，灸治合谷穴可以起到疏通经络、解表清热、活血止痛的作用，能主治头痛、齿痛、口眼歪斜等头面五官诸证，亦可治疗发热恶寒等外感病证，此外，还有调经止痛的功效。

［施灸方法］可采用艾炷直接灸或艾条温和灸，艾炷灸每次可灸3~5壮，艾条灸每次可以灸治10~15分钟。

13.丰隆 丰隆穴为足阳明胃经的腧穴，位于小腿的前外侧，外踝尖上8寸，胫骨前嵴外2横指处，当条口穴外1寸。灸治丰隆穴有祛湿化痰、活血通络、消食导滞、安神醒脑的功效，主要针对头痛、眩晕，咳嗽痰多等痰饮病证及腹胀便秘等胃肠疾患有辅助调节作用。

［施灸方法］采用艾条温和灸，每次可以灸治10~15分钟。

14.神门 神门穴为手少阴心经的腧穴，位于腕横纹的尺侧端，当尺侧腕屈肌腱的桡侧凹陷处。灸治神门穴有安神定志、理气通经的功效，主要对于心悸、心痛、烦躁、失眠、健忘等神志病证有良好的辅助治疗作用。

［施灸方法］采用艾条温和灸，每次可以灸治10~15分钟。

15.太渊 太渊穴为手太阴肺经的腧穴，位于腕掌侧横纹的桡侧，桡动脉的桡侧凹陷中。灸治太渊穴有止咳平喘、通调血脉之功效。主要对咳嗽、气喘、咳痰等肺系疾患有辅助治疗之功，此外，也可用于治疗无脉症及局部手腕疼痛等不适症状。

［施灸方法］一般采用艾条温和灸，每次可以灸治10~15分钟。

16.身柱　身柱穴属督脉的腧穴，位于后正中线上，第三胸椎棘突下的凹陷中。灸治身柱穴有通达周身阳气之功，有疏通经络、散寒解表、止咳平喘、安神定志之作用。灸治身柱穴主要针对的是身热、头痛、咳喘等外感肺系病证，癫狂痫症及腰背强痛等不适。

［施灸方法］可采用艾条温和灸或艾炷直接灸、间接灸。艾条灸每次可以灸治10~15分钟，艾炷灸每次可灸5~7壮。

17.膻中　膻中穴属任脉的穴位，位于前正中线上，两乳头与前正中线的交点，平第四肋间隙。膻中穴为调理一身气机之要穴，灸治膻中穴有宽胸理气、活血通络、止咳定喘之功效。主要对于咳嗽、气喘、胸闷、心悸等气机不畅病证以及乳痈、乳癖、产后乳少等病证有辅助治疗作用。

［施灸方法］可采用艾条温和灸或艾炷直接灸、间接灸。艾条灸每次可以灸治10~15分钟，艾炷灸每次可灸5~7壮。

18.天突　天突穴为任脉经的腧穴，位于前正中线上，胸骨上窝正中。灸治天突穴主要有止咳平喘、调畅气机之作用，主要针对咳嗽、胸闷、喘息、咽喉肿痛等肺系病证以及梅核气、噎膈等气机失调、运行不畅等病证有良好的辅助治疗作用。

［施灸方法］一般采用艾条温和灸，每次可以灸治10~15分钟。

19.阳陵泉　阳陵泉穴为足少阳胆经的腧穴，位于小腿的外侧，当腓骨小头前下方的凹陷中。灸治阳陵泉有疏利肝胆气机、活血通络之功效。主要可用于胁痛、口苦、呕吐等肝胆脾胃疾患以及半身不遂、下肢麻木疼痛等不适症状的辅助治疗。

［施灸方法］采用艾条温和灸或艾炷直接灸。艾条灸每次可以灸治10~15分钟，艾炷灸每次可灸5~7壮。

20.肺俞　肺俞穴为足太阳膀胱经的腧穴，又为肺之背俞穴。肺俞穴位于后背，第三胸椎棘突下，后正中线旁开1.5寸。肺俞穴是主要针对肺系疾患有防治之功效，是治疗肺系疾患的要穴。灸治肺俞穴不仅适用于颈肩部不适等局部病证，主要还多用于咳嗽、气喘等肺系疾患，日常坚持灸治肺俞穴能够补益肺气，提高机体免疫力，从而达到预防感冒、咳嗽的目的。

［施灸方法］采用艾条温和灸或艾炷直接灸。艾条灸每次可以灸治10~15分钟，艾炷灸每次可灸5~7壮。

21.心俞　心俞穴为足太阳膀胱经的腧穴，又为心之背俞穴。心俞穴位于后背，第五胸椎棘突下，后正中线旁开1.5寸。心俞穴是治疗心脏、神志疾患的要穴。灸治心俞穴主要用于心悸、心痛、失眠、健忘等心与神志疾患以及咳嗽、盗汗等病证的辅助治疗。

［施灸方法］采用艾条温和灸或艾炷直接灸。艾条灸每次可以灸治10~15分钟，艾炷灸每次可灸5~7壮。

22.脾俞　脾俞穴为足太阳膀胱经的腧穴，为脾之背俞穴。脾俞穴位于后背，第十一胸椎棘突下，后正中线旁开1.5寸。脾俞穴是治疗脾胃疾患的要穴。灸治脾俞穴可用于治疗背痛等局部病证，同时还善于治疗脾胃疾患如腹胀、腹泻、痢疾、呕吐、纳呆等。

［施灸方法］采用艾条温和灸或艾炷直接灸。艾条灸每次可以灸治10~15分钟，艾炷灸每次可灸5~7壮。

23.胃俞　胃俞穴为足太阳膀胱经的腧穴，为胃之背俞穴。胃俞穴位于后背，第十二胸椎棘突下，后正中线旁开1.5寸。胃俞穴是治疗胃脘疾患的要穴。灸治胃俞穴有和胃健脾、理气降逆之功效，对于胃脘痛、腹胀、腹痛、呕吐等胃肠不适有调治作用。

［施灸方法］采用艾条温和灸或艾炷直接灸。艾条灸每次可以灸治10~15分钟，艾炷灸每次可灸5~7壮。

24.肾俞　定位和功效同前。

［施灸方法］采用艾条温和灸或艾炷间接灸。艾条每次可以灸治10~15分钟；艾炷每次可灸5~7壮。

（五）灸法养生的注意事项与禁忌

1.灸法养生的注意事项

（1）施灸时注意身体舒适自然，便于操作，一般可根据施灸部位及具体需要，分别采取仰卧位、俯卧位或侧卧位。

（2）灸法养生贵在坚持，宜长期保持定时施灸的习惯，才能达到防病养生的效果。

（3）施灸房间应注意通风。夏季施灸过程中需防止发生中暑，冬季因部分身体需要暴露，应注意场所环境要保持适当的室温。

（4）若采用化脓灸，应注意灸疮部位的清洁保护，防止感染。灸后起泡，小泡可令其自然吸收；若水泡较大，则可用消毒针穿破其底部，放出液体，局部纱布敷贴即可。

（5）注意施灸的顺序，一般宜先灸背部后灸胸腹部，先灸头部后灸四肢。

（6）施灸应循序渐进，初次艾灸可先采用刺激量较小的灸法，艾灸时间可缩短一些，以后待适应后可加大刺激量，以受术者感觉舒适、适宜为度。

（7）若发生晕灸时，应立即停止艾灸，并令其静卧休息，可饮用适量温水。同时，应注意室内通风，一般情况下能自然平复。

（8）艾灸易燃，平时应有防火意识，艾灸时应注意及时清理艾灰，防止艾火脱落造成烫伤或烧坏衣物、床单等物品。艾灸完毕后应及时彻底熄灭艾火，防范火灾的发生。

2.灸法养生的禁忌

（1）凡是皮肤薄、肌肉少的部位，睾丸，妊娠期妇女的腰骶部、下腹部，乳头、大血管处、心脏部位等不宜施灸。

（2）在极度疲劳、过饥、过饱、酒醉、大汗淋漓、情绪不稳以及身体极度衰竭等情况下忌灸。

（3）关节部位、颜面部不宜直接进行瘢痕灸。

三、拔罐养生法

拔罐法，古称"角法"，是一种以罐为工具，借助热力排除罐内空气，造成负压，使之吸附于腧穴或应拔部位的体表，使局部皮肤充血、瘀血，进而对机体产生影响，以达到健身防病目的的一种养生方法。在帛书《五十二病方》中已有记载。因其操作简便，又易被患者接受，适宜常见病的治疗和养生保健，因而应用十分普遍。

（一）拔罐养生的作用

1. 自身溶血及改善局部气体交换　在罐内负压的作用下，局部皮肤的毛细血管通透性增加，毛细血管发生破裂，少量血液进入组织间隙，从而产生瘀血，红细胞破坏，血红蛋白释出，出现局部自身溶血现象。这对机体的自我调整功能是一种良性刺激，可以增强机体的免疫力，起到防病保健功能。其次，研究发现，人体在火罐负压吸拔的时候，皮肤毛孔充分张开，皮肤表面有气泡溢出，从而改善了局部组织的气体交换；同时，汗腺和皮脂腺受到刺激而使功能得到调整，从而使体内的毒素、废物得以排出。

2. 温热刺激　拔罐法对局部皮肤有温热刺激作用，以火罐、药罐最为明显。拔罐局部的温热刺激使血管扩张，促进以局部为主的血液循环，加强新陈代谢及淋巴循环，从而加速体内的代谢产物排除，增强白细胞和网状细胞的吞噬能力，增强局部耐受性和机体的抵抗力，起到温经散寒、清热解毒等作用。

3. 调节神经系统及微循环　首先是对神经系统的调节作用，由于自身溶血以及局部皮肤的温热刺激，通过皮肤感受器和血管感受器的反射途径传到中枢神经系统，从而发生反射性兴奋，影响大脑皮质的功能状态，并加强大脑皮质对身体各部分的调节功能，促使患部皮肤组织代谢旺盛，吞噬作用增强，提高了机体恢复功能。其次是调节了微循环，即血液与组织间的物质交换。此外，由于拔罐后自身溶血促使机体产生一种类组胺的物质，对于机体功能的恢复，起到整体的调节作用。

（二）罐的种类

罐的种类很多，目前比较常用的是竹罐、玻璃罐、陶罐、抽气罐等。

1. 竹罐　用直径3~5cm坚固无损的竹子，制成6~8或8~10cm长的竹管。一端留节作底，另一端作罐口，用刀刮去青皮及内膜，制成圆筒形状。用砂纸磨光，使罐口光滑平正。竹罐的优点是取材较容易、经济易制、轻巧、不易摔碎，且可与药物蒸汽结合使用。缺点是容易燥裂、漏气、因罐口较薄而在起罐时引起疼痛、不能观察罐内皮肤充血程度。

2. 陶罐　由陶土烧制而成，罐的两端较小，中间略向外展，形同腰鼓，罐口要光滑平整无破损。其优点是吸附力大，缺点是容易摔碎、损坏，且不能观察罐内皮肤充血程度。

3. 玻璃罐　是在陶制罐的基础上，改用玻璃加工而成，其形如球状，罐口宽阔平滑，分大、中、小等不同型号。玻璃罐的优点是质地透明，使用时可以观察所拔部位皮肤充血、瘀血程度，便于随时掌握情况，是目前临床上应用最广的一种。缺点是容易摔碎、损坏。

4. 抽气罐　用透明塑料制成，不易破碎，上置活塞，便于抽气。抽气罐质地透明，操作简便，安全，适合家庭使用。

（三）常用拔罐法的吸附方式

1.闪火法 用止血钳或镊子等夹住95%乙醇棉球，一手握罐体，罐口朝下，将棉球点燃后立即伸入罐内摇晃1~3圈随即退出，迅速将罐扣于应拔部位，即可吸附在皮肤上。此法比较安全，不受体位限制，是最常用的拔罐方法。但操作时需注意不要烧到罐口，以免罐口过热灼伤皮肤。

2.投火法 将易燃软质纸片(卷)或95%乙醇棉球点燃后投入罐内，不等纸条烧完，迅速将罐扣于应拔部位，使纸条未燃的一端向下，可避免烫伤皮肤。

3.水罐法 竹罐多采用此法，一般是先将竹罐若干个放在锅内，加水煮沸，用镊子将罐口朝下夹出，迅速用毛巾紧扣罐口，擦干竹罐表面，且快速甩出罐内水分后，立即将罐扣在应拔部位，即能吸附在皮肤上。一般在锅内放入适量的祛风活血药物，如羌活、独活、当归、红花、麻黄、艾叶、川椒、木瓜、川乌、草乌等，即称药罐。多用于治疗风寒湿痹等证。

4.抽气法 即采用抽气罐紧扣在要拔罐的部位上，用抽气器或注射器从抽气罐或橡皮塞抽出罐内空气，使之产生负压，即能吸住。

（四）常用的拔罐方法

应用拔罐法时，可根据不同症状和不同部位，选用不同的拔罐法。常见的拔罐法有以下几种：

1.闪罐法 是用闪火法将罐吸拔于应拔部位后，立即取下再吸拔，如此反复多次吸拔至局部皮肤潮红，充血为度。动作要迅速而准确，必要时也可在闪罐后留罐。适用于肌肉比较松弛，吸拔不紧或留罐有困难处，多用于局部皮肤麻木、疼痛或功能减退的虚证。

2.留罐法 是将罐吸拔后，留置一定时间，使局部皮肤潮红，甚或皮下瘀血后再将罐取下。留罐时间一般5~15分钟，罐大吸拔力强的应适当减少留罐时间，夏季及肌肤薄处，留罐时间不宜过长，以免起水泡。

3.走罐法 又称"推罐""拉罐"法。一般选用口径较大的罐，罐口一定要平滑，最好用玻璃罐。先于施罐部位涂上润滑剂(常用液状石蜡、凡士林或润肤霜等，也可用药液)，同时也可将罐口涂上油脂。将罐吸拔后，随即用一手（或双手）握住罐体，略用力将罐沿着一定路线反复推拉，推时罐口后半边着力，前半边略提起；拉时后半边略提起，前半边着力。缓慢均匀用力推拉，以防止火罐漏气脱落。至走罐部位皮肤紫红为度。多用于面积较大，肌肉丰厚的部位，如腰背、大腿等处。

4. 药罐 是把竹罐放入药汁内煮10~15分钟，然后按水罐法拔在所需部位，该方法具有拔罐法和药物蒸汽经皮吸收的双重作用。常用于治疗风湿病、感冒、溃疡病、慢性胃炎、消化不良、牛皮癣等。

起罐时，一般先用左手握住火罐，右手拇指或食指在罐口旁边稍用力按压，使空气进入罐内，即可将罐取下。若罐吸附过强时，上法可多次尝试，切不可用力猛拔，以免损伤皮肤。

（五）拔罐养生的应用

1.中老年拔罐养生 拔罐可使中老年人保持机体内环境的平衡和稳定，再配合饮食调节、加强锻炼，劳逸结合，未病早防，有病早治，即便到了衰老期，仍可保持身体健壮、思维敏捷、耳聪目明。

【穴位选配】

预防高血压：曲池、大椎、足三里。

预防糖尿病：肾俞、关元、脾俞、胃俞、胰俞。

益气固精补肾：气海、关元、肾俞。

强身健体防病：肺俞、风门、大椎、脾俞。

【拔罐方法】上述4组穴位，根据体质酌情选用，亦可交替使用。吸拔后，留罐15~20分钟。长期坚持，保健作用良好。

2.青壮年拔罐养生 青壮年人群中有不少先天不足或后天失养者，男子出现阳痿、早泄、不育，女子出现月经不调、不孕等病证；有些因房事不节，或因生育过多出现气血双亏；或因工作劳累，思虑过度，营养失调，造成肝肾亏损，过早衰老。凡此症状皆可用拔罐疗法进行调理。

【穴位选配】

生殖系统保健：肾俞、志室、关元、命门、八髎。

消化系统保健：脾俞、肝俞、神阙、中脘、足三里。

循环系统保健：心俞、肺俞、曲池、内关、足三里。

呼吸系统保健：肺俞、风门、大椎、尺泽、孔最。

月经失调保健：归来、脾俞、血海、三阴交、肝俞。

【拔罐方法】根据保健的侧重点酌情选用。拔罐后，留罐15~20分钟。隔日1次，10次为1疗程。

3.儿童保健拔罐 儿童脏腑娇嫩，机体功能脆弱，抗病能力较低，易患伤风感冒、咳嗽、哮喘、肺炎等呼吸系统的疾病；儿童肠胃脆弱，脾胃运化功能尚未健全，易为饮食所伤，引起脾胃运化功能紊乱，出现消化不良、腹胀、疳积、便秘、腹泻等消化系统的疾病。儿童的这些常见病、多发病，可采用拔罐疗法进行预防和保健。

【穴位选配】

呼吸系统保健：肺俞、风门、大椎、灵台、心俞、定喘。

消化系统保健：脾俞、胃俞、神阙、中脘、天枢、足三里。

【拔罐方法】根据保健的侧重点酌情选用。吸拔后，留罐5~10分钟。每日1次，10次为1疗程。

（六）拔罐养生的注意事项与禁忌

1. 拔罐养生的注意事项

（1）充分暴露应拔部位，有毛发者宜剃去。

（2）患者体位应舒适，拔罐后能保持一定时间。

（3）老年、儿童、体质虚弱和初次接受拔罐者，拔罐数量宜少，适当减轻吸附力，留罐时间宜短。妊娠妇女和婴幼儿慎用。

（4）起罐时动作柔和，不可硬拉或旋转罐具，否则会引起疼痛。

（5）棉球不可吸含乙醇过多，以免拔罐时滴落到患者皮肤上而造成烧烫伤。若不慎出现烧烫伤，按外科烧烫伤常规处理。

（6）拔罐后若因吸拔力太大而导致疼痛，可用手指按压罐口边缘，使罐内进入少量空气，以减小吸力，缓解疼痛。

（7）拔罐过程中，若出现胸闷、恶心欲呕、面白、头晕、冷汗淋漓甚者瞬间意识丧失等晕罐现象，处理方法是立即起罐，使患者呈头低脚高卧位，必要时可饮用温开水或温糖水，或掐水沟穴等。密切注意血压、心率变化，严重时按晕厥处理。

（8）留罐时间可根据年龄、病情、体质等情况而定，一般留罐时间为5~15分钟，若肌肤反应明显、皮肤薄弱、年老与儿童则留罐时间不宜过长。

（9）治疗的间隔时间，按局部皮肤颜色和病情变化决定。同一部位拔罐一般隔日1次或待罐痕不明显再行拔罐。急性病痊愈为止，一般慢性病以7~10次为1个疗程。两个疗程之间应间隔3~5天。

2.拔罐养生的禁忌

（1）心力衰竭及肝坏死、肾脏衰竭等危重疾病。

（2）接触性传染病、活动性肺结核。

（3）皮肤严重过敏、传染性皮肤病，以及皮肤肿瘤(肿块)部、皮肤破溃部。

（4）血小板减少性紫癜、白血病及血友病等出血性疾病。

（5）严重精神疾患不合作者。

（6）急性外伤性骨折未处理、重度水肿部位。

（7）孕妇的腹部、腰骶部不宜拔罐。

第五节 刮痧养生法

刮痧方法是应用特制的刮痧工具，在人体体表进行刮拭，从而达到防病治病目的一种治病保健方法。这种方法具有取材方便、操作简便、较易实施和掌握、安全有效、无任何不良反应、适应证广等特点，千百年来在民间广泛流传和应用。

在发掘祖国医学宝贵遗产，大力弘扬自然疗法的现代，刮痧在继承传统精髓的基础上，依据现代生物全息学说，结合中医传统养生知识，使其理论不断完善，改进了刮痧工具、刮痧介质，技术也更加实用，正以崭新的面貌出现在世人面前。刮痧方法集治疗、保健于一体，是一种对人体无毒副作用的内病外治的自然疗法，特别是对日益增多的亚健康状态、慢性病等现代文明病，以其独特的方式和疗效获得越来越多人的好评。

刮痧养生法是在中医理论的指导下，在人体体表的经络腧穴等特定部位进行刮拭，从而达到美容养颜、强身健体、防病保健作用的养生方法。机体的特定部位，通过刮痧的方式经常刺激，可以鼓舞正气，促进五脏精气的生成、气血的运行、毒素的排出、调节脏腑阴阳，使"正气存内，邪不可干"，从而达到防病保健的作用。

一、刮痧养生的作用

（一）疏通经络，调和气血

经络是贯穿人体上下、联络四肢百骸、沟通内外、运行气血的通道。经络也是人体的屏障，外邪侵袭人体从皮表开始，经络首当其冲抵御外邪，保卫机体。气血是人体生命活动的物质基础，发挥着推动、气化、濡养、温煦等重要作用。刮痧作用于体表，可以疏通经络、调整经气、促进气血运行。

（二）调整阴阳，调理脏腑

阴阳平衡是生命健康的根本，阴阳失衡是疾病发生的根本。通过刮痧，刺激体表的特定部位，可以疏通经络、调和气血、调整阴阳，维持生命活动的正常有序进行。经络内连于脏腑，脏腑的病理改变在体表特定部位也会有反应，通过刮痧，刺激体表的特定部位，对脏腑功能进行调整。

二、刮痧养生的现代研究

（一）缓解疼痛

现代研究认为，刮痧通过机械刺激体表，使局部组织温度升高，促进局部血液循环，还可以提高局部组织的痛阈，松解组织粘连和肌肉痉挛，减少内源性致痛物质的产生，促进内源性镇痛物质（内啡肽）的产生，从而起到较持久的镇痛作用。

（二）增强免疫，排除毒素

现代研究证实，刮痧时血管神经受到刺激使血管扩张，组织局部高度充血，增强了粘膜的通透性；血液和淋巴循环加快，血中白细胞、淋巴细胞数量增加，SOD水平呈上升趋势，加速了体内废物、自由基、毒素的排除，净化了血液，使组织细胞得到充分营养而活化，增加了机体抗病和恢复能力。

（三）自家溶血

刮痧时，在外力的作用下，使皮下毛细血管破裂，血流外溢造成局部瘀血，瘀血在自行消散的过程中引起自家溶血反应。这是个良性的弱刺激过程，可以促进新陈代谢和血液循环，改善营养状况；还可以通过神经系统的调节，平衡内分泌系统和大脑兴奋与抑制过程，增强机体应激、防御能力。

（四）信息调整

人体各个器官都有其特定生物信息，当疾病发生或生理功能稳态受到破坏时，生物信息也会随之发生变化。通过刮痧，使体表的特定部位受到刺激，从而产生一定生物信息，通过信息传递系统，使相应脏器接收，从而对失衡的状态进行调整。

三、刮痧器具和介质

（一）刮痧器具

目前刮痧常用器具为刮痧板。刮痧板的种类很多，根据加工材质不同分为：由天然水牛角、天然黄牛角、羊角等制成的角质刮痧板；由天然玉石、玛瑙等制成的玉质刮痧板；由天然木鱼石、泗滨浮石、砭石等制成的石质刮痧板；由檀香、沉香、栗、橡、嫩竹等制成的木质刮痧板等。其中玉质刮痧板有较好的养颜润肤、祛斑抗皱作用，多用于美容美体；石质刮痧板有发散行气、活血润养作用，多用于强身保健。

总之，在选用刮痧板时，一定要注意的是：刮痧板的材质必须是对人体体表无毒性刺激和不良化学反应的、摩擦不产生静电的，做工上要求表面打磨光洁、棱角光滑圆润，方便操作，易清洗保藏。

除刮痧板外，民间使用的刮痧器具种类繁多，多就地取材而来，如杯盘、碟碗、汤匙、铜钱、硬币、木梳、卵石、丝瓜络、苎麻团、棉纱团、兽骨、贝壳等。

（二）刮痧介质

通常在刮痧治疗前，为减少阻力，减轻疼痛，保护皮肤，增强效果，在皮肤表面涂抹的适量润滑剂，被称作刮痧介质。常用的有2大类：一类是液体类，包括特制刮痧润滑剂，如刮痧润肤油、刮痧活血油、刮痧美容精油等最为常用；驱风油、风油精、紫草油、骨友灵擦剂、植物油、水、50°以上的高度酒、药酒、中药煎剂等。另一类是乳膏类，包括活血润肤膏、刮痧润肤乳（膏）、扶他林、凡士林、面霜、护肤乳、猪油凝脂等。

四、刮痧方法

（一）持板方法

以使用较为广泛的水牛角刮痧板为例进行介绍。刮痧板呈长方形，由四个边（两个长边、两个短边）、四个角、两个面构成。其中一个长边稍厚称为"厚边"，另一个长边稍薄称为"薄边"；也有在一个或两个短边处有1~2个凹槽的。将刮痧板的一个长边（薄边或厚边）放入刮痧操作的手中，紧贴掌心，大拇指和其余4指自然分开，呈弯曲状，分别握在刮痧板的两面上，要求指实掌虚。

（二）操作方法

用刮痧板的薄边或厚边在人体体表进行直行或横行的单向刮拭，也可用刮痧板的前1/3或棱角刮拭骨骼、关节缝隙等狭窄部位，要求刮痧板与皮肤表面垂直，或向刮拭的方向倾斜，角度在45°~90°之间，刮拭线、面应尽量拉长，刮拭速度、力量要均匀，节奏要适中。一般保健刮痧，可用刮痧板的厚边直接接触皮肤或隔衣而刮，不一定强求出痧。

五、不同部位的刮痧养生

（一）头部

1.**头部两侧**　从太阳穴经鬓角向后下方(沿耳廓)呈弧形到风池穴。

2.**前头部**　从百会穴向前至前发际；从通天穴向前至前发际；从承灵穴向前至前发际。

3.**后头部**　从百会穴向后至后发际；从络却穴至后发际。

4.**全头部**　从百会穴开始，呈放射状，按顺时针或逆时针方向刮拭全头部。

【作用】头部刮拭具有清利头目、祛风通络、疏通阳气、助眠安神等作用，可用于治疗和预防各种类型头痛、眩晕、感冒、失眠、记忆力减退、视力下降、脱发等病症。

注意事项：不需涂抹刮痧介质；要保持头颈部的稳定和安全；不要求出痧。

（二）面部

1.**前额部**　由前正中线分开，由内向外分别刮拭，经过阳白至鬓角进行刮拭。

2.**眼周部**　眼上部从前正中线沿眉毛，由印堂经过攒竹、鱼腰到丝竹空；眼下部由内眼角下方经过承泣至瞳子髎穴进行刮拭。

3.**两颧部**　由鼻柱、鼻翼旁，从迎香穴经过四白、颧髎、巨髎、下关等至耳前听宫、听会、耳门穴进行刮拭。

4.**下颌部**　由唇下前正中线分开，由内向外上从承浆穴经过地仓、大迎等至颊车穴进行刮拭。

【作用】可促进面部气血通畅，使面部三阳脉不衰，起到养颜祛痘消斑、除皱美容防衰的功效，可用于改善面部肤色、光泽度、弹性，预防皱纹，治疗面色暗、黄褐斑、痤疮等皮肤病症。

【注意事项】面部皮肤娇嫩敏感，因此，刮痧介质选用要格外慎重，以免刺激皮肤引起过敏反应，影响容貌。可以用刮痧美容精油、橄榄油、面霜、护肤乳液等，或用水蒸气、温热清水湿润脸部皮肤，玉质刮痧板具有发散行气、活血润养的作用，更利于美容使用。手法宜轻，操作时间短，不必出痧，以面色红润为宜。

（三）颈项部

1.**颈项部正中线**　刮拭督脉颈项部循行部分，从哑门穴至大椎穴。

2.**颈项部两侧**　从风池穴经过肩井、巨骨等至肩峰端。

【作用】具有疏通经络、行气活血的作用，可用于预防和治疗颈、项病变，如颈部疼痛、落枕、肩周炎，缓解疲劳等。

【注意事项】大椎穴处骨骼突出，肌肉浅薄，手法力量宜轻柔，不可用力过重以免造成疼痛等不适感。颈椎棘突突出者，可用刮痧板在棘突之间进行刮拭。刮拭颈部两侧时尽量拉长线刮，中途不停顿。肩上肌肉丰厚，用力可稍重。此部位要求出痧。

（四）背部

1.背部正中线　刮拭督脉胸、腰、骶椎的循行部分，从大椎穴至长强穴。

2.背部正中线两侧　刮拭足太阳膀胱经循行的第一侧线，从大杼穴至白环俞。

【作用】具有平衡阴阳、调整脏腑、加强机体卫外功能的作用，可预防和治疗各种脏腑病证。除此之外，还可以根据背部出痧的颜色、多少、形态、分布情况和刮痧过程中的敏感点、压痛点等，参考背俞穴的部位，协助诊断疾病。

【注意事项】刮拭背部督脉和足太阳膀胱经第一侧线时，可从上到下分段刮拭，即上胸段、背腰段、腰骶段。背部正中线督脉循行部分进行刮拭时，特别是身体瘦弱棘突突出者，可在两棘突之间进行刮拭；手法应轻柔，用力应均匀，不可用力过大；分段刮拭时尽量拉长线刮，要求出痧。

（五）配刮部位

实际操作中，除以上部位进行刮拭外，可根据临床辨证，加减配刮部位。如热盛者，加手阳明大肠经前臂的循行线，重点刺激曲池穴；阴虚者，加足三阴经在下肢内侧的循行线，肾阴虚明显者加太溪、照海，肝阴虚明显者加太冲；血瘀者加三阴交、血海；气虚者加足三里、关元、气海、百会等。也可参照疾病的其他治疗，配合使用。

六、刮拭要领

（一）要有向下的按压力

由于刮痧刺激的是位于体表的经脉和腧穴，而经脉和腧穴在皮表向下有一定的深度，因此，刮痧时一定要有适度的按压力，才能使刮拭的刺激作用可以对深层组织的经脉、腧穴产生影响，从而起到相应调整作用。对肌肤的向下按压力，随着力量的逐渐加大，可逐层透及皮下组织、肌肉、骨骼和内脏，但要切忌暴力，以免造成不适甚至损伤组织。如果操作时没有向下的按力，只在皮肤表面反复摩擦，就可能对皮肤造成破损或形成水疱等，却没有达到对经络腧穴的刺激量，因此，效果可想而知。向下的按压力的施力大小，要根据受试者的具体情况就操作部位的不同而适当调整。正确的刮痧，操作过程中要始终保持适度向下按压力，速度要均匀，力度要平稳，以受试者能耐受为宜。

（二）注意点、线、面的结合

点即包括人体脏腑经络之气输注于体表的部位，即通常所说的腧穴、穴位，也包括病变反应点，即"以痛为腧"的阿是穴。线是指经脉循行线，是经络系统中的主干线，外行于体表内连及脏腑；还包括动脉的分布和走行路线。刮痧过程中，沿着经脉循行线，顺着动脉走向的方向刮，更有利于促进血液循环和新陈代谢。面是指刮痧时刮痧板接触的皮肤部分，即经络的皮部或全息穴区。由于刮痧器具（刮痧板有一定宽度直接接触皮肤）和操作手法（线性轨迹）的特殊性，刮痧以疏通调整经络为主，更为重视经脉的整体效应，其中就包含了对点和面的结合，只要经络准确，腧穴就在其中，三者有机结合，可显著提高疗效。

（三）刮拭长度适宜

刮拭经络循行线时，长度约为15~20cm，刮拭较长经脉时，可分段刮拭。刮拭腧穴时，可以穴位为中心，上下延长，总长度约10~15cm，并在腧穴局部重点刮拭。如腧穴位于凹陷部位，只在穴位处刮拭。

七、刮拭后的正常反应

刮痧过的局部皮肤有明显的热感。健康的人在刮痧后，皮肤只是红润，不会出痧。对于亚健康状态和患有疾病的人来说，刮痧后在局部皮肤表面会出痧。由于身体素质、疾病情况的不同，出痧的表现也不同，具体而言，痧的颜色有鲜红、暗红、紫及青黑色之分，痧的分布或散在或密集、或浅表或深藏，痧的形状有斑点、斑块、水疱样、包块状、结节状的不同。

随着时间的推移，痧的颜色、分布和形状也会发生变化。一般而言，在出痧30分钟左右，皮表的痧由清晰的沙粒逐渐融合成片，深部痧块减小，向体表扩散；12小时左右，深部痧块完全消退，痧的颜色呈青紫色或青黑色；24~48小时左右，出痧的皮肤可有轻微触痛，这是在刮拭过程中，人为地机械刺激，造成皮下毛细血管破裂、组织损伤，在修复过程中的正常表现。

有的人出痧严重，局部皮表会自觉发热，皮肤表面温度升高，但随着痧逐渐消退，自觉发热会逐渐缓解直至消退；体质虚弱的人，如果由于刮痧手法比较重或刮拭时间比较长，可能在刮痧后会感觉到疲劳，1天内还可能会出现低热，一般稍作休息后即可消失。

痧一般在一周内消退，而且皮肤上不留任何痕迹。具体来讲，痧消退的时间与出痧的部位、痧的颜色和分布等有关：胸背部和上肢部，痧的颜色鲜红、分布浅表，消退较快；下肢和腹部，痧的颜色呈暗红或青紫且分布较深，消退较慢。除此，阴经所出的痧比阳经消退慢，甚者2周左右痧才完全消退。

八、刮痧养生的注意事项

1.刮痧操作完后，饮用大约300~400ml温开水，在整个痧退过程中，也要饮用多于平常的温开水量，以利排毒。

2.注意防寒保暖。由于刮痧的机械刺激，使皮表温度上升，毛孔扩张，腠理开泄，易感寒受邪，因此，刮痧结束后15分钟内不要外出，半小时内忌用凉水洗澡。

3.下次刮痧以上次出痧完全消退后再进行；隔衣保健刮痧，可以随时随地进行，不受时间地点的限制。

第六节　整脊养生法

整脊养生是在中医基础理论指导下，根据人体脊柱系统解剖生理、运动力学原理，运用以整脊手法为主结合其他方法，调整脊柱诸骨、筋脉、气血，恢复脊柱力学平衡，调畅脏腑、经络、气血，达到预防疾病、保养生命目的的方法。整脊养生从脊柱的解剖特点、脊柱结构、脊柱的功能等方面阐释脊柱对于健康的重要意义，早期发现脊柱失于调养的征兆，给予及时正确的调养，促进脊柱维护健康，使机体从亚健康走向健康，在维护机体健康方面，日益发挥重要作用。整脊养生既是新兴技术，又是传统中医养生技术的主要方法，是中医养生学中不可或缺的主要养生技术。运用整脊养生方法，可有效地避免因药物对机体造成的不良反应，充分调动患者的主观能动性，促使机体解除疲劳，改善机能紊乱，提高免疫力。整脊目前主要用于脊柱疾病的治疗和预防，实际上整脊养生很早就已经成为中医养生重要方法。

一、整脊养生的作用

（一）调整阴阳

整脊手法通过对督脉所经的脊柱正中调理，使督脉的总督一身之阳作用得以发挥，阳气畅通，则阴平阳秘，精神乃治。我国传统医学理论对脊椎早有论述，中医认为行经脊椎部位的督脉，是诸阳经脉的总纲，督为总督之意，总督一身阳气，为"阳脉之海"。阳气为人体健康之本，机体阳气的变化和病邪的产生均与督脉阳气的盛衰息息相关。阳气上升，汇入髓海入头，《素问》提出："督脉贯脊属肾""上额交巅入络脑"，故肾和脑髓情况可以从督脉反映出来，反过来治疗督脉可以调节脑和肾的病变。脊椎的细微病变都会导致督脉正气不足，气血运行不畅，阴阳失调，病邪会乘虚而侵袭。督脉阳气的通达与充盈，是机体生命延续的基本条件，决定着人类生命的全过程。一旦脊柱发生病变，首当其冲的是督脉，由此而影响到脏腑和经络，产生各种各样的疾病。

（二）调理脏腑

整脊手法通过脊柱关节调整，脊柱周围软组织的松动，点按刺激分布于脊柱两侧的脏腑背俞穴，达到调理脏腑间平衡之目的。脏腑是构成人体的核心，脏腑之间生理上协调、促进，病理上相互影响，整脊手法通过对脏腑背俞穴产生影响达到调整的目的。祖国医学对脊柱的认识主要集中在作用于膀胱经的脏腑背俞穴方面。《灵枢经·卷八》中关于背俞穴的论述"背中大腧，在杼骨之端，……皆挟脊相去三寸所，则欲得而验之，按其处，应在中而痛解，乃其输也。"表明古人很早就在脊柱旁开3寸附近寻找脏腑疾病、全身健康异常的先兆，在相应脏腑背俞穴施以手法，结合针法，调整脊柱功能，使脊柱发挥调控脏腑、经络、气血的作用，达到养生保健、延年益寿之目的。

（三）疏通经络

脊柱两旁分布着膀胱经的脏腑背俞穴，脏腑之气输注之所在，督脉位于两条膀胱经的正中，通过手法调整影响经络，进而调整脏腑。整脊养生手法既能调节脏腑，通过脏腑协调以疏通经络；又可直接作用于经络，使经络疏通而调节脏腑。经络遍布全身，既是人体气血津液运行的通道，又是联络五脏六腑、四肢百骸的网络。导引通过肢体的特定活动、以意领气、循经导引、自我循经按摩、意守相关部位等方法，疏通经络，调理脏腑，推动气血运行，消除脊柱筋骨病变引起的气血失和状态，营养、滋润、修复病灶局部，从而达到治愈疾病的目的。

（四）行气活血

整脊手法调整脊柱关节及其周围肌肉，筋脉得以疏松，经脉中所行之气血在背部阳气推动之下，经脉畅通，促进了气血运行。很多做过整脊调养者都感觉浑身上下从未有过的轻松愉悦之感，就是气血畅通的具体体现。通过整脊调整背部督脉，使督脉总督作用得以正常发挥，进一步促进气血运行。

（五）理筋整复

脊柱及其相关软组织在日常生活工作中容易受到外来影响，关节位置发生改变。通过整脊手法能够调整脊柱关节位置，改变筋脉不正常位置。整复类手法既能调整又能激发机体自我调整机制，改善脊柱及其周围筋脉的紊乱状况。

二、整脊养生的特点

（一）方法简便

整脊养生以脊柱力学平衡失调为出发点，运用力学方法矫正脊柱失衡及协调脏腑失调，手法操作简单，不需要复杂的环境和器械，不受环境地点等限制。

（二）作用迅速

由于椎体的错位影响机体的气血、筋脉、经络、脏腑等，所致各种"虚"证、"实"证，通过整脊手法矫正错位的椎体，气血不畅、经络不通、脏腑失调会迅速得到解决，很多人都会有立竿见影的效果，起效速度有其他方法无法企及的特点。

（三）自然疗法，无毒副作用

整脊养生从古流传至今，鲜有毒副作用。这种自然疗法，通过力学解决机体力学失衡的问题，有极个别的因为方法掌握不当，没有合理选择适应证等出现身体轻微不适，通过休息等方式会很快缓解并消失。

三、整脊养生的技术

（一）颈项部

颈椎斜扳法　以右旋扳法为例。受术者取坐位，颈项部放松，头略前倾或中立位。医者立于其右侧后方。以左手扶按其头枕或头顶部，右手掌心托扶其下颏，两手协同施力，使其头部向右侧旋转，当旋转至有阻力时，以右手向右后上方扳动，左手协同向左前方旋推，两手同时用"巧力寸劲"前推后扳，引导颈椎快速向右后方旋转，常可听到"咯"的

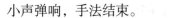

小声弹响，手法结束。

（二）背部

1.扩胸牵引扳法 受术者取坐位，两手十指交叉扣抱于颈枕后部。医者立于其后方，两手分别握住其两肘部，并用膝部抵住其背部胸椎病变处，令其做上半身前俯后仰运动，并配合前俯时呼气、后仰时吸气的呼吸运动，反复活动数遍后，待其身体后仰至最大限度时，两手同时将其两肘部向后方快速扳动，膝部同时向前抵顶，常可听到"咯"的小声弹响，手法结束。

2.俯卧胸椎冲压法 受术者取俯卧位，双手放于身体两侧，医者站于受术者右侧。胸前平卧于薄枕上，医者单手或双手重叠，掌根置于隆起的胸椎棘突上，嘱其做深呼吸。呼气末，医者将上半身体重集中于手掌根部，用有限度的冲压力，可重复2~4次，多数可闻及"咯"的弹响声以及体会到掌根下错动感。

3.扳肩式胸椎扳法 受术者取俯卧位，全身放松。医者立于其健侧，用一手扳住其对侧肩部，用另一手掌根部按压在病变胸椎的同侧棘突旁，两手缓缓用力推下扳上，至阻力位时，两手同时瞬间加大推按扳动之力，使病变胸椎做一快速的有控制的扳动，常可听到"咯"的小声弹响，手法结束。

（三）腰部

1.腰部斜扳法 以左侧斜扳为例。受术者取右侧卧位，右下肢自然伸直，左下肢屈髋屈膝，右上肢在前，左上肢在后。医者面对受术者，以左手按扶其肩前部以固定上身不动，右前臂按压其左侧臀外上部，先用右前臂晃动其臀部，使其腰部做连续的小幅度扭转来放松腰椎。待其放松后，用力使其腰部扭转至阻力位，此时做一个瞬间增大幅度的有控制的快速扳动，同时加大左手推按之力固定上身不随腰椎旋转，常可听到"咯"的弹响声，手法结束。

2.腰部后伸扳法 受术者取俯卧位，两下肢并拢。医者一手按压于其腰部病变部位，另一手臂托抱于两下肢膝关节上方并缓缓抬起，使其腰部后伸，当后伸至阻力位时，两手协调用力，瞬间增大腰部按压和下肢上抬力，使病变腰椎做快速有控制的后伸扳动，偶尔可听到"咯"的弹响声，手法结束。

（四）骨盆

1.屈髋屈膝扳法 以左侧为例。受术者取仰卧位，左侧下肢屈髋屈膝，右侧下肢自然伸直。医者立于其左侧，用右前臂扶按屈曲的左膝部及胫骨前上方，身体前移使前胸部贴近其小腿部以助力，左手握其左踝上方，两手及身体协调用力，将屈曲的左下肢向前下方按压，使髋关节极度屈曲，大腿靠近其胸腹部，至阻力位时，两手及身体协同一起快速加力，使髋关节超越阻力位做一稍增大幅度的加压扳动。

2."4"字扳法 以左侧为例。受术者取仰卧位。医者立于其左侧，先将其左侧下肢屈膝、髋关节外旋，外踝置于右膝关节上部，使其左下肢摆成"4"字形，医者用右手按于屈曲的左膝部，左手按于右侧的髂前上棘处，两手协调用力，缓慢下压，至阻力位时，两手同时稍加大压力，使髋关节在"4"字位做一稍增大幅度的外旋外展下压扳动。

3.髋关节后伸扳法　以右侧为例。受术者取俯卧位。医者立于其左侧，以左手按压于其左侧骶髂部以固定，右手托住其右腿部上缘，向上用力托起使髋关节后伸，至阻力位时，两手同时加力，使髋关节做一增大后伸幅度的快速过伸扳动。

四、整脊养生的应用

（一）脊柱亚健康特征

脊柱亚健康与脊柱力学平衡失调有关。多数患者没有脊柱本身的不适，而表现为头面、胸背、四肢及某些内脏器官等各种各样似乎与脊柱毫无关系的症状。总的概括起来常常出现下列不适，主要表现在生理、心理、社会适应3个方面的改变，如疲劳、困倦、健忘、颈痛、脊背酸痛、肌肉酸楚、关节疼痛、抑郁、烦躁、焦虑、孤独、注意力分散、反应迟钝、精神紧张、头沉重如裹、眩晕等。到医院去检查，各项结果无明显异常，这种现象往往让人们迷茫，其实这就是脊柱亚健康症状。

（二）脊柱各部分亚健康的临床表现及整脊方法

1.颈椎

【临床表现】颈项肩背酸沉、易疲劳、困倦、健忘、颈痛、脊背酸痛、肌肉酸楚、抑郁、烦躁、焦虑、孤独、注意力分散、反应迟钝、精神紧张、头沉重如裹、头痛、耳鸣耳聋、眩晕等。

【整脊】受术者取坐位或俯卧位，施术部位涂抹按摩乳或专用推拿介质，术者以揉法、擦法松解颈椎旁肌肉3分钟，拿揉颈项部2分钟，点按风池、大椎、肩井、臂臑。颈椎斜扳法矫正需要矫正的颈椎，然后颈项部拔伸1分钟，拿肩部、颈项部项韧带以及两侧肌肉2分钟。

2.肩背部

【临床表现】阵发性心悸、胸闷气短、气喘、稍事体力劳动则体虚多汗、易感冒且绵延不愈、心烦、易躁动、肩背酸痛沉紧等。

【整脊】受术者取俯卧位，首先在肩背部涂抹按摩乳或专用推拿介质，术者以揉法、擦法松解肩背部椎旁肌肉3分钟，拿揉肩背部2分钟，点按背部夹脊穴、大椎、肩井、臂臑。双掌根冲击按压背部胸椎，矫正需要矫正的胸椎，拿肩部、背部两侧肌肉1分钟，拍打肩背部1分钟。

3.胸椎

【临床表现】心悸、胸闷气短、气喘、情绪容易紧张、恶心、呕吐、呃逆、心电图轻度异常、早搏、心绞痛、心律失常、腹胀、腹痛、腹泻、胃痛，血压波动不稳、胃肠功能失调等。

【整脊】受术者取俯卧位，首先在肩背部涂抹按摩乳或专用推拿介质，术者以按揉法、揉法松解背部胸椎旁肌肉3分钟，按揉脊柱旁肌肉3分钟，点按背部夹脊穴、心俞穴、肺俞穴、肝胆脾胃俞穴等。双掌根冲击按压胸椎，扳肩式胸椎扳法矫正需要矫正的胸椎，拿背部两侧肌肉1分钟。

4.腰椎

【临床表现】腰膝酸软、胃痛、慢性消化不良、双下肢无力、慢性胆囊炎、性功能减退、结肠功能紊乱、四肢发凉、痛经、月经失调等。

【整脊】受术者取俯卧位，首先在腰部涂抹按摩乳或专用推拿介质，术者以掌根按揉法、前臂揉法松解腰椎旁肌肉3分钟，按揉脊柱旁肌肉3分钟，点按肾俞穴、大肠俞穴、关元俞穴等，双拇指弹拨两侧腰大肌，使用腰部斜扳法矫正需要矫正的腰椎。

5.骨盆

【临床表现】性功能减退、结肠功能紊乱、男性不育、女性不孕、会阴部疼痛、尿频、尿急、痛经、月经失调等。

【整脊】受术者取俯卧位，首先在腰骶部涂抹按摩乳或专用推拿介质，术者以掌根按揉法、揉法松解腰骶椎旁肌肉3分钟，按揉骨盆后方肌肉3分钟，点按肾俞穴、八髎穴等，肘部点按环跳，使用屈髋屈膝扳法、"4"字扳法矫正骨盆。

6.尾骨

【临床表现】尾骨外伤或分娩后尾骨疼痛、久坐加重、会阴部疼痛、尿频、尿急、痛经、月经失调等。

【整脊】受术者取俯卧位，首先在尾骨部涂抹按摩乳或专用推拿介质，术者指揉尾骨旁肌肉3分钟，肛门内食指拇指复位法矫正错位的尾骨。

五、整脊养生的注意事项与禁忌

（一）整脊养生的注意事项

1.诊断明确 整脊养生方法使用方面同整脊治疗类似，涉及关节位置调整，在整脊应用之前应该详细问诊，大致确定潜在病变或先兆产生之前的椎体节段。再仔细触诊，结合先兆症状或不适，制定整脊方案再有计划的进行整脊养生。

2.手法柔和 整脊手法大多为推拿手法中运动关节类手法，能治病也能致病，在养生方面更加有效，但是使用过程中注意顺应关节特性和生理活动范围，切忌粗暴猛力，以免造成损伤。

3.循序渐进 整脊养生的效果是逐渐显现的，需要一个过程，切忌急躁行事，手法操作过程中，单方面追求响声，背离了养生的轨道，大多数会造成新的损伤。

（二）整脊养生的禁忌

整脊养生禁忌证同整脊治疗相同，一定要在排除禁忌证的情况之后进行。大致有以下情况时禁忌使用。

1.年老体弱者，骨质疏松、妇女妊娠，月经期等特殊情况者。

2.伴有急性感染性疾病或严重心肺肝肾等器质性病变者。

3.外伤骨折脱位、骨质有明显病理变化者。

4.脊柱肿瘤、脓肿、骨结核等骨质破坏者。

5.皮肤破损的局部。

6.诊断不明确者。

7.具有出血倾向疾病者。

学习小结

1.学习内容

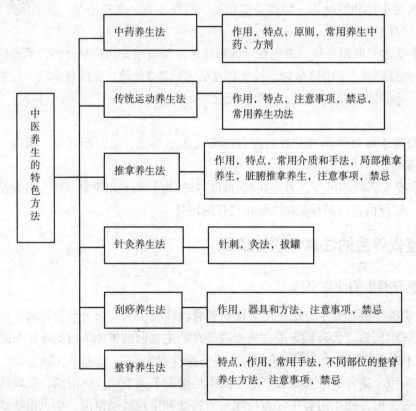

2.学习方法

掌握各种中医养生特色方法的含义、注意事项、禁忌，熟悉和了解各种具体中医养生特色方法的特点、作用、原则、中药、方剂、手法、器具等。

复习思考题

1.养生类中药分哪几类？各举3例说明其养生原理是什么？

2.使用中药和方剂养生需注意哪些原则？

3.常见的延年抗衰的养生名方分为几类？请各举3例说明其养生原理及注意事项。

4.功法养生有哪些作用？

5.功法练习中有哪些注意事项？

6.功法养生有哪些禁忌？

7.五禽戏的功法特点有哪些？

8.易筋经的养生作用有哪些？

9.太极拳的功法特点有哪些？

10.保健功有哪些作用？

11.推拿的养生作用有哪些？

12.头部推拿养生法的作用有哪些？

13.胸腹部推拿养生法的作用有哪些？

14.推腰部法的操作和要领如何？

15.刨推前臂法如何操作？

16.肾阴虚证如何推拿养生？

17.推拿养生的禁忌有哪些？

18.针刺养生的作用有哪些？

19.针刺养生的注意事项有哪些？

20.灸法养生的方法有哪些？举例说明。

21.灸法养生的禁忌有哪些？

22.简述拔罐的养生作用？

23.常用的拔罐方法有那些？

24.刮痧保健的常用部位如何进行刮拭？

25.刮痧后的正常反应有哪些？

26.整脊养生适应具有哪些方面功能低下或哪些不适症状的人群？

27.整脊养生手法使用过程中的注意事项有哪些？

28.整脊养生的关节弹响声是必须要有的吗，没有弹响声对效果有无影响？

第七章 中医养生的其他方法

要点导航

　　1.学习目的　通过学习音乐养生法、沐浴养生法、旅游养生法、舞蹈养生法、书画养生法、弈棋养生法、垂钓养生法及色彩养生法相关知识，掌握作为中医养生有益补充的其他方法及其适应证、禁忌证与注意事项。
　　2.学习要点　中医养生其他方法的含义、注意事项、禁忌、养生方法或形式、要领。

第一节　音乐养生法

　　音乐养生法就是用音乐来养身修性。中医音乐疗法源于阴阳五行学说，中医的阴阳平衡协调观在音乐的音调高低、音色清浊、音量强弱、节奏快慢等方面均有体现。如节奏分明、音响强烈的刺激型音乐属阳，节奏轻缓、旋律圆润的安静型音乐属阴。用音乐的阴阳属性来补偏纠弊，协调机体阴阳平衡。根据现代医学家观察，机体的反应状态与音乐确实密切相关，音乐节奏的快慢能影响心率、脉搏及血压的改变。音乐对身心具有极大的抚慰和鼓舞作用，能使人的心灵充满活力，激发人体潜在能量的发挥，使机体更加朝气蓬勃，如《史记·乐书》记载："音乐者，所以动荡血脉，通流精神而和正心也。"可见，借助音乐可舒畅血脉、畅达情志、宁心益智、强身健体，从而达到预防疾病、延年益寿的目的。

一、音乐养生的作用

（一）调理脏腑

　　《素问·阴阳应象大论》中论述五音，提到"角谓木音，调而直也。徵谓火音，和而美也。宫谓土音，大而和也。商谓金音，轻而劲也。羽谓水音，沉而深也。"《黄帝内经》认为，角、徵、宫、商、羽五音，与人的五脏相连，与五行相配。如角声入肝，为春之声，朝气蓬勃、蒸蒸日上，与肝的特性相似，属"木"；徵声入心，心属"火"，在人体中如同阳光一样；宫声入脾，宫音雄伟，具"土"之特性，与脾同气相求；商音入肺，肺属金，与商音共具清肃的特性；羽声入肾，肾属"水"，为先天之本。因此，可运用五音和五行的相属及五行间的生克制化关系来调节五脏的功能。具体可表现为以下五种情况。

　　1.角为春音，属木主生　正角调式条达，具有柔和舒畅的特点，可调节肝胆的疏泄功能，兼有助心舒脾和胃的作用，能促进人体气机的上升、宣发和展放。可用于防治因肝气郁结所致的胁胀胸闷、食欲不振、嗳气泛酸、性欲低下、月经不调、心情郁闷、烦躁易怒、胆小易惊等。

2. 徵为夏音，属火主长　正徵调式火热，具有兴奋、活泼、欢快等特点，能促进全身气机上升、调节心脏功能，兼有助脾胃、利肺气的功能。可用于防治心脾两虚、内脏下垂、神疲肢倦、神思恍惚、头晕目眩、胸闷气短、惊悸怔忡、情绪低落、形寒肢冷等病症。

3. 宫为长夏音，属土主化　正宫调式敦厚、庄重，能促进全身气机的稳定，调节脾胃的升降功能，兼有保肺气利肾水的作用。可用于治疗脾胃虚弱、气机逆乱、恶心呕吐、腹泻、脘腹胀满、纳呆、消瘦乏力，失眠，心悸气短等。

4. 商为秋音，属金主收　正商调式清肃，具有优美、高亢、悲切等特点，能促进全身气机的内收，调节肺气的宣发和肃降，兼有保肾益肝的作用。可用于治疗肺气虚衰、气血耗散、自汗盗汗、咳嗽气喘、心烦易怒、头晕目眩等。

5. 羽为冬音，属水主藏　正羽调式音乐如流水，具有奔放、哀怨的特点，可助养肾气，能促进全身气机的潜降，调节肾与膀胱的功能，兼有助肝阴制心火之效。可用于治疗阴虚火旺、肾精亏虚所致的烦躁、头痛、失眠、多梦、腰膝酸软、性欲低下、阳痿、早泄、小便不利等。

可见，中医很早就认识到声调的不同，对人体五脏生理或病理活动有着不同的影响。它不仅丰富了中医学整体观念的内涵，而且还构建了声学与医学相关理论的框架。

（二）协调阴阳

阴阳学说是中医学的理论根基，也是事物发生发展的基本法则，音乐养生也应遵守阴阳的平衡与和谐。《素问·针解》曰："人声应音，人阴阳合气应律。"说明声音是要遵循阴阳二气升降运动变化的节律。音乐的音调变化、高低宽窄、音色清浊、音量强弱、层次疏密、节奏快慢、结构繁简等都蕴含了阴阳生长收藏的变化规律。节奏分离、音响强烈的刺激型音乐，属阳；节奏轻缓、旋律圆润的安静型音乐，属阴。由此可知，如果外界阴阳变化旋转运动致使人体内阴阳变化失调，可通过外界音乐声波振动的节奏，影响人体内生理波动的节奏而发挥治疗效果，也就是用音乐的阴阳属性来平衡人体的阴阳，使机体阴阳恢复"阴平阳秘"的状态。所以，汉代司马迁在《史记·乐书》中也提到："音乐者，所以动荡血脉，通流精神而和正心也。"

（三）调畅情志

人的精神情志活动与人体的生理、病理变化有密切的关系。强烈或反复的精神刺激，可使人体气机逆乱，气血阴阳失调，从而导致疾病的发生。《灵枢·本神》中载："是故怵惕思虑者则伤神，神伤则恐惧，流淫而不止。因悲哀动中者，竭绝而失生；喜乐者，神惮散而不藏；愁忧者，气闭塞而不行；盛怒者，迷惑而不治；恐惧者，神荡惮而不收。"长期有效地欣赏音乐，可以解除人们不良的心身反应，陶冶性情，改变性格和情趣，使情志舒畅，从而有利于预防疾病的发生或促进已病的康复。《晋书·律历上》指出："是以闻其宫声，使人温良而宽大；闻其商声，使人方廉而好义；闻其角声，使人恻隐而仁爱；闻其徵声，使人乐养而好施；闻其羽声，使人恭俭而好礼。"晋代阮籍在其《乐论》中也认为："乐者，使人精神平和，衰气不入，天地交泰，远物来集，故谓之乐者也。"因此，人们若要健康长寿，就必须注重调摄精神，调畅情志。而音乐可以使人心神清静、恬淡平和、少私少欲，亦是养生疗疾的妙药良方。

（四）调和气血

《类经附翼·律原》中述"乐者，天地之和气也""律乃天地之正气"。音乐是节奏、旋律、和声、音色及力度等多种因素的综合体，它作用于气血的运动变化之中，泻其有余，补其不足，使气血关系恢复协调。因此，《乐记》记载："乐至而无怨，乐行而伦清，耳目聪明，血气平和，天下皆宁。"充分说明音乐具有调和气血的作用。

二、音乐养生的方法或形式

（一）歌唱娱乐疗法

通过歌唱表达和激发人们内心的体验，起到调畅情志、疏泄情感的作用，可改善病态心理，增强心肺功能等。

（二）音乐游戏

是集音乐、击鼓、歌唱和慢跑等综合进行的一种集体娱乐活动。如击鼓传花。

（三）歌舞娱乐疗法

通过唱歌和舞蹈，使人在有节奏、和谐的音乐声和协调的舞姿中消除忧郁、调节情绪的方法，此法最早见于战国时代。《吕氏春秋·古乐》记载："昔陶唐之始，阴多滞伏而湛积，水道壅塞，不行其源，民气郁阏而滞着，筋骨瑟缩不达，故作为舞以宣导之。"这也是导引养生的方法之一。

（四）音乐气功疗法

以音乐为导引，使患者在音乐声中放松入静练气，使气的升提或沉降随着意念和音乐上下流通。当前，有些气功还根据五音入五脏的原理，选配不同的音乐，通过声波与相应的脏腑经络产生共振，消除气滞血瘀，疏通周身经络，从而改善脏腑功能，促进人体健康长寿。

（五）音乐赏析疗法

通过欣赏和倾听音乐而改善抑郁状态和各种病态心理的一种娱乐性心理疗法。

（六）音乐语言疗法

在欣赏和倾听音乐时，伴以和谐亲切的语言解说和语言诱导，通过音乐和语言的共同作用来防治疾病。

（七）音乐物理疗法

即音乐电疗，是音乐与电流治疗的综合应用。音乐电疗是在电针的基础上吸取了电疗的特点并结合音乐疗法，将音乐、电极、电针相互配合使用的一种方法。具有刺激经穴和音乐治疗的双重作用。它与传统的针刺穴位（包括电针疗法或以电极代替毫针导入脉冲电流）一样，通过穴位的刺激，可疏通经络、调和气血、补虚泻实、提高免疫功能；同时，它又兼有音乐的欣赏性和娱乐性，充分发挥音乐影响人体生理、心理的功能，尤其是由音乐信号经过换能处理，具有音乐风格和特点的同步音乐脉冲电流，刺激经络穴位，对某些疾病起到类似传统电针甚至优于电针的治疗效果。

（八）音乐色光疗法

音乐疗法与色光疗法的结合。色光疗法，有时称为颜色疗法、色彩疗法或色彩学，是一种另类医学手段。即运用色彩和光线来平衡病人身上任何缺乏活力的部位的手段，这种疗法既是自然物质的，也是情绪化的，精神方面的或者与心智相关的。具体操作是模拟音乐舞厅的环境，通过音乐与色光的共同作用，改善患者不良心境。

三、音乐养生的要领

音乐养生的要领在于选择何种音乐来进行养生保健。对于音乐的选取可从以下两个方面着手。

（一）依体质特点选曲

《灵枢·阴阳二十五人》根据人的体形、性格特征及对季节的适应能力等将体质分为木、火、土、金、水五大类型。依据五行与五音的对应关系，对木型人宜选角音，对火型人宜选徵音，对土型人宜选宫音，对金型人宜选商音，对水型人宜选羽音。

（二）辨证选曲

由于本脏之音可以调养本脏，如角调式乐曲能起到疏肝理气的作用，徵调式乐曲可以调心安神，宫调式乐曲有助于调理脾胃功能，商调式乐曲可以补肺养阴，羽调式乐曲能够助养肾气。因此，按照中医辨证论治的思想，调养肝病可用角音，调养心病可用徵音，调养脾病可用宫音，调养肺病可用商音，调养肾病可用羽音。另外，依据五行"相生"、"相克"的规律，可利用本脏之音调理他脏的疾病。如，木克土，由于肝的疏泄功能失调，使脾的"运化"功能受到影响，运用"土"乐（宫调式乐曲）不仅对脾脏的机能进行调整，而且对肝的一系列症状起到缓解作用。又如，土生金，利用"土"乐可以补益肺气，提高机体卫外的功能。

对于情志不畅所致身体不适，也可依据五音、五志、五脏的对应关系及五行的生克乘侮规律来辨证施治。如，怒伤肝，悲胜怒，选商调；喜伤心，恐胜喜，选羽调；思伤脾，怒胜思，选角调；忧伤肺，喜胜忧，选徵调；恐伤肾，思胜恐，选宫调。过多的负面情绪会导致伤神，进而伤心伤身，可以选择愉悦的曲目来调畅情志，防止疾病的发生。

四、音乐养生的注意事项与禁忌

音乐只是养生方法的一种，如果综合运用各种方法，可以取得更好的养生效果。采用音乐养生时，有一些问题要多加注意。

（一）音乐养生的注意事项

1.选择环境　环境对人的感官有刺激作用，会引起相应的心理活动。最好能选择整洁、美观、雅静、宽敞的场地。这样可使人们精神松弛、心情舒畅。

2.因人择曲　选择曲目要根据个人的兴趣爱好，结合个人的体质状况。某种音乐能让欣赏者感到身心舒畅，即可起到调节情志的作用，这就是比较适合需要的音乐。同时也要考虑年龄因素，老年人要选择舒缓柔和的曲目，年轻人宜选择节奏感强烈的音乐。

3.因时择曲　在早晨起床或晚上就寝时，可以用养生音乐作为背景音乐；亦可在闭目养神时静心体味音乐。早晨起床时宜选择节奏感强的进行曲，以振奋精神，有利动形健身。用餐时宜选择舒畅活泼的曲目，以促进胃肠消化吸收功能。休闲时宜选择流行抒情音乐，以放松身心，消除疲劳。睡觉前宜选择轻音乐，以养心宁神，催人入睡。

4.音量适当　音量的大小，对人体的作用只有很小的区别，没有太大的意义。但是，如果声音大到脏腑有震动感的话，耳朵会吃不消的。所以，应以最佳听觉感受来收听音乐。

（二）音乐养生的禁忌

1.空腹忌听进行曲　人在空腹时，饥饿感很强烈，而进行曲具有强烈的节奏感，加上铜管齐奏的效果，人们听了受步步向前的驱使，会进一步加剧饥饿感。

2.吃饭忌听打击乐　打击乐一般节奏明快、铿锵有力、音量很大，吃饭时欣赏，会导致人的心跳加快、情绪不安，从而影响食欲，有碍食物消化。

3.生气忌听摇滚乐　人生气时，情绪冲动，常有失态之举，若在怒气未消时听到疯狂而富有刺激性的摇滚乐，无疑会火上浇油，助长怒气。

4.欣赏音乐勿扰他人　唱歌、演奏或听音乐，发出的声音都会对周围环境产生一定的影响。因此，自己在运用音乐养生的同时，切忌干扰他人，特别是在午休和深夜之时，不要大声歌唱演奏或播放音乐，以免妨碍他人休息，甚至引起邻里不和，情志不畅，从而影响身体健康。

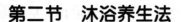

第二节 沐浴养生法

沐浴，古代"沐"是指洗头发，"浴"是指洗身体，现在合而为一词，表示清洗身体。沐浴养生，是指利用水、日光、泥沙、空气等有形或无形的天然物理因素，来沐浴以防病健身的方法。

一、沐浴养生的作用

1.沐浴可以清洁身体，除掉身体表面的病菌。

2.沐浴具有发汗解表、祛风除湿、行气活血、舒筋活络、调和阴阳、振奋精神等祛病养生功能。

3.沐浴可以改善机体体温调节，促进血液循环和神经系统的功能状态，加速各组织器官的新陈代谢。

二、沐浴养生防治的疾病

（一）消化不良、食欲不振

饭前30分钟入浴，用热水刺激胃脘部，待身体暖和后，再用热水在胸口周围喷水，每冲5秒休息1分钟，重复5次；池浴时，在40℃以下的热水中泡澡20~30分钟，同时进行腹式呼吸，然后用稍冷的水刺激腹部，能促进胃液分泌，提高食欲。胃酸过多、胃及十二指肠溃疡者，在42℃左右的热水中浸泡3~4分钟，可控制胃酸的分泌，减轻和控制病情。

（二）高血压

病人在39~40℃的温水中洗20~30分钟，血压可比洗澡前降低5~20mmHg。

（三）肌肉疼痛、颈项僵硬

在疼痛部位以40℃左右的热水喷5分钟左右。特别是容易疼痛的头、肩和腰部，可以边冲边做柔软运动，如颈部可前后左右转动，促进血液循环。手脚经常冰冷者，可用冷、热水交替冲浴，使皮肤血管扩张，促进血液循环。先用热水，充分暖身后，再用冷水冲10秒，反复5遍。全身发冷时用热水冲浴肩部和膝盖以下。冲肩部时可将喷头固定，做肩部上下运动。冲脚时，边冲边做踏步运动。

（四）急性腰痛

特别是因提重物或受撞击而引起者，不宜马上洗澡，否则则会加剧疼痛。应在疼痛缓解后，在42℃左右的热水中浸泡10~20分钟，有助于消炎、止痛。其他腰痛可用热水在腰部周边来回冲浴，最好边冲边做腰部伸屈运动。

（五）足部浮肿

先用热水从脚尖向脚背反复冲浴。之后再用18℃左右的冷水冲同一地方约10秒钟，可边踏步边冲，重复5次。

（六）脚部疲劳

以43℃左右的热水冲浴脚踝和脚掌心部位各3分钟。

（七）糖尿病

病人在40℃左右的温水中沐浴，能有效地促进胰岛素的分泌。

（八）便秘

患者在洗澡时，用手掌在腹部按顺时针方向按摩，同时配合腹式呼吸一鼓一收地大口呼吸，用水淋浴腹部，可治疗慢性便秘并防治痔疮。神经性便秘时，沿着肠部由上到下用43℃左右的热水冲3分钟左右，再用25℃左右的温水冲10秒，反复5次。

三、沐浴养生的分类

（一）热水浴

热水浴的水温在38~40℃，可引起血管扩张，促进血液循环，减轻肌肉痉挛，并具有镇静作用。失眠者睡前进行热水浴，对睡眠有帮助，还可减轻皮肤痒感。热水浴可清除皮肤上的污垢，使毛孔、汗腺通畅，提高皮肤的代谢能力和抗病能力。实验表明，把伤寒杆菌分别种在清洁的皮肤和肮脏的皮肤上，10分钟后采样化验，清洁的皮肤上细菌已死亡，而肮脏的皮肤上细菌依然存在。在医疗中，热水浴可用来促进骨折愈合，治疗慢性关节炎。

（二）温水浴

温水浴指介于冷水浴和热水浴之间，水温在34℃左右的洗浴。正常人的体温是36.5~37℃，皮肤的温度在32~33℃。34℃的温水比皮肤温度略高，但比体温低，用手摸有点微温，泡进去后，体温不会改变，不会觉得冷，也不会觉得热。若希望有水疗的效果，但又不希望像冷水浴和热水浴那样刺激大时，就可以选择温水疗法。譬如心肺功能不好的病人、烫伤的病人就应选择温水浴。

（三）冷水浴

冷水浴，是指让健康锻炼者和某些疾病的患者，浸入水温低于25℃的水中，或施行擦浴、淋浴，使身体接受寒冷水温刺激的方法。其作用机理为冷水浴时，体表血管收缩会把血液大量推入内脏血管，稍停后皮肤血管再扩张，大量血液又从内脏血管流向体表，这样一缩一张，提高了血管的承受能力，使血管弹性增强，有助于预防血管硬化，能增强中枢神经系统功能，加强呼吸和消化器官的功能，提高抗寒能力，促进

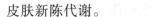

皮肤新陈代谢。

四、沐浴养生的形式

（一）全身

洗浴者应仰卧浸泡在浴盆或专门设计的矿泉浴池里，以水浸平乳头为佳。时间根据情况而定。水温40℃以上，入浴时间10~20分钟即可；水温35~37℃，浸泡时间可长达1小时以上。不管时间长短，均可配合水下按摩法，又称浴摩法，亦可用柔软毛刷轻轻刷摩局部。

（二）半身

浴者半坐浴盆或浴池里，根据需要，水面平脐或平腰，上身覆盖大毛巾，避免受凉。浴盆的好处是可以加入煎好的中草药。

（三）淋浴

是指用特制水管喷射身体的某一局部，以达到治疗疾病的目的。管口离皮肤约20cm，逐渐移至15cm，水温在40~50℃，每次喷射5分钟，随后入浴10分钟。现在，有些淋浴器喷出的水，是从不同的方向喷到身上的，实际上就是一种对穴位的"按摩"。淋浴的好处有两点，一是预防交叉感染；二是对穴位的"按摩"。现在的冲浪浴，水从不同的方向冲向人的身体，也是对穴位的"按摩"。

（四）浴中按摩

在浴池中浸浴五六分钟，同时对身体进行按摩。可利用静水的压力、水的浮力活动肢体及患部。洗浴时，可以结合按摩，比如搓背。搓背最好的工具是丝瓜络，它本身就是一味中药，具有通经活络的作用。还有中药中的海浮石，像粗砂轮一样，尤其适合老年人，一方面由于它比较硬，能搓掉足跟的厚皮，另一方面能祛痰化痰。

五、沐浴养生的要领

以全身清洁舒适为度，切不可过度贪恋泡澡，以防伤及阳气。

六、沐浴养生的注意事项与禁忌

（一）沐浴养生的注意事项

1.沐浴次数　夏季人体分泌旺盛，出汗较多，每天应冲洗1次。而冬、春、秋季天气不热，洗澡的次数可因人而异。身体较胖和皮脂腺分泌旺盛者，可适当增加洗澡次数。老年人皮脂腺分泌减少，可适当减少洗澡次数。

2.水温　澡水的温度应与体温接近为宜，即35~37℃，若水温过高，会使全身表皮血管扩张，心脑血流量减少，发生缺氧。孕妇洗澡时的水温更要注意不要太高，以防发生胎儿缺氧，影响胎儿发育。夏季洗冷水澡要适度。洗澡水过冷会使皮肤毛孔突然紧闭，血管骤缩，体内的热量散发不出来。尤其是在炎热的夜晚，洗冷水澡后常会使人感到四肢无力，肩、膝酸痛和腹痛，甚至可成为关节炎及慢性胃肠疾病的诱发因素。一般夏季洗冷水澡的水温以不低于10℃为好。

3.**时间**　无论春夏秋冬，洗澡时间均不宜过长，每次洗澡时间以15~30分钟为宜，以防心脑缺氧、缺血。

4.**洗涤用品的选择**　在日常生活中，人们使用的洗涤用品有4种。①硬皂，含碱多，像洗衣皂；②软皂，含碱量在25%以下，像各种香皂；③过脂皂，不含碱；④药皂。这4种肥皂功效各不同，适应的对象也不同。硬皂适用于油腻型皮肤的人，因为它泡沫丰富，去污力强；而软皂、过脂皂适用于干燥型皮肤及婴儿。不同类型的药皂具有消毒、抑菌作用，对皮肤病患者有一定疗效。如中老年人由于皮肤含水量偏低，经常瘙痒，宜用含有石炭酸的药皂；油腻型皮肤和患痤疮的人可用含有硫磺的药皂；硼酸皂则适用于婴儿，因其皮肤薄嫩。

5.**顺序**　先洗脸，再洗身子，后洗头。当进入淋浴房后，热水一开，就会产生腾腾蒸汽，而人体的毛孔遇热会扩张，所以，如果没有先将脸洗干净，脸上积累了一天的脏东西，便会趁毛孔大门开启之时潜入。久而久之，易引起面部皮肤问题，如皮肤粗糙、痤疮等。而头发在蒸气的氤氲中得以滋润，当全身清洗完毕后，洗头的最佳时刻即已来临。

（二）沐浴养生的禁忌

1.**饱餐后和饥饿时不应洗澡**　饱餐后洗澡，全身表皮血管被热水刺激扩张，较多的血液流向体表，腹腔血液供应相对减少，会影响消化吸收，引起低血糖，甚至虚脱、昏倒。

2.**酒后不应洗澡**　酒精会抑制肝脏活动，阻碍体内葡萄糖的恢复。而洗澡时，人体内的葡萄糖消耗会增多。酒后洗澡，血糖得不到及时补充，容易发生头晕、眼花、全身无力，严重时还可能发生低血糖昏迷。

3.**劳动后不应立即洗澡**　无论是体力劳动还是脑力劳动后，均应休息片刻再洗澡，否则容易引起心脏、脑部供血不足，甚至发生晕厥。

4.**血压过低时不应洗澡**　在水温过高时，人的血管扩张，低血压的人易出现一时性脑供血不足，发生虚脱。

5.**发热时不应洗澡**　当人的体温上升到38℃时，身体的热量消耗可增加20%，身体比较虚弱。此时洗澡，容易发生意外。另外，即使没有高热，疾病在急性发展期最好也不洗澡。患严重心脏病、高度贫血、尿毒症、高压达180mmHg以上的高血压、心肌梗死、急性肾炎、急性肝炎、外伤等患者都不宜洗澡。

6.**脑血管病患者不宜常洗澡**　洗澡时产生的热刺激，会使患者体内血流加速，进而增加血液对血管的压力。当血流通过某些局部病变部位时，容易发生血管破裂。

7.**癫痫患者不宜常洗澡**　洗澡时，由于大量的水蒸气被吸入体内，使得体内含氧量下降，加之机体排出的汗液增多，电解质平衡被打乱，易造成暂时性机能紊乱，诱发癫痫。

8.老年人洗澡不宜过频 老年人体力较弱，皮肤变薄，皮脂腺逐渐萎缩，洗澡过勤，皮肤容易变得干燥，引起瘙痒。洗澡时水温过高，体内热量不易散发，还易造成毛细血管扩张而引起大脑缺血，发生头晕，甚至晕倒。

9.临睡前洗澡别洗头 临睡前洗澡若洗头发，一定等头发干燥后再入睡，长期湿着头发睡觉一是容易掉发，二是容易引起偏头痛。

10.洗澡前后注意 浴前要用棉球堵住外耳道，避免污水进入耳道，引起中耳炎。每次洗浴后，应稍事休息，待体力恢复，热汗散尽，再离开浴室。

11.洗澡的时间不要太久 因为汗液不断地大量排泄，体内的各种营养物质也随之排出体外，从而造成体力的过度消耗，使人感到体倦乏力，甚至休克。

12.有神智问题不宜自己洗澡 如老年痴呆患者、精神病病人等不宜自己洗澡，应有家属陪伴，以防发生意外。

第三节 旅游养生法

"旅游养生"是指旅游活动所带给旅游者的养生效果。旅游是养生的一种形式，利用旅游活动来调整心态，解郁强身，可称之为旅游养生，旅游不仅能活动人们的身体，还能带来精神上的愉悦，因此，是一种很好的养生方法。

一、旅游养生的作用

（一）旅游强身

旅游其实是一项非常有利于身体健康的运动，无论是在海边晒晒日光浴静养身体，还是涉足于广袤森林边欣赏大自然的美景动养身体，都有强筋健骨、调气和血的作用。

（二）旅游宁心

在城市工作久了的人，如果能够亲近自然和祖国大好山河毫无疑问是最放松的减压方式。在心理学中有一种森田疗法，就是利用大自然的怀抱来治疗人的心理疾病，所以旅游可以养心宁神。

（三）旅游育知

古人讲"读万卷书不如行万里路"，所以旅游带给我们的就不仅是放空身心，同时，还能给我们的身心充电、补充知识。所以，在旅途中你一定会对人生真谛有所感悟，将自己的人生境界提高到一个新的层次。

二、旅游养生的分类

（一）自然养生旅游

自然养生旅游，是指旅游所处的大自然环境中有益于人类身心健康和延年益寿的资源，主要包括具有养生品质的空气、山、水、动物、植物 5 类资源。

空气是由 78% 的氮气、21% 的氧气、稀有气体和杂质组成的混合物。能作为养生旅游资源的空气分为山地空气和海滨空气。山地空气中有益于人类长寿的是空气负离子。研究证明，空气负离子浓度达 700 个 /cm³ 以上可增进人体健康，1 万个 /cm³ 以上可以对多种疾病产生辅助疗效，10 万个 /cm³ 以上具有自然痊愈力。

山地养生旅游资源，主要是山地气候的疗养效应和山地环境中的长寿因素。山地环境对人体健康有利的高度范围是中、低山区，即海拔高度在 500~2000 m 左右的区域。中国是一个多山的国家，山区面积占全国土地总面积的 2/3。中国著名的山地气候养生地——庐山、黄山、武夷山、武当山、普陀山、峨眉山等，除峨眉山海拔高度在 3000 m 以上之外，其余都在 500~2000 m 之间。

海滨养生旅游资源，主要是海滨的空气、沙滩、海水、气候和阳光。海滨空气中含有较高的碘、氯化钠、氯化镁和臭氧。其中碘含量是大陆空气含碘量的 40 倍，不仅能补充人体生理需要，还有杀菌作用。中国的大连、北戴河、青岛、烟台、鼓浪屿等都是著名的海滨养生地。水养生旅游资源最为突出的是矿泉水，矿泉的温度是矿泉保健治疗作用的重要因素之一。矿泉浴可促进机体的免疫功能，有延年益寿作用。

动物养生旅游资源，在于动物脂肪中含有一种能延长寿命的物质——脂蛋白，可以预防高血压等血管疾病。

植物养生旅游资源，主要在于植物的精气，植物释放的气味。特别是鲜花，不仅颜色令人赏心悦目，而且在花香中含有一种既能净化空气、又能杀菌灭毒的芳香油。此外，很多植物果实都具有防老抗衰作用，如芝麻、桑椹、枸杞子、龙眼肉、胡桃等。

（二）人文养生旅游

中国的人文养生旅游，吸引游客的主要资源是人们对健体、延年益寿等养生的经验、方法、技能的总结，包括古代养生术、武术气功、文化、医学四类资源。

中国古代养生术，历史悠久，是一种涉及很广的保持身体健康、延缓人体衰老、延长人类寿命的方法。从先秦到明清各代都有很好的养生术总结，如彭祖养生术、儒道佛的养生术。

中国武术的上乘功法则以健身为宗旨，如太极拳是一种活络舒筋的运动。气功是一种自我身心锻炼的摄生保健方法，通过调心（控制意识，松弛身心）、调息（均匀和缓、深长地呼吸）、调身（调整身体姿势、轻松自然地运动肢体），使身心融为一体，营卫气血周流，百脉通畅，脏腑和调，从而达到强身保健的目的。

文化养生旅游资源，主要是以琴、棋、书、画为主体的中国传统文化。古人将琴、棋、书、画称为"四大雅趣"，看成是一种艺术，也看成是一种娱乐身心的形式。中国传统的琴、棋、书、画将艺术与感情交融在一起，人在艺术创作之中活动筋骨、舒畅情志、百脉疏通、气血调和、怡养心神、养神健形、益寿延年。

医学，即中医学养生旅游资源，其提出的形神共养、协调阴阳、顺应自然、饮食调养、谨慎起居、和调脏腑、通畅经络、节欲保精、益气调息、动静适宜等是中医养生学的理论基础和指导原则，使食养、食节、食忌、食禁的饮食养生和利用药养、药治、药忌、药禁等药物保健养生，以及针灸、推拿、拔火罐等养生旅游活动具有科学的依据。

养生旅游资源具有广泛性和多元性，随着科学的发展，人们还将有更新和更深的认识。中华民族几千年对人类养生的探索与原理方法的总结，形成了丰富多彩的养生资源，为养生旅游产品与项目的策划提供了基础，为构建养生旅游产业提供了平台。

三、旅游养生的形式

1.自行合理安排旅游行程。
2.跟随旅游团一起游玩。

四、旅游养生的要领

在外出旅游的过程中不光要以旅游为目的，还要以养生为主要目的合理安排饮食、休息，劳逸结合，避暑避寒。

五、旅游养生的注意事项与禁忌

（一）旅游养生的注意事项

1.注意饮食饮水，到一个不熟悉的地方，很有可能会因为水土不服而发生呕吐、泄泻等疾病，所以，要格外当心。
2.保证充足睡眠，不能牺牲睡眠时间来换取更多的游玩时间。
3.合理安排旅游项目，要劳逸结合，不可贪图玩乐而劳累身体。
4.慢性病患者要注意携带药物和关注自己的病情，切不可马虎大意。

（二）旅游养生的禁忌

1.身体健康状况较差，不足以支撑整个旅游过程的人群。
2.患有不适合进行旅游的疾病，包括心脏病、高血压发作期等。
3.有神智问题的病人，比如老年痴呆、精神病等。

第四节　舞蹈养生法

舞蹈是以运动着的人体作为起点和基础的一种艺术形式，除了具有认识、教育、审美等功能，毫无疑问地具有养生作用。舞蹈养生是以中医基础理论为根基，以疏通经络、拉伸肌腱、强健身心为根本的训练体系，是大众易接受的极为普遍而又实惠的修炼行为。

从艺术发生学上看，原始舞蹈是以劳动为中心的人类种种生存活动，其历史可以上溯五千年以上或更久远的年代，在人类文明起源前，舞蹈在仪式、礼仪、庆典和娱乐方面都起着十分重要的作用。战国末年《吕氏春秋·古乐篇》有如下记载："昔陶唐氏之始，阴多滞伏而湛积，水道壅塞，不行其道，民气郁瘀而滞著，筋骨瑟缩不达，故作为舞以宣导之。"《路史·前纪》亦有记载："阴康氏时，水渎不疏，江不行其原，阴凝而易闷，人既郁于内，腠理滞着而多重，得所以利其关节者，乃制之舞，教人引舞以利导之，是为大舞。"文中均指出，长期身处阴凝滞伏的天气，积水壅塞的环境，先民们必然风寒内伤，身心郁闷，筋骨瑟缩，腠理鼻塞，极不利于身心健康，而舞蹈则作为了重要的健身祛病方法。

随着我国物质文明的不断发展，历代医家在养生方面应用舞蹈治病防病也屡见不鲜，经过不断实践和总结，为我们积累了大量的经验。时至今日，人们对于自身的健康颇为关注，广泛兴起了全民健身运动，舞蹈养生已成为大众文化潮流和养生文化热点，因此可以毫不夸张地说，最早兴起于上古时代的健身舞蹈，发展到今天，已经成为引人瞩目的舞蹈养生景观，甚至走出国门，成为宣传中国养生文化的一种新方式。

一、舞蹈养生的作用

舞蹈是一种按照人体形态机能的特点，以有氧运动为基础，在音乐的伴奏下，以有节奏的动作为主要表现手段的艺术形式。舞蹈养生是舞蹈、武术、医学的多元结合，在优美的音乐中强身健体、陶冶情操，是养内练外、健身养心、老少咸宜的高雅养生活动。

中医养生学认为，舞蹈养生的作用主要体现在舒筋活络、调和气血、修身养性、预防疾病等方面，现分述如下。

（一）舒筋活络、通调气血

舞蹈，就是手舞足蹈，两手舞动，两足踏地。《诗经·周南·关雎·序》："永（咏）歌之不足，不知手之舞之，足之蹈之也。"形体舞蹈属运动养生的方法之一，而运动养生，始于庄子《刻意》："吹呴呼吸，吐故纳新，熊经鸟伸，为寿而已矣。"《吕氏春秋·尽数篇》记载："流水不腐，户枢不蠹。"只有运动，人体的气血才流行不止、环周不休。朱丹溪曰："天主生物故恒于动，人有此生也恒于动。"中医学十分重视舞蹈对身体的有益作用，并有"舞蹈以养血脉"之说。西汉就有《导引图》问世，古代名医华佗早在一千多年前就自创了"五禽戏"，通过模仿多种动物的动作来锻炼身体。唐代中医养生大家、长寿之星孙思邈，他体会到运动能够使"百病除行，补益延年，眼明轻健，不复疲乏"。运动可流通气血，涵养血脉。金代张子和说"惟以血气流通为贵。"运动可强壮筋骨，促进脏腑功能，华佗指出："动摇则谷气得消，血脉流通，病不得生。"祖国医学认为人体的经络系统，沟通腰背胸腹，环绕于躯干周身，分布于四肢内外侧。手舞足蹈，腰部扭动，舒胸展背，可通调经络，舒利筋骨，活动肌肉，能促进气血运行，调整能量代谢。这样使全身各部分都获得充分的锻炼，肌肉力量加强，骨骼坚固、韧带柔韧、关节灵活。

（二）修身养性、陶冶情操

以艺术修身养性、陶冶情操的观念自古就有。三国时期曹魏思想家嵇康在《声无哀乐论》中曰："车服、旌旗、宫室、饮食，体之具也。钟、磬、鞞、鼓、琴、瑟、歌、舞，乐之器也。"《史记》亦云："音乐者所以动荡血脉，通流精神而和正心也。"埃及古典著作中称"音乐是灵魂之药。"战国时代的公孙尼在《乐记》中说："凡音之起，由人心生也，物使之然也。"明代张景岳在《类经附翼》中解释说："乐者音之所由生也，其本在人心之感于物。"音乐首先感受于人心，"心主神明"主宰着人的神与志，主管着人的情志活动。《晋书·律历上》指出："闻其宫声，使人温良而宽大；闻其商声，使方廉而好义；闻其角声，使人恻隐而仁爱；闻其徵声，使人乐养而好施；闻其羽声，使人恭俭而好礼。"音乐影响着情感变化，一曲活泼欢快的乐曲能使人振奋精神，激发情趣；而一首优美雅静的乐谱却让人畅志舒怀，安定情绪。相反，一曲悲哀低沉的哀乐，却能催人泪下，悲切不已。因此，音乐对于人的心理具有康复情志、娱乐养生的意义。舞蹈作为一种养生形式，是因为在美妙的音乐下翩翩起舞，能抒发我们内心的情感，培养美好的情操，净化我们的心灵，并使身体各机能运动活跃，促使新陈代谢旺盛，舒缓压力，神旺形健。

（三）动以养形、健美形体

形体是人体生命存在的基础，有了形体，才有生命，有了生命才能产生精神活动和具有生理功能。因此，保养形体是非常重要的。张景岳说："形伤则神气为之消"，"善养生者，可不先养此形以为神明之宅；善治病者，可不先治此形以为兴复之基乎？"强调神依附形而存在，形健则神旺，形衰则神衰，形体衰亡，生命便可告终。跳舞最显著的特征就是美，它以美的动作、美的造型、美的线条、美的旋律组成美的视觉形象，从而使人们得到美的享受，满足人们对美的追求。舞蹈作为伴随音乐的一种形体运动，动作能使全身颈、肩、腰、肘、腕、指、髋、膝、踝、趾等各个关节部位和不同部位的肌肉都能得到修塑锻炼。运动可改善体形，平衡肌力，同时锻炼了动作的协调性，改善身体姿态，使肌肉有弹性，线条更美，培养外在和内在的气质，使人们更加健美、精神而自信。

（四）预防疾病、健体延年

舞蹈养生注重内养外练，内养乃调养精神，外练指强壮筋骨，促进脏腑功能。通过舞蹈练习，人们既能得到心灵上的愉悦，还能促进身体经络的流畅贯通，对于人的素质修养和生活水平都有一定的提升，是使身体和心理都得到锻炼的养生法，身心健康才是真正意义上的健康。

从现代医学角度来看，舞蹈的治疗作用主要体现在，当人们在音乐伴奏下翩翩起舞的时候，人的交感神经兴奋，身体各部肌肉和关节立即进入亢奋状态，心肌收缩加强，肺活量增加，血液循环加快，有助于加快身体各器官及肌肉的新陈代谢。另外，跳舞时通过对腰部的扭动和腹部肌肉的收缩和舒张，能够有规律地按摩胃肠，促进肠蠕动，帮助消化。具体表现在如下几个方面：

1.增强心肺功能　舞蹈运动是有氧运动，能促进新陈代谢，促进心肌收缩，增加心脏排血量，血流速度增加，能起到预防高血压和动脉硬化等病症的发生。

2.促进胃肠功能　跳舞时人的腰肢扭动和腹部肌肉的活动都是对胃肠有规律的按摩过程。在紧张的劳动之余或晚餐过后，安排适当的时间跳舞，可以促进消化增进吸收，预防消化不良、便秘、痔疮等疾病。

3.预防脊柱疾病　常跳舞对长期伏案工作或不善运动的人来说，可以改善脊椎功能，舒缓肌肉紧张，缓解姿势性颈腰疼痛，预防肌肉衰退及劳损，减缓骨骼老化，预防骨质疏松，对祛病延年起到积极的作用。

4.缓解紧张情绪　人们在长期从事工作和学习的时候，大脑会产生疲劳感，心理会产生压力感。随着轻松的音乐跳一段舞，会使潜在于内心的焦虑、抑郁、愤怒、悲哀等不良情绪充分释放，还可以调节大脑皮质、中枢神经系统和自主神经的功能，在其紊乱、失调时起到平衡调节作用。由于舞蹈音乐节奏快慢相间，要求动作连贯而流畅，长期坚持跳舞还可以增进大脑的灵敏性和反应性。

5.安神助眠　失眠者中部分人常有情绪不稳定、多愁善感、紧张、抑郁等表现，通过舞蹈带动全身运动，加之音乐怡神，可使失眠者感到轻度的疲劳，从而使情绪安定平和，心神宁静，利于安眠。

二、舞蹈养生的形式

根据舞蹈的作用和目的，舞蹈可分为生活舞蹈和艺术舞蹈两大类。生活舞蹈是人们为自己的生活需要而进行的舞蹈活动；艺术舞蹈则是为了表演给观众欣赏的舞蹈。以养生为目的的舞蹈应以生活舞蹈为基础。生活舞蹈多指与人们日常生活有直接联系、形式简朴、易于掌握、具有广泛群众性的舞蹈，如民俗风情中的舞蹈、社交舞蹈、健美体育舞蹈等。

（一）气功养生舞

1.健身气功五禽戏　五禽戏是中国传统导引养生的一个重要功法，是汉族民间广为流传的、也是流传时间最长的健身方法之一，可视为完整的中医养生舞蹈的最早代表作品。其创编者为东汉末年的医家华佗，因此，又称华佗五禽戏。五禽戏是通过模仿虎、鹿、熊、猿、鸟（鹤）五种动物的动作，以保健强身的一种健身气功功法。国家体育总局编排的"健身气功·五禽戏"，与华佗五禽戏有所区别。每戏分两个动作，分别为：虎举、虎扑；鹿抵、鹿奔；熊运、熊晃；猿提、猿摘；鸟伸、鸟飞。每种动作都是左右对称地各做一次，配以音乐，并配合气息调理。外动内静、动中求静、刚柔相济、内外兼练，锻炼时要注意全身放松，意守丹田，呼吸均匀，动作圆润流畅，做到外形和神气都要像五禽。练习时，可以单练一禽之戏，也可选练一两个动作。单练一两个动作时，应增加锻炼的次数。长期坚持五禽戏锻炼，能防病养生，强壮身体。

2. 健身气功八段锦　八段锦是一项优秀的中国传统保健功法。其动作简单易行，功效显著。古人把这套动作比喻为"锦"，意为动作舒展柔美，如锦缎般优美、柔顺，又因为功法共为八段，每段一个动作，故名为"八段锦"。八段锦形成于12世纪，后在历代流传中形成许多练法和风格各具特色的流派。"健身气功·八段锦"是国家体育总局健身气功管理中心组织编创的健身气功新功法之一，八段锦口诀为：双手托天理三焦；左右开弓似射雕。调理脾胃须单举；五劳七伤向后瞧。摇头摆尾去心火；两手攀足固肾腰。攒拳怒目增力气；背后七颠百病消。整套动作配以音乐，柔和连绵，滑利流畅；有松有紧，动静相兼；气机流畅，骨正筋柔。起到祛病强身、延年益寿的作用。

（二）大众交谊舞

交谊舞是起源于西方的国际性社交舞蹈，又称为"国际舞"，在世界各地风行，故有"世界语言"之称。交谊舞早在1924年便传入了中国当时的几大城市和通商口岸。进入二十世纪八十年代，交谊舞为广大人民群众所接受，成为社会极为流行的大众健身方式之一。

交谊舞分两大类。第一大类是摩登舞，即 Modern Dance 也称现代舞，包括：华尔兹（Waltz）（俗称慢三步）、维也纳华尔兹（Viennese）（俗称快三步）、布鲁斯（Blues）（俗称慢四步）、狐步（Fox trot）（俗称中四步）、快步（Quick step）（俗称快四步）、探戈（Tango）、吉特巴（Jitterbug）（俗称水兵舞）。第二大类是拉丁舞，即 Latin Dance，包括：伦巴舞、恰恰舞、牛仔舞、桑巴舞。中国老百姓喜爱交谊舞，为了锻炼身体和普通交往，开动脑筋，发挥聪明才智，洋为中用，取其精华，由繁化简，或配以外国名曲，或配以大家喜闻乐见的中国民族音乐，逐渐演绎为具有中国特色的大众普通交谊舞。

大众交谊舞风格洒脱舒展、格调高雅华贵，比较随意，容易学习。伦巴婀娜多姿、拉丁热情浪漫，吉特巴轻快洒脱，慢三优雅流畅……。在社区、舞厅、公园都可见老百姓在优雅舞步中愉悦身心，在快乐节奏中挥洒活力，在动听旋律中提升气质，在浪漫拥舞中增进友谊，长期坚持，可令身心健康，益寿养生。

（三）民族民间舞

我国是一个多民族的文化古国，各民族民间舞是我国传统舞蹈艺术的源泉。这种用肢体姿态来抒发表达情感的艺术形式，是人类共同的形体语言与心灵感悟。从韵律到风格各显异彩、斑斓夺目的民族民间舞蹈，内容广泛、形式多样，载歌载舞，欢快愉悦，浓郁芳香、风情醇厚，深受广大民众喜爱。比较有代表性、典型的民族民间舞蹈有汉族民族民间舞、藏族民族民间舞、维吾尔族民族民间舞、蒙古族民族民间舞、傣族民族民间舞、朝鲜族民族民间舞等多个民族民间舞。

每一种民族民间舞因其不同特色的动作，对身体的锻炼部位也各有其特点。比如秧歌舞（汉族民间舞），舞蹈动态丰富，动作夸张，幅度较大，是一种全身运动，给广大民众带来了快活和欢乐，是舒缓身心的好方法。藏族舞蹈有的风格沉稳、舒缓；有的跳跃、欢快。无论是哪一种风格，都是全身运动。其舞蹈特征包括松胯、弓腰、屈背，其侧重的是双臂、双肩、双腿和腰部的养生运动，而欢快的藏族舞蹈还给人以抒发情感，身心相通的愉悦感。维吾尔族舞蹈是在欢快跳跃的音符中载歌载舞的一种很有民族特色的民族舞蹈，维吾尔族舞的"踮步"等，对足底的穴位都起到了不同程度的刺激作用，对足踝、小腿、膝盖等部位的锻炼和运动也有其独特的作用，"弹腕手、折腕手"对手腕的锻炼也大有裨益。其最有特色的颈部晃动，无疑对颈椎病是一个很好的修复。蒙古族舞蹈提腕、压腕对于腕部关节的活动是很好的锻炼，而抖肩、晃肩能舒缓颈肩部的肌肉，通经活络，松解颈肩部肌肉的痉挛，减轻疼痛。擦地拖步、跺踏步、跑跳步，身体动作自然和谐，前俯后仰，爽朗流畅，无疑是全身运动的健身舞。朝鲜族舞蹈，对动作中的呼吸要求很高，通过呼吸调匀气息，同时通过柔美的动作，完成四肢关节和肌肉的运动锻炼，尤其是对腰椎和膝关节的锻炼尤为明显，从而起到舒筋活络、运行气血的作用。傣族舞蹈以其特有的屈伸动作，形成了手、脚、身体的"三道弯"的造型特点，刚柔相济、动静结合、优美舒缓，越来越受到大众健身爱好者的喜爱。

（四）广场舞

广场舞是融自娱性与表演性为一体，以特殊的表演形式、热情欢快的表演内容、以集体舞为主体的，在公共场所多人参与的，以娱乐身心和锻炼身体为目的的，非专业性的舞蹈健身艺术活动。随着生活水平的提高，大家都开始关注自己的健康，当代广场舞融入现代舞蹈意识、行为和形式，运用了各个舞种中形式多样的技巧，从而形成具有现代广场舞蹈的风格，已经被越来越多的不同年龄层次的人肯定，参与者尤以中老年人为主，其中又以妇女居多。

广场舞的形式也多种多样，有在原生态舞蹈的基础上加以整理有所创新的广场舞，有利用民间舞素材创作的全新的广场舞，有简洁明快、舒缓柔美，特别适合中老年人群做健身、娱乐活动的快三、中三、慢三、快四、中四、慢四。有不要求动作统一，不需要练习成套动作，追求差异美，只要有音乐，人人可跳，随到随跳的即兴舞。广场舞适应人群极广，任何一个人，随时都可以到场和离场，是真正意义上的全民健身运动。广场舞有养生的价值，可以调节情绪、健美形体、改善人际关系。

（五）健身舞

健身舞是一项深受广大群众喜爱的、普及性极强，将集体操、舞蹈、音乐、健身、娱乐融于一体的健身项目，如健美操、肚皮舞、减肥操等。其运动特征是持续一定时间的中低程度的全身性运动，主要锻炼练习者的心肺功能，是有氧耐力素质的基础。跳健美操有诸多好处，不仅能帮助我们有效地强身健体，而且还有减肥的功效，这种运动减肥方法集健美和健身于一体，特别适合女性，受到了广大女性同胞的喜爱。肚皮舞是一种带有阿拉伯风情的舞蹈形式，肚皮舞是非常女性的舞蹈，随着变化万千的快速节奏，摆动腹部、用力舞动臂部、胸部，赤足舞蹈，配合音乐，作为一种深受女士喜爱的减肥方式在各地广泛流行。减肥操是很好的全身有氧运动，一套设计科学合理的减肥操，运动强度合理，能调理肌肉，加强身体的柔韧性，使曲线更加优美，精神状态也更饱满，长期坚持可以起到减肥的作用。

（六）即兴舞

即兴舞是一种向外而通内的真实表达与释放，不受时间、空间、主题、意义等限制的自由舞蹈，没有正规的策划与编排，随心、随意而舞。最早是以身体语言的方式呈现出来。华夏远古的氏族部落就有基于劳作和军事操练动作即兴改编引发的踏舞情景。史料上最早出现舞蹈即兴的记载是春秋时期，汉代大众歌舞自娱盛行，日常生活宴饮中多有即兴起舞的习俗。汉高祖刘邦的"大风歌"就是乘着酒兴，即兴起舞，直抒心意。唐代群众即兴自娱性歌舞——踏歌也曾在民间非常流行。同正常的舞蹈表演一样，即兴舞蹈也具有动作感、节奏化与虚拟性等一般舞蹈的普遍特性。即兴舞蹈的独特性质在于即时性反应、创意性表达和个性化呈现。所以能够开发舞者潜在的身体机能、创造力和协作力，是身心双健的自由舞蹈。

三、舞蹈养生的要领

（一）整体观念、形神统一

舞蹈养生是依据中医的阴阳、脏腑、气血、经络等理论为基础，以养精、练气、调神为运动的基本要点，通过形体动作来进行锻炼，用阴阳理论指导运动的虚、实、动、静，用整体观念说明运动养生中形、神、气、血、表、里的协调统一。马王堆《导引图》是迄今我国考古发现，时代最早的一件中医健身图谱，与舞蹈养生有着同源、同根的关系，所以"导引术"所强调的整体观念也同样适用于舞蹈养生。

神以经络为沟通路径，气血津液为交流信号，将五脏六腑、四肢百骸有机协调起来。形乃神之宅，神乃形之主；无神则形不可活，无形则神无以附。所以"形神合一"、"形与神俱"是生命存在的保证，而反向通过自主加强形与神的交流和沟通则能达到协调平衡，增进健康、延年益寿的功效。

如何做到"形神合一""形与神俱"呢？这就需要我们在训练时做到意守、调息、形随意动。意守，就是意识专注，排除杂念；调息，调整呼吸的节奏和频率，感受音乐节奏及意境呼应抒发；形随意动，是指形体运动的变化受自身神识、意念的控制。意守以调神调息以练气，动形以通经脉、行气血。三者协调统一，内调精气神，外练筋骨肉，使体内的脏腑气血、精气精神与外在的官窍、筋骨、四肢内外调和、上下相通，气血周流，形神兼备，达到"阴平阳秘"的和谐状态。

（二）动静相兼、练养结合

《素问·上古天真论》曰："动以养形，静以养神"，动静结合才能形与神俱，而尽终其天年。"动"是指形体运动而言，"静"是指心神宁静而言。动静相兼，是练习形式上的动与静的紧密配合及合理搭配，是思想与形体的活动及安静，在练习过程中要做到动中有静，静中有动。只有两者结合，发挥其长处，弥补其不足，才可达到事半功倍的功效，使身体强健，体质增强。

舞蹈的形体动作，促使人体气血充盛、百脉畅达、精气流通，能够增强人体生理的气化作用，提高人体抗病能力。而舞蹈休养时的精神内敛能保持心情的宁静、专一，能使脏腑之气机协调，精气充沛。《黄帝内经》中提到"静则神藏，躁则消亡""欲延生者，心神宜恬静而无躁扰。"这就要求在舞蹈养生中需要将"形动"与"神静"相结合。

运动养生要适度，根据自己的身体情况采取力所能及的方式，反之则易伤害形体甚至危及生命。而舞蹈养生需要一定的节奏、动作准确性以及练习时间，但由于个体身体差异，在练习时不能一味的模仿，一时强求，疏忽了自己的身体特点，而拉伤筋骨，损害关节。应张弛有度，也不能超越身体的承受能力；否则就适得其反，不是养生而是害身了。

（三）习之有常、持之以恒

习之有常是指生活要有正常良好的规律，顺应规律起居和生活。《素问·四气调神大论》指出："春三月，夜卧早起，广步于庭；夏三月，夜卧早起，无厌于日；秋三月，早卧早起，与鸡俱兴；冬三月，早卧晚起，必待日光。"《千金要方》亦云："是以善摄生者，卧起有四时之早晚，兴居有至和之常制。"反之，若"起居无节""以妄为常"，则会耗伤人体正气，诱发疾病。舞蹈养生习之有常，不能急于求成，做到有计划、有规律、有步骤地运动，才能取得满意效果。孙思邈提到："养性之道，常欲小劳，但莫大疲及强不能堪耳。"所以，最好能坚持每天舞蹈养生锻炼，至少或者不少于3次/周，不少于30分钟/次，保持心率在最高心率的70%以上。

（四）辨体施舞、因人而异

人们在选择不同舞蹈养生时，需根据不同年龄、不同性别、不同身体状况、条件等选择不同的舞种。健美操、啦啦操，节奏鲜明、跳跃奔放，运动强度较大，适合年轻人练习，也被年轻人广泛接受。中老年人则更喜欢舒缓优美、沉稳恬淡的舞种，如交谊舞。年龄较大者应当选择节奏较为缓慢，运动量较小，动作较为舒展的舞蹈进行锻炼，此类舞蹈不但造型美观，还具有养身健美、陶冶情操、祛病强身、延年益寿的功效。

中国的民族民间舞蹈资源丰富，历史悠久，并有着广泛的群众基础，但如有颈椎小关节错位的患者不宜进行颈部晃动的动作；膝关节有病变者不宜做颤膝动作。总之，舞蹈形式的选择应因人而异，自己喜欢、适合自己并能坚持的才是最佳养生方案。

四、舞蹈养生的注意事项与禁忌

（一）舞蹈养生的注意事项

1.环境选择 应选择地面平整防滑的场地，以免跌倒摔跤；在阴雨天或气温低时尽量不选择室外场地活动。

2.装备准备 舞蹈时应着适当厚薄、利于活动的衣服，舞服应选择速干、散汗性能好的面料，鞋子可选专业舞蹈鞋或松软的散步鞋。准备毛巾、换洗衣物及适当饮品，在活动后及时自我防寒及补充能量。

3.饥饱适当 不可空腹运动，以免出现头晕，发生低血糖，也不可吃得过饱，以免影响胃肠的消化功能。宜在饭后一小时后再舞蹈。

4.预热活动 在舞蹈开始前进行基本的热身运动，活动各个关节，活动四肢、腰背，否则很容易出现肌肉、关节拉伤。

5.保暖防寒 根据身体状况和天气变化及时增减衣服，舞蹈后不可马上冲凉，否则突然受凉会引发身体肌肉收缩，导致肢体关节出现疼痛。

6.规律运动 舞蹈运动的时间应适量，一般每天1~2小时为宜，每周不少于3次。运动量太小达不到目的，起不到养生作用；太大则超过了机体耐受的限度，反而会使身体因过劳而受损。

（二）舞蹈养生的禁忌

有以下疾病患者最好不要参加舞蹈活动。

1.早期妊娠的妇女，尤其是有习惯性流产史的不宜舞蹈，以免因劳累或情绪波动导致身体不适，甚至流产。

2.患传染性疾病者，如流感、活动性肺结核等，不宜参加舞蹈，以免加重病情或传染至舞场其他人，影响他人健康。

3.中、重度高血压、冠心病等患者不宜进行节奏热烈、活动幅度大的舞蹈，以免因情绪激动或过于劳累诱发心脑血管病意外等疾病发生。

4.胃下垂、子宫等脏器下垂的患者也不宜参加舞蹈，以免加重病情或导致休克等意外。

5.患有严重骨质疏松及严重关节疾病的人群，不宜参加活动度较大的舞蹈，以避免因舞蹈而加重疾病。

6.患有癫痫病者也不宜参加舞蹈，避免因舞蹈场地中音乐、灯光等刺激患者的中枢神经系统，而引发病症发作。

第五节 书画养生法

中国的书法、绘画艺术是中国的国粹，历史悠久。研习书画，能够颐养身心、排忧除烦、陶冶性情、修身养性。书画养生是一种怡情养性的运动，也是一种健身祛病、延年益寿的养生方式。研习书画时，人需静心、运气，还要调节身姿、活动关节。现代医学相关研究也表明，这种专心致志、调息凝神的运动，恰能在精神调养和机体运动等多方面达到正向调节的作用，使各种异常的新陈代谢趋于平衡。

一、书画养生的作用

（一）强筋骨、通经脉、调气血

习书作画过程中，首先姿势上头正身直，两臂张开，双脚站稳；其次，执笔时，指实、掌虚、腕平；再次，书画中悬腕、悬肘，一横一竖，一撇一捺，一气呵成，下笔三折。这样，不仅有效地锻炼了腕关节、肘关节，而且连同指、臂、肩、背、腰、腿部也得到运动。有人统计，习书作画时共有30多个关节和50多块肌肉参加联合运动。这种舒缓、协调的运动，起到了"摇筋骨、动肢节"的作用。

在经脉循行上，手三阳经皆起于手指末端，过腕部，入肘部，上肩部；手三阴经皆起于胸部，过腋下，循臂内侧，下肘部，入腕部，止于手指末端。习书作画的过程中，通过肩膀、手臂、手指的灵活运作，充分地疏通了手三阴经和手三阳经的脉络。足三阴经在胸部与手三阴经交汇，足三阳经在头面部与手三阳经衔接，习书作画时通过疏通上肢六条经脉，也调节沟通了下肢的经脉。

经脉为全身气血的通路，只有经脉通畅，气机才会和调，血脉才会顺畅。习书作画调节经脉的同时必然促进全身气血疏通旺盛，五脏六腑四肢百骸气机畅达，促进人体新陈代谢，增进人体免疫能力。全身的气血畅达，五脏安和，百脉疏通，大脑神经兴奋和抑制就得到平衡。保持这种平衡，身体也就处于一种健康的状态。

（二）修性情、养心智

在创作书画过程中要求注意力高度集中在构思上，不思声色，不想荣辱，远离烦恼，运笔时呼吸与笔画的运行自然地协调配合，以意领气，意到笔随，以意导气，力注笔端。精神、动作、呼吸、情绪四者高度和谐统一，起到了调节身心健康，刺激神经系统和增强心肺功能的作用。反之，若心猿意马、心躁神乱，即使长久站在画案前习书作画，也无法进行书画的创作。

另外，我们通过阅读欣赏书画佳作，产生美好愉悦的心情，可以对人的神经和内分泌有正向的调节作用。《寿世保元》曰："诗书悦心"，书法是人的心理描绘，是以线条来表达和抒发作者情感心绪变化的方式。汉代扬雄云："书，心画也。"日常生活中也常提"字如其人""画如其人"，都是书画修身养性的真实写照。

（三）天人合一、平衡阴阳

书画的基本要素是点、线，用文字和物象之形表达作者对大自然生机的感悟艺术。千变万化的点、线是作者心灵的舞蹈，是作者全部感悟在特定审美状态下的生动体现。只有心、眼、手和字形、物象达到高度的和谐统一，才能创作出内蕴深奥的作品。而这种书画功底来自对自然与生活的长期积累，对天地万物的潜心领悟。一件好的书画作品，一定是作者"浩然之气"的真实写照。《黄帝内经》上讲养生的基础是天人相应，而书画就体现了人与自然的统一，包含心与手的统一、动与静的统一、神与意的统一。习书作画将自己感受到的自然界的阴阳统一呈现到作品中，也通过书画的神韵使自己的机体达到阴平阳秘的状态。

（四）延年益寿

古往今来，很多书画名家均为长寿之星，书画家长寿的例子不胜枚举。如欧阳询85岁，贺知章86岁，颜真卿77岁，柳公权88岁，近代齐白石95岁，郭沫若87岁，刘海粟99岁，许德珩100岁等。更有当代闻名遐迩的书画家苏局仙已年逾百岁，仍耳聪目明、腰挺背直、思路清晰、步履稳健。相关调查研究表明，在可使人长寿的20种职业中，书法名列榜首。

西方医学之父希伯克拉底曾说："人的情绪便是自己疾病的良医。"习书作画可以正向调节大脑皮层的功能，稳定情绪，使心情愉悦、精神恬适。中医认为"心主神明""心为五脏六腑之大主""心者，君主之官""主明则下安，主不明则十二官危"。《古今卫生要旨》亦云："养生家当以养心为先，心不病则神不病，神不病则人自守。"说明心神平和，情绪稳定，才能脏腑和调，气血通畅，才可增强人体的抗病能力，保持身体健康。而养心重在一个"静"字。写字作画，不静不能为。《素问·上古天真论》也提到："恬淡虚无，真气从之，精神内守，病安从来？"书画养生之静心能使人心态平和，形体健康，形与神俱，可"尽终其天年，度百岁乃去"。

欣赏书画不仅能够养生，还能够治疗疾病。用书画疗疾的史料记载也有很多，如民间名医莫君赐用《京都无处不染雪》和《梅熟季节满园春》两幅画治好隋炀帝的多药均无效的心脾积热症；又如宋代著名诗人秦观，在欣赏王维的《辋川图》过程中，自身久患之胃病也不治而愈。

二、书画养生的形式

中国书画在世界上被公认为是最高的艺术之一，因为它能显示出惊人的奇迹，无色而有画的灿烂，无声而有音乐的和谐。现代医学也表明书画不仅是一门艺术，还是一种养生之道。长期坚持临摹与创作，对人体防老抗衰，养生益寿有着显著的功效。习书作画者可以养生，欣赏书画者亦可养生。书画养生主要有以下两种方式。

（一）亲自操笔、习书作画

练习书画是一种内心思想修为与外在肢体活动结合于笔端的艺术劳动。习书作画时，要求正身、竖背、舒臂、回腕，能够锻炼上肢、颈、脊背的肌肉，加大肺与膈肌的活动量，纠正体内缺氧现象，提高心肺活动功能，促进全身血液循环。同时，意力并用、心神集中、全身投入、意守丹田，将自身的感受、思想、意志，通过柔弱的毛笔表现于眼前的纸面上，或刚劲有力，或温婉儒雅。亲自操笔、习书作画是一种以静制动、以柔克刚的锻炼。

习书作画有多种方式，无论采取何种方式，或是自己创作作品或是临摹名家作品，只要持之以恒，不但会提高书画艺术水平，而且有助于保持身心的健康。

（二）欣赏书画

书画艺术源远流长，书画的艺术形态反映了作者对事物的艺术构思和精神情感的寄托。作者的精、气、神无不凝聚在这一幅幅书法、绘画作品中。欣赏书画的过程就是同作者情感、思维和神志的交流过程。

欣赏书画的方法有很多，从欣赏的层次分：一般先观赏书画的气韵，再观赏书画的风格、骨法；从欣赏的角度分：有远看和近看的不同，"远看"看作品的整体，"近看"看作品的细节。山水要远看才能看到一带山川的形势气象；人物画要近观，才可捕捉其细节神韵。欣赏书画对人的内在情绪和外在形体都有影响，尤其是中国传统书画重在写意，讲究意境，能把人带入一种境界，使人产生无限的联想，从而产生身、心双修的效果。如赏山水风景，使人心旷神怡；品梅兰竹菊，使人情怀高逸；观虎豹雄师，使人勇猛无畏；看雄鹰展翅，使人励精图治。又如赏行书，可激情旺志；观楷书，可宁心安神；析隶书，可修身怡德。

三、书画养生的要领

（一）定时

习书作画作为一种养生方法，需有规律地进行，并要持之以恒。在一个特定的时间来完成这项研习书画的训练，日积月累，形成良好的习惯，不仅能锻炼身体，使血脉通畅、筋骨强健；而且还可调节心情，使情志条达、性情安祥，从而达到养生保健的目的。一天中最佳研习时间莫过于晚上7~9点，即戌时，中医认为人体的经气像潮水一样，随着时间的推移，在各经脉间起伏流动，戌时心包经的气血最旺，心包为代心受邪的大"功臣"，这段时间研习书画能够充分地清除心围的外邪。此外，古人认为戌时是"喜乐出焉"的时间，这段时间有选择性地研习书画，可以有效地调整一天的情绪，为睡眠做准备，保养心包经，强健心功能。

（二）正身

练习书画时要求我们养成好的姿势习惯，头部端正，两肩平齐，胸张背直，双脚平放。如唐太宗李世民所述："肩欲其平""身欲其正""两手如抱婴儿""两足如踏马镫"。督脉循行于背部正中，贯脊入络脑；足太阳膀胱经伴行于背部督脉两侧，含五脏六腑之俞。"正身"端正了背部躯干，可有效地刺激督脉和膀胱经，从而沟通全身五脏六腑与脑"精明之府"的气血循环。如果我们没有正确的习书姿势，不仅不会起到养生保健的作用，长时间的错误动作，反而会给我们的身体造成不好的影响。

（三）调息

调息是调控呼吸的操作活动，也称练气、呼吸、吐纳。习书作画过程中要求呼吸细腻、缓慢、均匀、深长，从自然呼吸即胸式呼吸入手，运笔时放松入静，吐故纳新，渐渐加以意识引导，在气息下降的同时，顺势加强腹部的起伏运动，过渡到腹式呼吸，由此最大限度地调动"心主血，肺司气"的功能。

（四）养神

"静漠恬淡，所以养生也"，养神之道，贵在"静"字。练习书画需静以养神，全身投入，保持心境的纯净、恬淡、少欲，保证心神不被外界事物所干扰，保持体内的阴阳平衡，做到"全身精力到毫端"，将自身的气势与神韵体现在作品上。这样心就能常静，神就能安和，身安则五脏六腑的气机协调，精气充实，自可延年益寿。

四、书画养生的注意事项与禁忌

1.病后体虚、劳累之后及饥饿时，不要强打精神，勉强自己练习，因为本已气虚，再耗气伤身必然会加重身体负担，不易恢复体能，对健康有害而无益。

2.大恐、受惊或心情不舒畅时，不宜立刻写字作画。因此时气机不畅，甚至逆乱，心情难安，很难写出好字，绘出好画，反而会使情绪更糟，影响身体。

3.饭后不适宜马上写字作画，刚吃过饭就伏案，会使食物壅滞肠胃，影响气机舒畅，不利于食物的消化吸收。

4.习书作画不可操之过急，也不需要强求达到多高的水平，"功到自然成"，只要持之以恒，经常练习，一定会给身体带来益处。

5.书画养生时，应根据自身的身体、心理条件，选择适合自己的书法或绘画方式，不可盲目跟风。

第六节　弈棋养生

弈棋，又称"手谈"，既是一种智力竞技，又是一项有益身心的文娱活动，自古便有善弈棋者多长寿之说。弈棋养生，是指人们通过弈棋修身养性、健脑益智、愉悦身心，从而进一步改善脏腑功能，促进气血运行，平衡阴阳，达到形神兼养、延年益寿的一种养生方法。

一、弈棋养生的作用

（一）怡神养性

弈棋是一项静中有动、外静内动的活动，弈棋时对弈双方凝神静气，全神贯注，精神专注于棋局而心无杂念，心境清净淡然而雅趣油生，故可起到养心调神的作用，而神为形之主，神明则形安，进而达到形神兼养的目的。唐太宗李世民曾在《咏棋》一诗中写道："玩此孙吴意，怡神静俗氛。"可见古代帝王也意识到弈棋具有怡神养性的功效，且能营造出一种高雅的氛围，一扫周围庸俗之浊气。

弈棋时弈棋者身心松弛，心神安宁，其呼吸也更加自然、均匀、平和，这如同传统功法的调息练习，深、长、匀、细的呼吸吐纳更有利于弈棋者修身养性。弈棋是一种具有竞技性的高级娱乐活动，既是智慧的对抗，又是心态的较量，长期坚持有利于养成坚韧、冷静、沉着的性格及平和、宽容、坦然的良好心态。

作为"四雅"之一，弈棋当属中国传统文化的重要组成部分，无论儒家、道家，其文化中蕴含的养生思想均与弈棋有着千丝万缕的联系。如道家倡导的清静、无为、至柔的思想与弈棋的文化不谋而合，崇尚善胜者不争。再如围棋的攻防变化与太极拳的动静、虚实也有着异曲同工之妙。可谓棋理与养生之理相通，通过弈棋可修身养性、修德颐神。

（二）健脑益智

弈棋是一种极具趣味的脑力活动，棋盘之上，虽只有寥寥数子，但棋局却变幻莫测，要求对弈者全力以赴、开动脑筋、深思熟虑，方可应对瞬息万变的形势。

弈棋可谓智力的角逐、思维的较量，棋局的变幻可锻炼人的应变能力，使思维活动进入高度活跃的状态，开发人的智力潜能，增强人的记忆力，培养独立思考、逻辑及辩证思维能力。特别是中老年人，经常弈棋，可保持活跃的脑神经活动，全方面锻炼思维，防止记忆力减退及老年性痴呆。由于弈棋时需要全神贯注、集中精力，因此，注意力分散者可通过弈棋来改善这一状态。

弈棋者恰似军中的统帅，行兵布阵、攻守进退，运筹帷幄之中，决胜于千里之外。长此以往，还可提高人的把握全局的意识。

（三）愉悦身心

闲暇之余与志趣相投者会棋，棋我合一，杂念尽消，可起到松弛身心、消除疲劳、排忧除烦的作用。与棋友磋商技艺，交流心得，可增进友谊、愉悦心情。尤其对于老年人而言，弈棋可充实生活，驱除孤独感，使心灵有所寄托，身心舒畅，这也适宜于当前老龄化社会的发展需求。

我国古代著名围棋谱《忘忧清乐集》可谓集围棋千年发展之大成的第一部传世经典，书名出自宋徽宗诗"忘忧清乐在枰在棋"，弈棋的乐趣和独特魅力由其书名便可见一斑。《棋品序》赞誉围棋"和乐等妙，上艺齐工"，弈棋已成为一种高雅的艺术形式，弈棋者可从中享受艺术美感，增加娱乐情趣，满足精神需求，进而获得怡然自得的心境。

（四）促进机体康复

随年龄增长，人体脏腑功能衰退，尤其是老年人，肾气虚衰，气血不足，普遍存在慢性疾病，弈棋可调心、调息，从而畅达气机、充盈气血、平衡阴阳，再加以适当调养及药物治疗，可更有效达到调身的目的，利于病痛缓解和机体康复。

（五）提高交往能力

弈棋时或攻或守，亦进亦退，需对阵双方既要具备战略眼光，又要有整体合作的协调能力，将其灵活运用于人际交往，有利于协调人际关系，提高人际交往能力，更好适应社会环境。另外，棋中既寓有竞存进退之理、阴阳消长之机，又有经国用兵之道，可将弈棋中蕴含的智慧指导实践，有利于更好立足社会。

二、弈棋养生的形式

我国传统棋类种类丰富，有围棋、象棋、五子棋、军棋、跳棋等，其中围棋和象棋最具代表性，其发展历史源远流长，且蕴含深厚文化内涵，为世人所热衷和推崇。除此以外，还有诸多棋类流传于民间，如六子冲、成三棋、策反棋、牛角棋等，大多简单易学、雅俗共赏。

弈棋形式不拘一格，既可在闲暇之余选择室内、园林等舒适场所对弈，又可于劳作间隙在田野乡间开展。除此以外，还可以将弈棋和其他运动方式相结合，如南宋文天祥便将下棋和游泳相结合，将木制棋盘置于水面，边游边奕，怡然自得。

三、弈棋养生的要领

（一）选择良好的弈棋环境

不同的弈棋环境对弈棋者身心均会产生不同的影响。安逸舒适的家中或鸟语花香的园林里均是较理想的弈棋场所，有利于弈棋者放松身心、愉悦情志，使其充分享受弈棋带来的乐趣。若环境过于喧闹嘈杂，则易分散弈棋者注意力，干扰思路，扰乱心神，进而破坏弈棋心境。空气污浊，寒风侵袭的户外也不适合弈棋，不利于弈棋者的身体健康。故应尽量选择环境幽雅、温暖舒适、空气清新的场所，以达到怡情养性、延年益寿的目的。

（二）选择水平相当的棋友

弈棋既是一种娱乐和放松的方式，又是一场智力和思维的较量，与志趣相投、水平相当者对弈，可充分激发下棋兴趣，锻炼思维能力，开发智力潜能，有利于棋艺的提高，亦可获得更多乐趣。长期与水平较低者对弈，易导致对弈棋兴趣和热情的减弱。

（三）棋局间隙适度活动身体

对弈时双方全神贯注，激烈角逐，身体往往较长时间处于一种姿势，不利于周身气血流通，易导致肢体麻木、胀痛，尤其对于深蹲、弓腰或座位较低者，骤然起身可能会引起体位性低血压，导致头晕，站立不稳甚或跌倒，严重者甚至会危及生命。因此，在棋局间隙应起身站立，适度活动肢体，疏通经络、缓解疲劳之余亦可避免老年跌倒等意外的发生。

（四）弈棋期间适当进食茶点

下棋看似安静，实则大脑处于高度活跃状态，机体代谢旺盛，气血运行加强，适时进食茶水、坚果等食物，可及时补充机体所需能量，有利于保持最佳竞技状态，亦可避免因心神、气血消耗过多而出现头晕、心慌等症状。

四、弈棋养生的注意事项与禁忌

弈棋固然是有益身心的活动，但若不掌握适度，反而会有损于健康，故应注意以下几方面：

（一）忌弈棋时间过长

弈棋的乐趣，常可使人流连忘返，但亦应以适度为原则。若时间过长，一方面会因消耗心神太过而致疲倦，另一方面会阻碍气血运行，出现下肢麻木、疼痛等症状。故每次下棋以1小时左右为宜，每日以1~2次为佳，在棋局间隙应适当地站立，活动颈、肩、腰、腿，以使经络疏通、气血运行通畅。

（二）忌情绪过于波动

《老老恒言》云："棋可遣闲，易动心火。"弈棋本为愉悦身心、修德怡神，若得失心过重、情绪过度紧张则违背了下棋初衷，过怒、过喜、焦虑、惊慌等不良情绪对老年人十分有害，会使交感神经兴奋性增强，血压升高，往往可诱发中风、心绞痛等病症。弈棋应以探讨技艺、怡情养性为出发点和目的，不争强好胜，不计较得失，心平气和，潇洒从容，才可于斗智中自然体会弈棋之乐趣。

（三）忌不择场地

下棋环境的优劣对健康亦有重要影响，现常见不少弈棋者在马路边对弈，有席地而坐者，有弓身弯腰者，任凭尘土飞扬，这样的环境对健康极为不利，蹲坐或低头弯腰过久，易导致疲惫和肢体麻木。故宜选择空气清新、光线明亮、避风避寒之地，弈棋时保持自然坐位姿势，有利于吐故纳新，以达到养生目的。

（四）忌挑灯夜战

老年人生理功能减退，规律作息、充足睡眠对其健康尤为重要，若弈棋时间过晚，易导致疲倦或失眠，长期废寝弈棋甚至会影响脏腑正常功能，降低机体抵御外邪能力，易发生疾病。因此，弈棋时间不宜过久、过晚，以不影响睡眠为前提。

（五）忌饭后立即弈棋

饭后不宜立即进行脑力或体力活动，以防影响食物消化吸收。若饭后即面对棋局，血液会大量流向大脑，减少消化系统供血，影响脾胃正常运化功能，易导致消化不良和胃肠疾病。故饭后应稍事休息，待食物充分消化吸收后再对弈。

第七节　垂钓养生

垂钓是一项非常好的养生方法，常言道："要使身体好，常往湖边跑。"这句话反映了垂钓促进健康长寿的客观规律。垂钓是动静结合，集锻炼与娱乐于一身的养生方式。其中的养生乐趣只有垂钓者才能体验到。

一、垂钓养生的作用

（一）垂钓有利于增强人的体质，改善机体的功能

垂钓的环境是风景秀丽的江河湖海岸边，草木葱绿、碧波荡漾、空气清新，空气里含

有大量负离子，当人体吸入负离子后，在人体内负离子与血红蛋白及钾、钠、镁等正离子结合，增加了身体内营养物质及血液中氧的含量，会使人倍感舒服，精力充沛，从而改善机体功能。垂钓之际，时坐时站，长时间沐浴在大自然的怀抱中，有利于增强机体的体质。

（二）垂钓有利于改善中枢神经系统的生理功能

垂钓在环境优雅的河边，看到鱼儿追逐嬉戏，会使垂钓者养性移情，把烦恼、忧愁及疲劳消散得一干二净。尤其是通过找钓点、装饵、抛竿、静守等到鱼儿咬钩过程，会使垂钓者的大脑皮层逐渐形成"兴奋灶"，注意才产生转移，从而使紧张的大脑松弛，身心得到放松。生理学家巴甫洛夫指出：中枢神经系统的高级部分对机体各种功能具有主导作用。垂钓对中枢神经是良性刺激，可以调节中枢神经系统的平衡过程，从而达到治病健身的目的。

（三）垂钓有利于防治某些疾病

据文献记载及实践证实，垂钓活动，有利于促进下列疾病的治愈或好转：肩周炎、颈椎病、支气管炎、肥胖症、消化性胃溃疡、慢性胃炎、神经官能症、习惯性便秘、高血压病等。台钓过程中的抛竿、甩钩等动作能松开粘连的肩周腱膜，从而治愈肩周炎。路亚钓的全身运动，对肥群的垂钓者有很好的减肥作用。水边是天然的氧舱对慢性支气管炎的治疗既舒服又安全。还有些疾病，如神经衰弱、高血压、失眠等，是通过调节中枢神经系统得到治疗的。近年来，研究发现：愉快的生理活动会使下丘脑分泌内啡肽，使人产生快感。垂钓的快乐会使下丘脑分泌出内啡肽，对人体的健康十分有益。

（四）垂钓有利于益智健脑

古人认为"积思生智"，"积思"指的是心无杂念，也就说让紧张的脑力劳动放松后便会"生智"。"生智"指的是有利于智力的发展。垂钓首先要心无杂念，凝神静气，注意力处于高度集中的状态，而注意力是智力的组成部分，垂钓能转移和训练注意力。因此，钓鱼对于儿童智力的发展、成人健忘症等的康复有积极的意义。人脑遵循"用进废退"的生物进化原理。垂钓需要不断地总结经验，如在什么情况下，什么季节垂钓最好，都要经过一定的调查和总结，有益于记忆力提高。

（五）垂钓有利于获取鱼肉中丰富的营养

垂钓来的鱼肉具有营养丰富、口感好和易于消化吸收等优点。不仅是美食中的佼佼者，而且具有广泛用途。研究发现，鱼体含有蛋白质、脂肪、碳水化合物、钙、磷、铁、维生素A、维生素D、维生素B等成分，是其他任何一种单一食物所不能代替的。鱼体中的不饱和脂肪酸和磷脂类物质有助于婴儿大脑的发育，并具有辅助治疗老年痴呆症的作用。鱼体中的大分子胶原蛋白，具有改善人体组织细胞营养状况、促进人体生长发育、延缓皮肤老化的功效。鱼肉易消化吸收，其吸收率高达95%以上。常吃鱼可防治糖尿病，保护心血管，使皮肤细嫩。有时根据需要，加入适量中药，便可成为治疗某些疾病的良方。例如，红小豆炖鲤鱼治疗浮肿；黄芪炖甲鱼扶正祛邪，可增强肌体的耐受力，对各种癌症化疗或放疗期间的不良反应有辅助治疗作用等。总之，垂钓是一项陶冶情操、舒展情绪、富有情趣、有益身心的养生方法。

二、垂钓养生的形式

常见的垂钓养生方法有淡水钓法、海钓法。

（一）淡水钓法

1.竞技钓 竞技钓法又可分为竞技手竿钓和竞技抛竿钓等，是一种规定场地和时间，对钓具及钓法做某些规定或限制的比赛垂钓活动。如限制竿长和垂钓鱼的种类，对钩、线、饵都有特殊要求。一般是尽量多钓鱼、钓大鱼才能取得好的成绩。

2.休闲钓 根据垂钓水域环境不同分为池钓、水库钓、河钓等。池钓的方法和装备类似于竞技钓，只是在竿、线、钩、饵的选择上多了一些随意和自然。水库钓大多需要克服水面宽阔、水深、鱼的种类和大小不确定等多种因素，因此，针对各种野外水域生长的鱼类，对钓具和方法有特殊的要求。根据使用钓具的不同可分为以下几种：

（1）短手竿台钓 用不超5.4m的手竿，小钩细线，悬垂钓组，浮钓或底钓，各种天然或商品饵，或搓或拉。擅长竞技钓的朋友多喜欢用这种钓法。

（2）长手竿传统钓 用5.4m以上，甚至是十几米的钓竿，粗线、大钩，一般针对于鲫鱼或鲤鱼等底层较大的鱼。

（3）手、海两用竿 装漂浮钓、底钓用十几米的手竿仍不能满足钓远的要求，手、海两用竿加装了绕线轮后，就摆脱了距离的限制。可浮钓可底钓。

（4）海竿抛投底钓 用海竿装串钩或爆炸钩、挂钩饵或糟饵垂钓。有鱼上钩，竿梢颤动，铃声提示。

（二）海钓法

海洋面积广阔，物产丰富，海水鱼的种类繁多，因此，衍生出的海钓法更是多种多样，千变万化。这里简单介绍几种常见钓法：

1.矶钓 是指在突出水面的岩石或礁石滩上垂钓。根据钓点、对象鱼的不同，矶钓法有轻、重之别。相比较而言，轻矶钓的钓具较轻细，针对的鱼种多为几公斤以下的较小型鱼种；重矶钓的钓具较强劲，专门猎取几十公斤的大鱼，并且通常需要乘船出海，在外海礁石区施钓。重矶钓竿多为专用竿，能钓获百公斤以上的大鱼。

2.拖钓 用专业拖钓船装上大型专用挂线竿，配电动或手动大型卷线器和几千米的绞丝线，以大型鱿鱼等为饵的垂钓，能钓获几百磅甚至上千磅的大鱼。此钓法为垂钓的极限运动，被公认为是一种国际化的游钓方式。

3.船钓 用专用的船钓竿将船锚固定后垂钓，或低速行船中随水流放钓组垂钓。船钓也是较常见的海钓方式，垂钓过程中需将人用保险绳稳定在船上。对钓技水平、钓鱼经验都有较高要求。

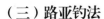

（三）路亚钓法

路亚钓法即仿生饵钓法，也叫拟饵钓法，经过竿与轮的不同操作在水中产生泳姿（硬饵）、光泽（亮片）、气味（软虫）等进而引发大鱼攻击的一种方法，在整个钓鱼过程中，钓者是在做全身运动，与传统钓法有着极大的差异。

三、垂钓养生的要领

醉翁之意不在酒，钓翁之意不在鱼，凡垂钓爱好者不管钓多钓少，总是兴趣盎然，乐此不疲。原因在于垂钓既可以陶冶人的情操，培养人的品质，又是一种健身养生的好方法。

（一）精神专注，意守杆端

垂钓首先需要徒步寻址，涉溪循河，临风把竿，锻炼了形体。身在大自然，呼吸清新空气，令人心旷神怡，使人心情舒畅。垂钓时意识完全沉浸在水面上鱼漂一抖一动的安静意境中，心无杂念，凝神静气，达到注意力高度集中的状态，这时大部分的脑细胞得到了充分的休息，从而消除疲劳，调节放松人的精神。从古至今，钓鱼被认为是一项神形双养、动静适中、遣怀忘俗、调神爽身的高雅娱乐。

（二）修心养性，延年益寿

养生讲究的是"顺应自然""天人合一"。人们垂钓于大自然，通过与大自然的频繁接触，可以开阔视野，陶冶情操，修身养性，强身健体，延年益寿。"湖畔一站病魔除，养心养性胜药补"，是对垂钓养生要领真正的写照。既丰富了业余生活，又使身心得到休闲和调理。

（三）动中有静，动静结合

垂钓时讲究静中有动，动中有静，动静结合。垂钓时垂钓者身体基本不动，一旦鱼咬钩，要快速提钓竿、取鱼、换饵，这些都能锻炼垂钓者的机敏灵活，益处无穷。如是传统台钓者，中间应休息30分钟，离开坐椅，活动肢体，这样有利于预防静脉曲张、便秘、痔疮以及血栓形成、小腹赘肉等。如是路亚钓法中间更应当安排适当时间进行休息，防止长时间身体劳损。垂钓中间还可以补充些水或饮料。

四、垂钓养生的注意事项与禁忌

垂钓能促进身体健康，有利于延年益寿。如果对一些问题认识不到、处理不当，也会伤害身体。

1.垂钓基本上都是在野外，最好结伴而行，这样互相之间可以照应。患有疾病的垂钓者，要带上急救药品，外出垂钓时间不宜太长。

2.垂钓钓位宜选在安全处，勿选高压线下，遇暴风雨雪天气绝不可贪钓，不要在大树下或高坡上避雨，避免雷击。

3.外出垂钓者要备足水和食物，不要饮用生、冷、不洁净水，禁止饮酒，以免酒后失足落水。

4.垂钓时要防止狗、蛇的咬伤，遇到意外要紧急处置。

5.垂钓时间不宜太长，每隔一两个小时应做一下放松活动，以消除眼睛和身体的疲劳。

6.垂钓时要保护好农作物，勿与钓区群众发生争执，要爱护自然环境，勿将杂物扔于钓点，勿将钓上的小鱼扔于钓位旁。

7.夜钓时要带好防蚊虫叮咬药物，多带衣物，同时带好照明工具。

第八节　色彩养生

色彩养生属于自然疗法的一种，归入另类疗法，它通过色彩来影响人体的生理和心理，从而达到养生保健作用。科学的色彩养生是依据每个个体的生命属性进行，也称为个性化色彩养生。

一、色彩养生的作用

我们生活在这个五彩斑斓的环境中，不同的色彩给我们的生活带来很多乐趣。蓝色的天空，白色的云朵，绿色的大树，青色的草地，清澈的小溪，一幅幅美丽的画面都是因为有了色彩而更加生动。色彩与情志，五脏与色彩之间那些微妙神奇的关系，几千年来一直都引起古今学者的关注和探索。《黄帝内经》中进一步阐述了色彩对人脏腑的影响："白色入肺、赤色入心、青色入肝、黄色入脾、黑色入肾"等。五脏配五色已成为中医学色彩疗法的理论基础。

不同的色彩还能使人产生不同的心理反应，对心理健康产生影响；合理的调整家庭室内色彩、服装色彩，可以使人更具有健康活力和气质。现代心身科学研究认为，不同的颜色是具有不同频率的光波，具有不同的能量，能对人体相应组织器官及心理状态产生独特的影响。有益的颜色可以达到减缓焦虑、平衡心身、调益脏腑、提升健康和绩效的养生作用。在心理学研究领域，色彩分冷暖系：冷色如蓝色给人感觉清静、清爽，有消炎、镇静的功用；暖色如红色则易使人心跳加快，血压升高，产生激动情绪等。

二、色彩养生的方法

色彩的应用范围广泛，从衣着、家居，到学习和工作环境，如灯光、装潢、饰品等。一些专业性研究机构，如Tisconcord（滴丝）通过指导个人观察色卡、色彩冥想来实现养生的目的。科学地进行色彩养生可以达到减缓焦虑、平衡心身、调益脏腑、提升健康和绩效的养生作用。色彩养生可以在不同的场所产生不同的作用，在卧室用以改善睡眠，在竞技场促进运动员超常的发挥，在办公室提高职员的工作效率，在学校可以活跃课堂气氛，调动学生积极性，在医院可以使病人更加宁静。在西班牙首都马德里市中心有一家以色彩治疗为特色的酒店，名叫"七色房酒店"，其理念是运用色彩养生改善游客的身心健康。酒店管理者特别介绍说，在酒店中设置黄色房间，可以让游客重建自信心、减轻精神负担。一些瑜伽导师也开始在瑜伽课中使用有色灯，让有色彩的灯光从教室后方射到学生的背后，增强瑜伽修炼的效果。

人们还可选择能代表自己个性的颜色来装扮自己，提高自己自信心和亲和力。比如，澳大利亚著名女歌星凯莉·米洛曾经将自己的成功归功于穿粉红色内衣（粉色代表无条件的爱）。美国色彩顾问安吉拉·怀特指出，高尔夫"天王"泰格·伍兹喜欢穿红T恤，是因为红色给人充满力量的感觉。

三、色彩养生的要领

（一）合理搭配五颜六色的食物为我们的健康服务

《黄帝内经》提出人要健康，就要吃五色、五味食物。五色是指青赤黄白黑，可配肝心脾肺肾，五味即酸苦甘辛咸，可滋补肝心脾肺肾。即所谓五行配五色、五色入五脏。

1.冷静安全的颜色——青色 青色可调节体内平衡，消除紧张情绪，起镇静作用，有助于减轻头痛、发热、晕厥、失眠。

青色食物守护肝。中医把肝比作木，象征着旺盛条达，也象征着刚毅果断，所以用冷峻、刚硬的"青色"象征肝的特点。肝喜欢条达舒畅，最受不了压抑，也不喜欢情绪的激烈变化，而青属于冷色调，沉稳内敛，刚好符合肝的特征。从另一个角度看，肝病患者多面色苍垢，脸色发青，这也是肝病的一个特点。

代表食物：黄瓜、芹菜、韭菜、菠菜等大部分绿色蔬菜；苹果等水果。喝酒时，如果配一点青梅子，那么青色和酸味就会对喝酒者的肝起到双重保护作用，从而减少酒精对肝的损害。

2.使人振奋的颜色——赤色（红色） 红色是热情、活力的象征，如果一个人缺乏活力，可以多使用红色提神，但是如果一个人经常情绪不稳，容易激动，那么就应该避免使用红色，尤其是高血压心脏病患者，更应该慎用。

红色食物守护心。中医把心比作火，象征着温暖、温煦，那是因为心主一身的血脉，生生不息，是生命的基础，所以，用热情的火来代表心非常恰当，很形象地表达出心的主要功能和特点。研究表明，红色食物一般具有极强的抗氧化性，它们富含番茄红素、丹宁酸等成分，具有保护细胞、抗炎作用。此外，红色食物还能为人体提供丰富的优质蛋白质和许多无机盐、维生素以及微量元素，能大大增强人的心脏和气血功能。因此，经常食用一些红色果蔬，对增强心脑血管活力、提高淋巴免疫功能颇有益处。

代表食物：山里红、桃子、红心萝卜、西瓜等。

3.温和中性的颜色——黄色 黄色比较柔和，属于中性色，适合的人比较多，适用的年龄范围比较广，一般很少引起人的焦躁情绪，此外，黄色具有刺激神经和消化系统，加强逻辑思维的作用。具有补热量、养气血、缓解疲劳、调和脾胃、解除毒素等作用。

黄色食物守护脾。中医把脾比作土，因为脾在位置上居于最中央，在作用上脾是后天的根本，是人赖以生存的基础，是气血营养运化的基地，所以能够代表脾的只有生长万物的土地，那么土地的黄色自然就是脾的代言了。黄色食物摄入后，其营养物质主要集中在中医所说的中土脾胃区域。以黄色为基础的食物可提供优质蛋白、脂肪、维生素和微量元素等，常食对脾胃大有裨益。此外，在黄色食物中，维生素A、维生素D的含量均比较丰富。

代表食物：南瓜、黄豆、玉米等。

4.镇定安静的颜色——白色　白色属于偏冷的颜色，适合身体壮实、平时情绪饱满的人，如果一个人身体偏虚弱，弱不禁风，或者性格偏于孤僻则不太适合，因为白色会让人更冷静、更寂寞、更悲凉。

白色食物守护肺。中医把肺比作金，因为肺最喜欢干净，对脏东西最敏感，稍有脏东西入侵就会给身体发出不适的信号，而且肺很脆弱，容易受伤害，所以，用纯净金贵并且易折的"金"来代表，颜色上则用纯洁干净的"白"最合适不过。以白色为主的蔬菜给人以质洁、清凉、鲜嫩的感觉，对调节视觉平衡和安定情绪有一定作用，同时有助于防治高血压和安神。

据现代研究发现，白色食物不仅对肺有好处，对脾胃也颇有益处。白色食物中含有多种微量元素和消化酶，具有健脾、养胃和助消化的作用，并能保护胃壁，预防胃溃疡、胃炎的发生。这也恰巧从一个侧面印证了中医所说"止咳平喘化痰不仅仅治肺，还要兼顾脾胃"的理论。

代表食物：白萝卜可以化痰；藕、梨、银耳、白肉可以润肺养肺；白色的山药则能健脾养胃。

5.果敢沉稳的颜色——黑色　黑色属于永远的流行色，男女都适合，尤其是职场人最适合用黑色体现自己果敢、沉稳、经验丰富的一面。但是它也属于冷色，比较容易压抑人的性格，不利于体现乐观的情绪。

黑色食物守护肾。中医把肾比作水，因为肾主管一身水液代谢。黑色食物的营养保健和药用价值都很高，对于补肾、抗衰老是最有效果的，它们可明显减少动脉硬化、冠心病、脑中风等疾病的发生率，对流感、气管炎、咳嗽、慢性肝炎、肾病、贫血、脱发、早白头等均有很好的疗效。

代表食物：黑豆、黑芝麻、桑葚、木耳、香菇、黑米、黑鱼等。

另外，绿色给人以稳重和舒适感，具有镇静神经、降低眼压、解除眼疲劳、改善肌肉运动能力等作用。

灰色是极为随和的色彩，具有与任何颜色搭配的多样性。

蓝色是令人产生遐想的色彩，是相当严肃的色彩。蓝色具有调节神经、镇静安神的作用。戴蓝色眼镜可减轻晕车、晕船的症状。

橙色产生活力，诱发食欲，代表健康的色彩，也含有成熟与幸福之意。

粉色非常明朗而亮丽，会让发怒的人情绪冷静下来（使人的肾上腺激素分泌减少，情绪趋于稳定）。

紫色能使人沉着、镇静，有催眠、松弛的作用，对兴奋、焦虑、惊恐、紧张能起到调解平息的效果。

（二）合理调整室内色彩促进身心健康

人类居住和工作环境的不同色彩也时刻影响着身心健康。家庭中的客厅、卧室、书房、餐厅和卫生间，合理的布置色彩，能让人体验到家庭的温馨。

客厅是人们日常的主要活动区域，这个家庭居住环境中的核心空间，既是待亲朋好友的会合地点，也是家庭成员团聚、娱乐、休息的共享中心。最需要营造出活泼、融洽的气氛。客厅一般宜采用较淡雅色调，可根据客厅的位置进行调整。

位于西北方的客厅尽量采用大量的白色系统色彩，会使居住人感觉宽敞洁净。位于西方的客厅应明亮适宜，但不宜过亮，如用白色调不应超过总面积的3/4，也不宜三面临大窗。位于东北方的客厅不宜太宽阔，多采用白色，土黄色、咖啡色为好。位于南方的客厅布置需要紧凑，不宜留着太多的空间不用，可用流行树皮地纹的花纹为壁纸，给人颇有清新之感，因为木能生火，如用于南方的客厅，也很适合；墙壁上悬挂大红的百福图或百寿图，均可以增加喜气，并也宜铺红色系列的地毯。位于北方的客厅应该采用宁静及冷清的色彩，不宜太鲜艳，以柔和为主，墙壁可以采用淡绿或水蓝色的水泥漆或壁纸为主调，窗帘布不宜太艳丽。位于西南方的客厅设备宜多，家具宜用厚重材料，采用黄色或原木色彩系统为布置的主调，与设在东北或房屋中央的客厅可作同样的设计。位于东南方的客厅宜浅宜宽，可多用绿色系统，多花木装饰最好，窗帘布可以选择绘有花木或绿竹的设计图案，铺绿色的地毯也很合宜。位于东方的客厅代表的颜色是青色或浅蓝色。客厅正对上午的太阳，不妨以淡青紫作为色彩系统的主调，也可以采用蓝色的系统，或就房屋的主人作自己最喜欢的选择。位于住宅中间的客厅可自由设置，但应用黄色系来统一整个客厅空间。

卧室主要是用作休息睡眠的地方，因此，颜色的选择应以柔和悦目、温馨素雅为宜，以使人紧张的神经得以松弛而容易入睡。如果卧室的色彩太鲜艳，会令人精神亢奋，不宜进入睡眠状态；颜色太深会令人情绪消沉；也不要布置得琳琅满目，过度豪华、闪闪发光的饰物尤为不宜。卧室色彩可以选择白色和燕麦色，能使人迅速平静下来，但它们属于冷色调，会让人感觉冷；还可以选择浅绿、浅蓝、杏色，也是较理想的睡房颜色。墙壁、睡床、衣柜、地面这四者是构成一个睡房的主要部分，同时也构成了睡房的主色调，卧室的色调与图案应和谐统一。

地面满铺暖白色地毯，墙面浅砖红色，顶棚米色，床罩暖白色，家具主要是赭石色，再加红、绿色植物，整个房间同样能充满喜庆气氛，具有温暖感。地面、床、顶棚都是月白色，形成了上、下呼应，而墙面、窗帘都是灰蓝的深色，整个房间色彩极单纯，给人一种宁静、舒适的感觉，是卧室理想的色调。再配置些黄、绿、蓝、紫色花的植物既不失安静的效果，又不至于显得过分呆板。地面浅黄绿色，墙面浅豆绿色，顶棚乳白色，家具米色，椅子等蒙面织物、床罩、窗帘乳白色，配少量的浅紫、浅玫瑰、浅黄色装饰物，使整个房间的色调感觉娇嫩，好像早晨的花朵散发着诱人的芳香，有种心旷神怡的感觉，情绪急躁的人住在这里心情会有所改善。

　　书房既是读书学习的场所，又是居家生活的一部分。它的双重性使其在家庭环境中处于一种独特的地位。书房墙壁或是墙纸的颜色应该是以浅绿色为主。从生理卫生看，绿色对眼睛视力具有保护作用，对于看书疲倦的眼睛甚为适宜，有"养眼"的功能。

　　餐厅是一个家庭进餐、聚会、团聚，共享天伦之乐的重要场所，也是宴请宾客、朋友、亲人欢聚的场所。餐厅的色彩宜以明朗轻快、柔和清爽的色调为主，最适合用的是橙色系列的颜色，它能给人以温馨感，能刺激食欲。桌布、窗帘、家具的色彩要合理搭配，餐厅家具宜选用调和的色彩，尤以天然木色、咖啡色、黑色等稳重的色彩为佳，尽量避免使用过于刺激的颜色。如家具颜色较深时，可通过明快清新的淡色或蓝白、绿白、红白相间的台布来衬托。

　　卫浴间可选用蓝色的，能强化神秘感与隐私感。

（三）不同的肤色搭配适当的服装色彩，使人更具健康气质

　　人们的生理特点、生活条件、工作环境的不同，使得每个人的肤色也略有不同。各种肤色都有各自的美感，只要服色搭配得当，就会使肤色生辉。脸色与服色协调所带来的美感，能强烈地体现出一个人的气质、风度和素养。

　　健康美丽的皮肤润泽、细腻、艳丽、柔嫩而富有弹性，这样的皮肤穿上任何花色衣服都富有光彩。皮肤白皙的人对色调的适应性也很强，穿红色衣服会显得艳丽、光泽、年轻，穿绿色衣服会显得安详、纯净、庄重，穿深色衣服会使之显得更加白净，穿淡色衣服则显得素净淡雅，真可谓浓淡相宜。脸色苍白的人不宜穿黑色或菜绿色上衣，这些色彩会使脸色显得更加憔悴、苍白且更具病态，应该选择偏暖的浅色服装，使得脸色明快红润。肤色偏黄的人切忌穿紫色或蓝色衣服，因为服装的面积远大于裸露皮肤的面积，服装的色彩集中在躯干部位，深色调面积越大，明度越低，加之黄与紫、蓝属于对比色，在强烈的对比下，肤色就会更显出发黄的"病容"，宜选用淡黄、乳白、浅粉等色，会取得比较柔和的效果。黑皮肤要选择较明朗的色彩，不能穿深咖啡色衣服，更忌穿墨绿色衣服，因为在暗色调的衬托下，会使脸色更加黝黑。面色红粉的人不宜穿蓝、绿色等服装，因为红粉色与蓝、绿色系是强烈的对比色，会将人的面色衬得红得发紫。发红的肤色配上浅色会显得健康而有活力。面色发灰、发黄的人不宜穿米黄、土黄等黄色系的服装，会使人显得没精打采，可选用素雅的细条、格纹上衣。经日光晒过的棕红色的肤色是一种具有健康美的肤色，最好不要穿与肤色相近或较深的、暗的服色，如棕色、深蓝、蓝紫色等，容易使人的轮廓模糊不清，缺乏生气；亦不宜穿浅色服装，对比之下，会使肤色显得黝黑。最好穿比肤色略加明亮、鲜艳的服装，如桔黄、米黄、黑白相间的条格衣服以及草绿、果绿的都比较适宜。任何肤色的人穿白色衣服和浅色小花纹衣服，效果都比较好。因为它反光，使面色显得富有光彩和生气。

四、色彩养生的注意事项与禁忌

　　在运用不同的颜色时还应该注意五行相生相克的关系，或者说巧妙地用五行生克制化的关系灵活运用色彩搭配。

1.久病重病的患者，家里可以用偏暖色或绿色，给患者生的希望，使他情绪放松，而不适用黑色、白色等偏冷的压抑的颜色，以防加重悲凉的情绪，也不适合用红色等激动的颜色，会引起病人的焦躁不安。

2.老年人可运用多种颜色搭配，以暖色为主，可以适当多用点红色，以改善心情，增加活力。

3.高血压病、心脏病患者应尽量选择深色，冷色为主，避免引起情绪过分激动。

4.专职司机或从事危险作业的人，应该选用冷静的青色或黑色、白色，保持平稳的情绪，避免不安全操作。

5.神经衰弱、忧郁症患者不宜接触蓝色，否则会加重病情。

6.孤独症、精神压抑者不宜经常接触粉红色。浓重的粉红色会让人精神一直处于亢奋状态，居住其中的人心情会产生莫名其妙的心火，容易拌嘴，引起烦躁情绪。

7.自然的绿色还对晕厥、疲劳、恶心与消极情绪有一定的作用。但长时间在绿色的环境中，易使人感到冷清，影响胃液的分泌，食欲减退。

学习小结

1.学习内容

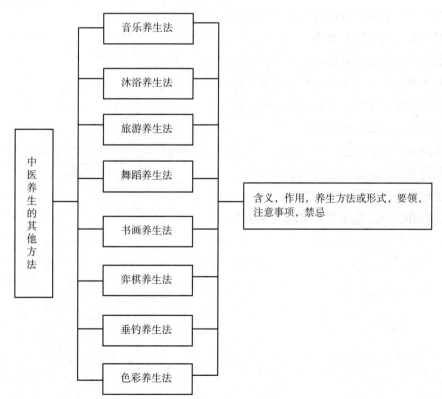

2.学习方法

掌握各种中医养生其他方法的含义、注意事项、禁忌，熟悉和了解各种中医养生其他方法的作用、养生方法或形式、要领。

复习思考题

1.音乐养生有哪些作用?

2.音乐养生注意事项有哪些?

3.音乐养生禁忌有哪些?

4.沐浴养生有哪些作用?

5.为什么酒后不应洗澡?

6.为什么劳累后不要立即洗澡?

7.旅游养生有哪些作用?

8.旅游养生的注意事项有哪些?

9.旅游养生的禁忌有哪些?

10.什么是舞蹈养生? 舞蹈养生有哪些主要形式?

11.怎样理解舞蹈养生的功能特点?

12.舞蹈养生有哪些应用要领及注意事项?

13.书画养生的作用有哪些?

14.书画养生的要领有哪些?

15.书画养生的注意事项与禁忌有哪些?

16.弈棋养生的作用表现在哪些方面?

17.弈棋时间过长有何危害?

18.垂钓为什么能养生?

19.垂钓养生的注意事项与禁忌有哪些?

20.色彩养生的要领有哪些?

21.色彩养生的注意事项与禁忌有哪些?

下篇

应用篇

第八章 中医养生方法的运用

要点导航

1.**学习目的** 通过学习不同年龄养生、不同职业养生、人生不同境遇养生、四时养生及不同体质养生相关知识，能根据具体情况灵活运用具体的中医养生方法。

2.**学习要点** 中医养生方法的具体运用、注意事项、禁忌。

第一节 不同年龄养生

一、胎孕养生

胎孕养生是指从受孕到分娩的这段时间，为促进胎儿智力和体质的良好发育所采取的一系列有利于孕妇和胎儿身心健康的保健措施。胎儿体质的强弱，禀受于父母，特别是胎儿在腹，与其母相互依存，孕母的体质、精神、营养、起居、疾病等，均会影响胎儿的生长发育和智力成长。明代医家万全在《妇女秘科》中记载："妇女受胎之后最宜调饮食，淡滋味，避寒暑，常得清纯和平之气，以养其胎，则胎元完固，生子无疾。"所以，胎儿的保养是人生保养的第一步，走好第一步才会有后续的健康发展。

（一）定义

胎儿期是指从男女受孕至分娩此段时间，胎儿期的养生主要是通过母体的保养来实现，所以也称胎孕期。

（二）生理病理特点

《周易》记载"天地氤氲，万物化醇；男女媾精，万物化生。"是指胎儿期始于受孕。这一时期胎儿受父母遗传因素的影响，正如《黄帝内经》所言"以父为楯""以母为基"，如若胎孕期调护失度，保养不当，易发胎儿畸形、流产、早产等情况。

（三）保健养护

1. **男女受孕** 男女受孕宜在适宜年龄，男子三八，女子三七，肾气平均，发育成熟，故最佳婚育年龄男子24~32岁，女子21~28岁。同时要避免近亲结婚，减少后代体弱及遗传性疾病的发生率；做婚前检查，排查影响后代健康的疾病，男女身体健康，阴阳和畅，则胎儿健康；受孕也可选择吉时，《广嗣纪要·协期篇》记载"神力劳倦，愁闷恐惧，悲忧思怒，疾病走移……酒醉食饱，体病方痊……若此时受胎，母子难保。"指出男女双方或患病，或疲劳，或饮酒过度，或情绪紧张、恐惧、烦闷、愤怒、悲伤等情况则不适合交合。

2. 养胎

（1）心态平和　母亲的精神状态是养胎的根本。《妇人大全良方·胎教门》也说"子在腹中，随母所闻。"说明胎儿已有感知的能力。孕妇情绪稳定，则胎儿就会在稳定、良好的环境里成长。反之，孕妇情志过极，则会影响胎儿的正常发育。《素问·奇病论》已经提出："人生而有病颠疾者，……病名为胎病。此得之在母腹中时，其母有所大惊，气上而不下，精气并居，故令子发为颠疾也。"《千金要方》的逐月养胎方中提到"寝必安静，无令畏恐""端坐清虚"等，都是值得推广的优生方法。

（2）饮食调摄　孕妇总体饮食宜新鲜清淡，营养丰富，易于消化，以补气养血为主，禁忌过食大冷、大热、甘肥黏腻等食物，以免酿生胎寒、胎热、胎毒等病证，同时也要饥饱适中。

在不同月龄饮食有不同要求，北齐徐之才提出，在妊娠前两个月，要"饮食精熟，酸美受御，宜食大麦，无食腥卒之味"。即妊娠早期要有全面的营养，按孕妇的口味搭配饮食，不要吃可能加重妊娠反应的刺激性食品。4~7个月，要"食稻麦，羹牛羊，调五味，食甘美"。妊娠中期胎儿增长加快，孕妇宜摄食富含蛋白质、钙、磷等食物，以生肌壮骨、补益脑髓。妊娠后期8~10个月是胎儿生长的高峰期、脑发育的关键期，孕妇多吃优质蛋白，少吃盐和碱性食物，防止水肿，同时也要防止营养过度。

孕妇宜嗜好有节，戒去烟酒。西医学证明，孕妇吸烟过多，会损伤胎儿，还有可能造成流产、早产，或胎怯、弱智、先天性心脏病等畸形。

（3）起居失宜　母体孕后气血聚于冲任以养胎，卫气功能低下，易为外感之邪侵袭而致病。《育婴家秘》记载："儿在母腹，借母五脏之气以为养也……如风则伤肝，热则伤心与肺，湿则伤脾，寒则伤肾……是以风寒暑湿则避之，七情之感则绝之，胎养之道也。"顺应四时气候的变化，增减衣衫，以避寒暑。注意室内卫生，保持空气流通，勿去空气污浊、环境污染的场所。同时，对虚邪贼风，应避之有时。

孕妇的衣着以宽大轻松舒适为宜。面料要柔软、透气、吸潮、保暖。穿鞋要大小合适，鞋底宜厚不宜硬，忌穿高跟鞋。

孕妇宜常洗澡，勤换衣裤，保持皮肤清洁。提倡淋浴，避免盆浴，保持外阴清洁。怀孕六个月后，可经常擦洗乳头，预防产后哺乳期乳头凹陷，宜常用手将乳头向外牵拉。

（4）劳逸适度　胎孕期间，劳逸适度。张子和《儒门事亲》提出母体多运动则体健易产。《小儿病源方论·小儿胎禀》云："怀孕妇人，……饱则恣意坐卧，不劳力，不运动，所以腹中之日胎受软弱。"《万氏妇人种·胎前》说："妇人受胎之后，常宜行动往来，使血气通流，百脉和畅，自无难产。若好逸恶劳，好静恶动，贪卧养娇，则气血凝滞，临产多难。"同时注意不可过劳，过劳则动伤气血，对胎元不利。

不同妊娠阶段，劳逸有所不同。孕早期应不为力事，只可做一般家务，切勿搬抬、举重及重体力劳动，应户外散步，呼吸新鲜空气；孕中期不宜过于安逸，可从事一定体力劳动和适量运动，有助于消化和睡眠，避免赛跑、骑车等剧烈运动；孕后期，不宜久卧贪睡，可经常散步，适当运动。

（5）房事有节　历代医家把节欲当成养胎护胎第一要务，主张孕妇清心寡欲，分房静养。《景岳全书·妇人规》记载"妊娠胎气伤动者，凡跌扑、怒气、虚弱、劳倦、药食、误犯、房事不慎，皆能致之。"《幼幼集成·保产论》提出："古者妇人怀孕，即居侧室，与夫异寝，以淫欲最当所禁。"所以，妊娠期间需要控制房事，节欲保胎，固护肾气，肾气足则冲任固。反之则会扰动相火，冲任损伤，胎元不固，易导致流产、早产。

（6）审慎用药　孕妇用药不当会直接损害胎儿，造成医源性疾病，故孕妇用药当审慎小心，无病不可妄投药物，有病也要谨慎用药，中病即止。古人提出的妊娠禁忌药主要分为以下三类：①毒性药类，如乌头、附子、南星、野葛、水银、轻粉、铅粉、砒石、硫黄、雄黄、斑蝥、蜈蚣等；②破血药类，如水蛭、虻虫、干漆、麝香、瞿麦、酒等；③攻逐药类，如巴豆、牵牛子、大戟、芫花、皂荚、藜芦、冬葵子等。这些药物使用于孕妇，可能引起中毒，损伤胎儿，造成胚胎早期死亡或致残、致畸等。

二、婴幼儿养生

古代医家提出，小儿为"稚阴稚阳"之体，脏腑娇嫩，形气未充，离开母腹，所处的环境发生变化，其适应能力和调节能力常常不足，抵抗力弱，稍有不慎，极易患病，甚至夭折；同时婴幼儿期又是小儿身体及心理生长发育最为迅速的时期，所以对婴幼儿的细心调护尤为重要。

（一）定义

1. 婴儿期　是指从出生后至满一周岁的时间段，也被称作人生的第一个飞跃期（第二个飞跃期为青春期）。

2. 幼儿期　一周至三周岁，亦称学龄前期。

（二）生理病理及心理特点

1. 婴儿期

（1）生理特点　婴儿期小儿生长发育最为迅速，营养需求高，一周岁与出生时相比，体重增至3倍，身长增至1.5倍，头围增大1/3左右，脏腑功能也在不断发育。《灵枢·逆顺肥瘦》言："婴儿者，其肉脆、血少、气弱。"说明婴儿期表现最为突出的生理特点可概括为脏腑娇嫩、形气未充。

（2）病理特点　婴儿"脾常不足""肺脏常弱"，自身的免疫功能尚未成熟，抗感染能力较弱，容易发生肺系及脾胃系统相关疾病，如感冒、发热、腹泻等；另外，婴儿大脑皮质功能尚未发育成熟，对高热不良刺激的耐受性低，易发生惊厥。

（3）心理特点　性格上以相依情感为突出的表现，一切生理需要必须依赖于成人的照顾。

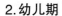

2.幼儿期

（1）生理特点 体格生长发育速度较前稍减慢，但中枢神经系统发育加快，智能发育迅速，语言、思维和感知、运动的能力增强。幼儿早期（1岁左右）完成断乳，精心的喂养则成为保持小儿正常生长发育的重要环节。

（2）病理特点 小儿脾胃依然"不足"，饮食稍有不慎，及易发生吐泻、厌食等脾胃系统病症。户外活动增加，但对危险的识别和自我保护能力有限，因此意外伤害发生率高，应格外注意防护。

（3）心理特点 性格上的依赖性较前减弱，能独立行走、进食，具备一定的语言表达能力，产生自主感，性格总体表现为相依情感与自主情感交替出现的特征。

（三）保健养护

1.饮食调养

（1）婴儿期 《幼幼集成·初生护持》指出："盖儿出生，借乳为命。"母乳是婴儿最理想的天然营养品，特别是对6个月以下的小儿更适合。母乳对于婴幼儿的生长发育、免疫防病有重要意义，多食母乳，可减少过敏、便秘等危险，获得早期免疫力，增强母婴关系。乳汁气血所化，乳母身体强健，气血充盈，则乳汁生化有源，所以此阶段产妇的饮食保健也尤为重要。多食易消化，含钙丰富等食品，适当进补汤水。尽量不要食用生冷之品，以防损伤脾胃；也不宜食用辛热伤津之品，预防大便困难和恶露过多。

若婴儿母乳不足，6个月后可逐渐添加辅食，添加的原则应遵循：由少到多，由稀到稠，由细到粗，由一种到多种，在婴儿健康、消化功能正常的情况下逐步添加（表8-1）。

表8-1 添加辅食顺序

月龄	添加的辅食
0~6个月	母乳
7~9个月	青菜水、鱼肝油制剂、米糊、烂粥、菜泥、鱼泥、肝泥、水果泥、蛋黄、豆腐、烂面、肉末
10~12个月	粥、软饭、挂面、馒头、面包、碎菜、碎肉、油、豆制品等

（2）幼儿期 因其乳牙逐渐出齐，但咀嚼功能仍差，故食物宜细、软、烂、碎。《小儿病源方论·养子调摄》记载："养子若要无病，在乎摄养调和。吃热、吃软、吃少，则不病；吃冷、吃硬、吃多，则生病。"故食宜暖，不食生冷之品；进食细缓，切记吃饭时若狼吞虎咽，跑跑跳跳，易造成胃肠功能紊乱、消化不良，甚至发展成慢性营养障碍性疾病；食前忌动，食后忌静，饭后适当走一走，帮助胃肠消化吸收；进食保持良好情绪，不可批评、打骂，否则会肝气乘脾，损伤小儿脾胃功能；三餐要定时定量，少吃零食，细嚼慢咽，以使脾胃能够充分的消化吸收。

2.起居活动

（1）养成良好作息习惯 足够的睡眠是婴幼儿生长发育的重要条件之一，在作息安排上，逐渐形成白天活动，夜间睡眠。常见风日则血气刚强，肌肉致密，不易生病。在行为活动时，可以设计不同类型的小游戏，引导动作与语言的发育。

（2）保持清洁卫生、固护肺卫　勤换衣裤、早晚洗漱、便后清洁臀部，衣着宽松舒适，注意保暖。《小儿病源方论·养子十法》提出了"一要背暖……二要肚暖……三要足暖……四要头凉"的养护原则。根据气候变化随时给小儿增减衣服，让小儿处于七分暖而三分寒的环境中，锻炼其御寒、抗病能力，固护肺卫。

（3）注重性格培养　根据小儿性格特色进行行为引导，发掘小儿的天赋与潜能，不过分要求与责备。老师和家长创造条件增加小儿与同伴及成人的情感交流，创造充满爱和安全感的氛围，但不可娇惯和溺爱，从听力、语言表达、思维能力、美德等多方面进行教育，为小儿开发童蒙打下良好的基础。

3.未病先防　小儿"脾常不足""肺卫常弱"，容易发生肺系疾病及脾胃系疾病。要做好保健调护，并定期体检接种疫苗，做好预防外感病、脾胃病及传染病的工作。另外要注意防止异物吸入、烧烫伤、触电、中毒、溺水等意外事故的发生。

4.安全防护　注意婴幼儿的日常安全防护，防止异物吸入、烧烫伤、触电、中毒、溺水等意外事故的发生。

5.小儿常见疾病推拿手法

（1）小儿泄泻常用手法

1）脾虚泻：①补脾经300次。②补大肠300次。③逆时针摩腹2分钟。④推上七节骨100次。⑤揉龟尾100次。⑥按揉足三里3分钟。⑦捏脊3~5次。

2）伤食泻：①补脾经。②先清大肠再补大肠。③先顺时针再逆时针摩腹。④先推下七节骨再推上七节骨。⑤揉龟尾。⑥揉扳门100次。⑦清胃经100次。

（2）小儿便秘常用手法

1）实秘：①清大肠2分钟。②清天河水100次。③退六腑300次。④顺时针揉腹3分钟。⑤揉天枢100次。⑥推下七节骨100次。⑦揉龟尾300次。

2）虚秘：①③④⑤⑥⑦同上。⑧补脾经300次。

（3）小儿感冒常用手法

1）风寒感冒：可用葱、姜水作为介质。①开天门100次。②推坎宫100次。③运太阳100次。④揉耳后高骨100次。⑤清肺经300次。⑥拿风池10次。

2）风热感冒：可用清水当介质。前六步同上。⑦清天河水300次。⑧分推肺俞100次。

三、儿童期养生

广义的儿童期，包括学龄前期和学龄期，这一阶段的儿童体格发育、认知和心理会发展非常迅速，智能、个性、思想、品格的发展都带有向成人发展的过渡性质，同伴、学校和社会环境对其影响较大。机体抵抗力已增强，急性传染病发病率逐渐减少，但体格锻炼、营养和心理卫生等问题不可忽视。

（一）定义

1.学龄前期　3周岁后至6~7岁入小学前，也称幼童期。

2.学龄期　从6~7岁入小学至青春期前（一般为女12岁，男13岁），也称作儿童期。

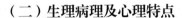

（二）生理病理及心理特点

1.生理特点　本阶段儿童体格发育稳步前进，学龄儿童的体重每年增加2kg，身高增长5~7cm，肌肉发育较快，肌力明显增强。恒牙渐次与乳牙交换，易出现牙齿暂时性排列不齐。脊柱胸曲在7岁以后形成并固定。除生殖系统外，各器官、系统功能逐渐发育成熟。既有生机蓬勃的一面，称"稚阴稚阳之体"，或称"纯阳之体"；又有形气未充的一面，抗病力低下，易于发病。

2.病理特点　儿童感染性疾病进一步减少，以免疫性疾病为常见，如急性肾小球肾炎、风湿热、过敏性紫癜等；而各种外伤、车祸、溺水等意外也较为常见。如果学习习惯、姿势和环境不良，易发生近视、脊柱侧弯、脊柱后突等异常。如果不注意饮食卫生，容易出现龋齿、肠道蛔虫症等。

3.心理特点　儿童心理智能逐渐成熟，认知能力、求知欲望和情绪行为控制能力明显增强。儿童由形象思维阶段逐步进入逻辑思维阶段，能够运用概念进行思维，能分析事物的特性，相互关系和数量概念；具有强烈的求知欲，有一定意志能力、自我和集体意识，但缺乏主动性、独立性、坚持性，在困难面前自信心不足。此期儿童社会活动日益广泛，可塑性大，易受环境的各种影响。

（三）保健养生

1.营养指导　儿童期膳食要以营养充分、促进发育为原则。宜多食乳制品、豆制品、虾皮、紫菜等食物以补钙，多食核桃、黑芝麻、桑椹等补肾生髓，少食或忌食羊肉、海参等温补滋腻厚味的食物。家长在安排饮食时，可让儿童参与制定菜谱和准备食物等工作，以增加食欲，并促进勤奋品质和责任感的发展。另外，儿童的饮食习惯和方式受大众传媒、同伴和家人的影响较大，要尽量养成不偏食、不吃零食、不暴饮暴食等良好的饮食卫生习惯，防止肥胖症等营养失衡疾病的发生。

2.体格锻炼　家长要鼓励孩子到户外活动，要充分利用大自然的日光、空气进行体格锻炼，在校期间则应坚持做课间操、眼保健操等缓解疲劳、愉悦心情。儿童锻炼身体要循序渐进，不可过量，并要学会坚持。同时多做益智游戏，以促进智力的发育。

3.培养良好习惯

（1）睡眠卫生　睡眠对少儿健康成长至关重要。入睡前勿逗引玩笑，对较大的幼儿，睡前不讲恐怖故事，不做兴奋游戏。被子不宜过重、过厚、过暖。睡姿可仰卧、侧卧，不宜俯卧。

（2）身体卫生　养成饭前便后洗手的习惯。晚上睡前要洗脸、洗脚。女孩每晚要洗会阴部和臀部，而且要由前向后洗。要让孩子定期洗头洗澡，衣服要勤洗勤换，经常剪指甲。让他们随身携带手帕，不与他人共用毛巾等洗漱用具。进餐定时、定量，应注意口腔卫生，养成饭后漱口和刷牙习惯，不可含着糖块入睡。要注意培养正确的姿势，讲解卫生保健常识，预防龋齿、近视眼、沙眼、脊柱变形、扁平足和传染病的发生。

4.注重心理问题，加强品德教育　学龄儿童逐渐进入逻辑思维阶段，分析判断能力逐渐增强，同时还存在着思想幼稚、冲动性和依赖性强的特点。在学习生活中既要适当尊重儿童的意见和意愿，发挥他们在学习上的主动性、独立性，又要及时指导和帮助，克服他们的散漫、冲动的特点，培养儿童的集体协作精神，独立思考、探索精神及良好的性情和品格，陶冶高尚情操。

（1）坚持正面教育　坚持正面教育、积极引导的原则，尽可能地让孩子们受到良好的影响，以师长的表率作用、英雄模范的思想行为感染之，要避免让孩子看凶杀、恐怖、武打等影视作品。培养他们热爱祖国、热爱集体、热爱劳动、遵守纪律、团结互助的思想品质、开朗活泼的性格和勇敢沉着的精神。使孩子从小就学会抵制社会、生活环境中不良因素的侵蚀，使孩子的体力智力、情感、意志与道德向健康方向发展。无论进行哪方面的教育，都要注意摆事实、讲道理，明确是与非。要耐心、正确地回答孩子的问题，并有意识地启发他们提问。在向孩子提出要求，甚至在他们犯错误时，要有耐心，循循善诱。要以鼓励表扬为主，切忌强制胁迫、讥讽威吓、滥用体罚，尤其不可采用当众侮辱人格伤其自尊心的行动。进行适宜的性教育，教导幼儿不与生人接触，树立性保护意识等。

（2）直观教育　幼童活泼好动，模仿力强，抽象思维能力差，追求趣味情境和丰富多彩的活动，注意力容易分散。因此，宜采用形象具体的直观教育，教育内容要丰富新颖、形式宜生动活泼，富于直观性，趣味性和生活性，要多采用游戏、讲童话故事以及文体活动等形式。要让孩子们尽可能地接触大自然，通过游园、参观、看电影等途径，结合实物实事进行教育。《育婴家秘·鞠养以慎其疾》中强调："遇物则教之，使其知之也。"要让幼童多看、多听、多摸，尽量让多种感觉器官协调活动，要侧重于语言训练。避免抽象理论的灌注和枯燥的道德说教，也不要将孩子关在室内长时间地坐着。

（3）予以爱抚与期望　心理学的研究表明，对孩子持什么样的态度是影响幼童身心发展的重要因素。小儿虽少七情六欲，但富有感情，在生活、心理和行为上均有极大的依赖性。父母对孩子不应冷漠无情，也不能溺爱、百般迁就，而应给以足够的爱抚。爱抚是一种宽严相济、恩威并施的意识行为。表现为和蔼的态度、无微不至的关注、怀抱、亲昵与依偎，以及对孩子始终如一的严格要求。支持他们的正确行为，满足他们的正当要求，为他们的成长创造良好的环境与条件。家长及幼教人员对幼童持积极期望的态度也很重要。实验证明，成人对于孩子具有高于一般幼童平均智力的期待，会给幼童积极的暗示，增强他们的信心和毅力，从而使幼儿的学习成绩和智力明显提高。

5.预防疾病和意外行为　为学龄期儿童提供良好的学习环境，包括护眼的光线、舒适的桌椅等。培养儿童正确的坐、立、行和读写姿势，以预防脊柱异常弯曲等畸形的发生。开展做眼保健操的活动，预防近视眼。监督儿童正确清洁牙齿，限制吃含糖量高的零食，定期为儿童做口腔检查，预防龋齿。养成良好的卫生习惯，饭前便后洗手，生吃蔬菜瓜果要洗净，预防肠道寄生虫病。继续按时进行预防接种和健康检查，预防和治疗各种感染，避开污染的环境，避开过敏原，减少发病。学习并遵守交通规则和其他公共场所的规则，防范意外事故的发生，包括车祸、溺水，以及在活动时发生擦伤、割伤、挫伤、扭伤或骨折等。

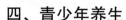

四、青少年养生

青春期，是人生中最美好的时期，生理、心理变化急剧，是人生的第二次生长发育高峰，是儿童向成人过渡的时期，也是面临成长中生理与心理问题最为频繁的时期。青春期养生保健，对于完成心理、生理的双重过渡，为壮年、老年的身体素质打下基础，并使青少年身心健康地走向社会，幸福地享有整个人生，都有着十分重要的意义。

（一）定义

青少年是指12~24岁这一阶段，统称青春期。具体可分为青春发育期（12~18岁）和青春期（18~24岁）。

（二）生理、病理及心理特点

1.生理特点　《素问·上古天真论》指出女子"二七而天癸至，任脉通太冲脉盛，月事以时下，故有子。"男子"二八肾气盛，天癸至，精气溢泻，阴阳和，故能有子。"这一时期女性出现月经，男性出现遗精。身高、体重、胸围明显增长，女性显得体态丰满，男性显得体魄健壮。第二性征（除了生殖器之外，凡能够显示男女性差异的身体外形的区别）出现，生殖器官迅速发育成熟。此期的脏腑器官功能倾向完善，抵抗力较儿童期明显增强，由于生长迅速，因此，对营养的需求较高。

2.病理特点　青少年处于风华正茂、生命力旺盛、死亡率最低时期，但是超重及肥胖学生明显增多，已成为城市学生的重要健康问题，同时，学生视力不良检出率仍然居高不下。

3.心理特点　青少年处于心理上的"断奶期"，表现为半幼稚、半成熟及独立性与依赖性相交错的复杂时期，具有较大的可塑性。此期的青少年思考和分析能力增强，感情丰富，但由于生理方面的不断变化，外环境接触增多，且神经内分泌调节尚不稳定，常常容易引起心理、行为、精神方面的不稳定，表现出不安或冲动，开始对异性产生好奇，喜欢冒险，对未来充满幻想，逆反心理严重，容易自卑等特点。

（三）保健养生

1.营养合理，作息有序　青春期生长快，脑力劳动和体力运动消耗大，应注重饮食卫生，合理搭配，作息有序，不熬夜，保证每晚8小时睡眠时间。饮食应增加各种营养的摄入，包含有蛋白质、碳水化合物、脂肪、维生素、矿物质和水等人体所需要的七大营养元素。膳食搭配也应多样化，粗细、荤素、果蔬等数量要足，品种要多。同时还应培养良好的饮食习惯，吃饭定时定量，不暴饮暴食，不偏食节食，不依赖各种"营养补品"，不多吃流行的快餐和零食。女性在经期则不宜食用辛辣、寒凉的食物，经期饮茶和酒易引起缺铁性贫血，所以也不宜食用；月经来潮时饮食宜丰富而易消化，比如鱼类、豆类、绿叶蔬菜、温性的水果等，月经后期要多补充蛋白质和含有铁、钾、钠、钙、镁的食物，如肉、动物肝、蛋、奶等。

2.科学的性教育，注意生理卫生 贯穿于青春期的最大特征是性发育的开始与完成。正如《素问·上古天真论》云："丈夫……二八肾气盛，天癸至，精气溢泄""女子…二七而天癸至，任脉通，太冲脉盛，月事以时下。"男女青年，肾气初盛，天癸至，具有了生育能力。其心理方面的最大变化也反映在性心理领域，性意识萌发，处于朦胧状态。要正确引导青少年，做好青春期性知识和性道德教育。

（1）女性　需注意经期卫生，注意外阴部的清洁卫生，预防感染。行经期间，可用温水洗涤外阴部，但不要坐浴。注意保暖，避免受凉，因为冷刺激能引起子宫和盆腔内血管收缩，造成月经过少或突然停止。保持心情舒畅，情绪稳定。避免参加过重的体力劳动和剧烈的体育运动。

（2）男性　进入青春期，出现遗精通常是种正常的生理现象，不要恐惧、担心。但是，如果遗精次数过多，容易出现神经衰弱、记忆力下降、头晕、失眠等，对健康不利。为了防止或消除频繁遗精，要对青少年做好健康教育，养成良好的生活习惯，内裤不宜太窄，不穿紧身裤，睡觉最好采用右侧卧，不要仰卧，更不要俯卧；早上醒来，睁眼即起，不睡懒觉；戒除手淫等坏习惯。把精力集中在学习上，培养健康积极的兴趣爱好，多参加户外运动。不看内容不健康的书刊、报纸、电视等。自觉抵制社会的不良影响。

（3）要注意隔离和消除可能引起青少年性行为的语言、书籍、画报、电影等环境因素。安排好他们的课余时间，把他们引导到正当的活动中去，鼓励他们积极参加文体活动，把主要精力放在学习上。另外，帮助青少年充分了解两性关系中的行为规范，破除性神秘感。正确区别和重视友谊、恋爱、婚育的关系。提倡晚婚，力戒早恋，宣传优生、计划生育以及性病（包括艾滋病）的预防知识。

3.积极参加体育锻炼 进行科学的体育锻炼，是促进青少年生长发育，提高身体素质的关键因素。要注意身体的全面锻炼，选择项目时，要同时兼顾力量、速度、耐力、灵敏度等各项素质的发展，重点应放在耐力素质的培养上。力量的锻炼项目有短跑，耐力的锻炼项目有长跑、游泳等，灵敏的锻炼项目有跳远、跳高、球类运动，尤其是乒乓球。锻炼前要做准备活动，要讲究运动卫生，注意运动安全，循序渐进。

4.心理保健

（1）加强自身修养　为自己设定目标就是一种修身途径，青少年应该在师长的引导协助下，发现自身的特长，结合我国国情树立适合自己的远大目标，为之努力，把自己旺盛的精力、多样的兴趣都投入到学习科学文化知识上，投入到培养自己多方面的才能上。同时，注重个性培养，加强思想意识的锻炼和修养，力求养成独立自觉、坚强稳定、直爽开朗、亲切活泼的个性。处理好个人与集体的关系，遇事冷静，言行适度，文明礼貌，尊老爱幼，切忌恃智好胜，恃强好斗。正确对待别人，建立良好的人际关系，培养良好的社会交际能力，使自己在逆境中不气馁、不悲观，在胜利后不骄傲、不居功，以勤为本、以谦为荣。

（2）家长和教师积极正面引导　家长和教师要以身作则，为人师表，给青少年以良好影响，同时又要尊重他们独立意识的发展和自尊心，采用说服教育、积极诱导的方法，有事多与他们商量，尊重他们的正确意见，与他们谈心交朋友，关心他们的学习与生活，探知他们的心理活动与情绪变化，从而有的放矢地予以教导和帮助。要教他们慎重择友，避免与坏人接触。并设法充实和丰富他们的业余生活，从积极方面启发他们的兴趣与爱好，可以有意识有针对性地提出问题交给他们讨论，以明确是非观念，再向他们提出更高的要求，从而激发他们积极进取、刻苦奋斗的精神，培养良好的个性与习惯。

五、中青年养生

慢性病作为人类死亡的主要原因之一，威胁人类的健康生活，加强慢性疾病的预防与控制，对提高人们的生活质量及促进社会的发展有重要意义。目前的大部分调查研究均显示，我国慢性病的发病率正趋于年轻化，慢性病趋于年轻化的原因有工作压力大、睡眠不足、吸烟、饮酒、缺乏锻炼等。青年时期是人生家庭、事业的开始阶段，人体的生理和心理都开始走向成熟，身体强健，适应性好，抵抗力强，中年时期则是生命历程的转折点。《景岳全书·中兴论》强调："故人于中年左右，当大为修理一番，则再振根基，尚余强半。"对于现代社会来说，随着网络的普及，社会生活节奏加快，压力不断增加，加之饮食营养过剩，膳食摄入更倾向于高能量、高脂肪、高蛋白质。种种原因，造成处于人生强盛时期的中青年人过早患上各类慢性病，因此，中青年的养生保健至关重要。

（一）定义

中青年是介于"青少年"和"老年"之间的年龄，没有明确的年龄划分，按照我国惯例，一般指25~59岁之间的年龄段。

（二）生理病理及心理特点

1. 生理特点　《素问·上古天真论》与《灵枢·天年》文中均概括了中青年的生理特点。按照《素问·上古天真论》的描述："女子三七，肾气平均，故真牙生而长极；四七，筋骨坚，发长极，身体盛壮；五七，阳明脉衰，面始焦，发始堕……七七，任脉虚太冲脉衰少，天癸竭，地道不通，故形坏而无子也……丈夫三八肾气平均，筋骨劲强，故真牙生而长极；四八，筋骨隆盛，肌肉满壮；五八，肾气衰，发堕齿槁……七八，肝气衰，筋不能动，天癸竭，精少，肾脏衰，形体皆极。"可见女子一般21岁左右就已进入青年期，28岁左右身体进入一生中的鼎盛时期，35岁之后身体开始走向衰落；男子相对延后，24岁左右进入青年期，32岁身体进入鼎盛时期，40岁身体开始出现衰落。女子49岁左右开始进入更年期，身体激素出现显著变化，心理生理上均处于调整阶段。此时可能因脾胃失健，肝肾不调，天癸将竭，血海空虚，气阴不足，虚火上炎等原因而至月经停止。可出现心烦易怒、失眠多梦、心悸健忘、手足心热、汗多乏力、面部烘热等诸症。男子则相对延后，56~64岁逐渐进入更年期，生理心理开始出现明显变化，且更年期症状无女性明显。《灵枢·天年》云："人生……二十岁，血气始盛肌肉方长，故好趋；三十岁，五脏大定，肌肉坚固，血脉盛满，故好步；四十岁，五脏六腑十二经脉，皆大盛以平定，腠理始疏，荣华颓落，发鬓斑白，平盛不摇，故好坐；五十岁，肝气始衰，肝叶始薄，胆汁始减，目始不明。"这段论述同样概括了中青年人的生理特点，指出20~30岁是人生生理的上升期，40岁之后则由鼎盛开始出现衰落迹象，50岁之后则生理衰败迹象明显显现。

2. 病理特点　一项基于浙江省10个地市中青年调查结果表明，25岁及以上中青年人群中，35.4%的中青年至少患一种慢性病，其中高血压、颈椎病、糖尿病分别居于前三位，其他慢性病包括冠心病、慢性支气管炎、慢性胃炎、脑卒中、骨关节疾病、骨质疏松和精神疾病等。不同的年龄阶段患病情况有显著性差异。年龄与患病呈正相关，随着年龄的增长，身体功能逐渐减退，抵抗力降低，患各种慢性病概率增高。按照正常人的生理特点，青年时期是人体生理的上升时期，身体强盛，抵抗力强，患病较少，40岁以后才开始出现衰弱迹象，开始患有各类慢性疾病。由于中青年人承受的社会压力最大，经常参加健身的比例较低，甚至有些是长期带病工作的，加之慢性疲劳及不良的生活、饮食习惯等，致使许多青年人过早出现衰老迹象。中青年以消化及代谢功能下降为主，此期极易出现肥胖、血糖血脂升高及各项生理生化指标异常，出现各类代谢性疾病，同时加重心血管系统负担，心脑血管系统变化明显。尤其在中年以后血管壁弹性因动脉逐渐硬化而降低，血管运动功能和血压调节能力减弱，易使血压异常增高，同时易患诸如慢性心肌缺氧、心肌梗塞、心绞痛、脑血栓、脑溢血、脑软化等心脑血管病。开始出现颈椎腰椎病变，随着电脑应用的广泛普及，在日常学习、工作和生活中需长时间应用电脑、手机，并长期坐位学习工作，使得颈椎、腰椎处于不正常的强制体位。致使这类中老年常见疾病的出现提前，很多青年人发病率也很高。中年以后其他器官系统功能也开始减退。

3. 心理特点　与青少年时期不同，人到青年，思维与分析都不断增强，神经内分泌调节也趋于稳定，青少年时期的心理、行为、精神方面的不稳定期都已慢慢度过，随着生活的安定，生理的成熟，心理也趋向稳定，此期心理灵活性较强，创造力丰富，开始具备独立解决问题的能力，适应社会与环境的能力不断增强。至中年时期则无论心理、生理都走向完全成熟，对未来的不确定性也减少，做事趋于沉稳，心理耐受性增加，喜欢做一些长期性的计划与事物，具备很强的独立解决问题的能力，能够很好适应社会与把握环境。但长期的心理压力、生活压力、生理疾患也易造成悲观、失望、焦虑和忧郁等心理疾病。

更年期的心理特点则有不同，女性更年期更加常见，女性更年期一般发生在45~55岁之间，女性进入更年期，体内激素变化更加急剧，心理会产生很多不适。男性更年期一般发生在50~65岁之间，许多男性更年期症状并不典型，男性雄激素水平的减退是渐进的，每年下降10%~20%，没有类似女性的"绝经期"这一明显的标志。更年期首先身体会出现诸多不适，例如会出现心悸、心前区不适、血压波动、头晕耳鸣、燥热出汗等心血管系统症状；食欲不振、脘腹胀闷等胃肠道不适；失眠、健忘、记忆力减退、反应迟钝等神经衰弱表现；性欲减低、阳痿、早泄、排尿困难等泌尿系统疾患。随着更年期生理特征的改变，心理不可避免地会产生剧烈的波动。更年期妇女中普遍存在着诸如焦虑、恐惧、多疑、孤独、烦躁、易激惹、自卑、自弃等不良情绪。由于对更年期出现的一系列身体不适和不良情绪不知所措，极易产生焦虑恐惧等情绪。有时甚至出现对他人的善意安慰感觉是在笑话自己，对医生的解释持怀疑态度等多疑、易激惹心理，甚至由于心理不能适应更年期反应，引起社交恐惧，出现人际沟通障碍。往往易出现被遗弃的心理、悲观失望、不愿意与人交谈等。男性更年期也存在这些心理特点，但是不甚明显。

（三）保健养生

1.定时作息 许多中青年由于工作压力较重，加之缺少监管，长期处于高强度劳作、少睡眠的不良生活状态。现代研究表明，人体存在生物钟，22~23时按时入睡的人能得到真正的休息，在这段时间人体内生长激素大量分泌，醒来后神清气爽，早晨7时，人体开始增加皮质酮等应激素的分泌量，为彻底清醒做准备。20时人体表现出困乏迹象，香烟和咖啡能够帮助提神，但会打乱体内的生物钟，为病毒入侵提供条件。人要延年益寿，就要顺应生物钟，不能随便打破人体原有的生物节律。尤其是对于各类慢性病多发的中青年来说，尤其需要注意养成规律作息的习惯。

2.合理饮食

（1）形成固定饮食时间及习惯 早餐吃好，中餐吃饱，晚餐吃少，这是人们一直以来遵循的饮食规律。中青年人工作繁忙、社会应酬增多，往往早餐、中餐随便吃些，晚餐大吃一顿。形成固定的饮食时间及习惯，可以让脾胃系统定时工作，定时修养，保护胃肠功能，避免消化系统及代谢类疾病的发生。

（2）忌油腻 "少年长骨，青年长肉，中年长膘"，这是人体生长发育的规律。高血压、高血糖、超重以及高胆固醇都与食物摄入过多有关。尤其近些年来，饮食结构变化，其中肉类、油脂、糖类食物摄入较多，而人们又缺乏适量的运动，导致身体中脂肪堆积，容易形成肥胖。中青年人，尤其是40岁以上的中年人应多吃些清淡食物，注意饮食营养的均衡以减少胃肠负担，防止心脑血管疾病的发生。

（3）忌饮酒过度 人到中青年，工作和生活中各种应酬比其他年龄层相对更多。而在各种饭局上，几乎都离不开酒，有的人甚至无酒不欢、喝到开心时不醉不归。饮酒过度，会使肝脏系统代谢负担加重。

（4）少吃盐 中国人食盐摄入量大大超出世界平均水平，高盐也是导致高血压及许多心脑血管疾病的主要原因，所以，对于中青年人群来讲，应注意节制嗜欲，清淡饮食。

3.放松身心 中青年人应善于适度的放松自己，善于做到松弛兼顾，既要做好工作，照顾好家庭，又要让自己松紧适度，适当放松身心，培养各种生活爱好，有自己的朋友圈子，善于发泄自己的不良情绪。不处处争强好胜，保持适度的知足常乐与平和的心态。

4.更年期保健

（1）情志调养 保持良好的心态是治疗一切疾病的基本要素，也是面对一切困难始终应保持的心态。更年期人群更应如此。应积极投入到生活和工作中去，始终保持良好的情绪，充分调动身体的潜能，提高抗病能力，促进健康。另外，更年期人群还应该积极调整自己的处事心态，适度参与运动类活动，以一颗童心去面对新兴事物，对于不懂的东西要积极学习，努力使自己融入现代社会，适应社会的不断发展。并以积极的心态去面对更年期对身体带来的不适，积极配合医生进行药物和心理调整，使其尽快度过这一特殊时期。

（2）饮食调养 根据更年期的发病机制，更年期饮食营养和调节重点是顾护脾肾、调养肝肾，预防或调治其生理功能的紊乱。

①对于女性，其肾气衰，天癸将竭，月经频繁，经血量多，经期延长，往往出现贫血，可选食鸡蛋、动物内脏、瘦肉、牛奶等高蛋白食物以及菠菜、油菜、西红柿等绿叶蔬菜和水果纠正贫血。

②对于男性，食疗中多采用肉苁蓉粥，肉苁蓉清炖羊肉，杜仲爆羊肾，冬虫夏草清炖鸭，虾仁炒韭菜，核桃仁炒韭菜，一品山药等来改善性腺功能和增强体质，可起到较好的效果。

③选用一些具有养心安神作用的食物，有助于改善神经系统功能和心血管系统功能，以减轻和改善神经和心血管方面的症状。具有这类作用的食物主要有：羊心、猪心、牛心、山药、核桃、红枣、桂圆、桑椹、茯苓、葵花子、鹿肉、莲子、鸡蛋、小麦、羊奶、蜂蜜、百合、猪肝、牛肝，以及人参、党参、西洋参、甘草、五味子、当归、阿胶、灵芝、柏子仁、黄芪、鹿茸、紫河车（胎盘）等。

④患有阴虚阳亢型的高血压患者，可摄食粗粮（小米、玉米渣、麦片等）、蘑菇、香菇等、芹菜、苹果、山楂、酸枣、桑椹、绿叶茶等以降压安神，应当少食盐，不宜食或饮刺激食品，如酒、胡椒、咖啡、浓茶等。

六、老年养生

根据我国《老年人权益保障法》第2条规定，凡年满60周岁的中华人民共和国公民都属于老年人。据现有人口统计数据显示，我国60周岁及以上人口逐年增加，截至2018年底，老年人口总数为24949万人，占比17.9%，预计到2050年前后，我国老年人口将达到峰值4.87亿，占人口总数的34.9%，社会进入深度老龄化阶段。老年群体，逐渐成为社会的重要组成部分，因此，提倡老年养生保健，推广科学有效的养生方法，不仅仅是个人和家庭的需要，更是整个社会的需要。

（一）老年生理、病理及心理特点

1. 生理特点　进入老年时期，细胞逐渐衰老，体表外形老化，生理功能和适应能力开始下降，随着心肺、肝肾、大脑、消化、内分泌、感觉、生殖等器官和功能的衰退，人逐步衰老。正如《灵枢·天年》记载："六十岁，心气始衰，苦忧悲，血气懈惰，故好卧。七十岁，脾气虚，皮肤枯。八十岁，肺气衰，魄离故言善误。九十岁，肾气焦，四脏经脉空虚。百岁，五脏皆虚，神气皆去，形骸独居而终矣。"

2. 病理特点　老年病的病理十分复杂，但中医学认为，老年人的五脏六腑均会出现不同程度的虚损，这是自然规律，因此老年人的病理特点，基本离不开"虚"。《灵枢·营卫生会》记载："老者之气血衰，其肌肉枯，气道涩……。"即言老年人多易出现气血衰退干枯，气道滞涩，五脏机能不相协调的现象。由此可见，气血不足，以脾虚、肾虚最为明显的五脏虚损，阴阳失调和瘀血痰浊是老年人常见的病理特点。

3. 心理特点　心理因素是影响老年人健康的主要因素，据数据统计，老年人30%~40%常见病的发生发展都与其心理状态有关。一般来说，老年人由于身体状况、家庭、离退休、子女后代等因素的影响，常常会出现孤独感、恐惧感、抑郁感、反应迟钝、自卑、多疑、自私、固执等心理状态。同时，老年人对亲情十分渴望，甚至有"返老还童"的心理特点，有时提出"无理"的要求，也只是渴求心灵上的关注和安慰。

（二）老年养生保健原则

1.顺应自然 人生活在自然环境中，时刻受其影响，只有能动地顺应环境的变化，保持机体内环境的稳定，才能延缓衰老和防治疾病。正如《黄帝内经》所言："春生、夏长、秋收、冬藏，是气之常也，人亦应随之。"因此，老年保健要顺应自然界的运动变化，与天地阴阳保持协调平衡，达到"天人合一"。

2.三因制宜 每个老年人的体质不同，所处的自然环境不同，所需的保健要求必然不同，还有不同的季节，保健的内容和方法也不同，因此，没有一种保健方法是放之四海而皆准的。要因时、因地、因人制宜，寻找适合自己的最佳方法。

3.调和阴阳 阴平阳秘是人体健康的必备条件，是生命活动的根本，养生保健的重中之重就是要使阴阳平衡。

4.形神兼养 《黄帝内经》指出："得神者昌，失神者亡。"形神兼养是中医养生保健的重要原则。形是神的载体，是神的物质基础；神是形的主宰，是生命活动的外在表现，两者相辅相成，不可分离。形神合一，共同构成了人体的生命。健康的形体是精力充沛、思维敏捷的物质保证；充沛的精神和乐观的情绪又是形体健康的表现和主导，所以中医养生保健非常重视形体和精神的整体调摄。提倡形神兼养，既要遵循"法于阴阳，和于术数，食饮有节，起居有时，不妄作劳"的养形方法，又要追求"恬淡虚无，真气从之，精神内守"的养神境界。

（三）老年养生保健方法

1.生活起居调摄

（1）"三缓" 老年人醒后不要马上起床，躺一会儿缓一下再起；起坐动作要慢，最好在床上坐着缓会儿再下地；下地前做双腿下垂状，缓一会儿再直立。因为突然起床，会因身体急剧变化诱使血压突然下降，导致心肌缺血、脑缺血、心律失常发作，甚至猝死。

（2）"三戒" 即戒烟、戒酒、戒赌。吸烟、饮酒、赌博有害身体健康，再结合老年人易患慢性呼吸道疾病，易患癌症和心、脑血管系统疾病的特点，为了保障老年人健康长寿，应该适度少量饮酒、禁止吸烟、禁止赌博。

2.精神调摄

（1）接受现实 所谓"顺应自然"，就是要充分认识到人生老病死的自然规律是不可抗拒的。对于进入老年期以后的生理和心理各方面趋于衰退的变化，老年人要在思想上有所准备，承认现实并能正确对待、泰然处之。

（2）坚持学习 "活到老、学到老"，坚持学习，进行脑力锻炼，可以提高老年人的心理活动能力，特别是记忆力和智力，是延缓和推迟衰老的重要措施。老年人根据自己的实际情况和具体条件，适度地学习掌握新知识新技能，不与社会脱节，从而更好地与他人交流，有益于身心健康，使他们克服或减少无用感、空虚感。

（3）修德养性　孔子最早提出"大德必得其寿"和"仁者寿"等理论，阐明了养德与增寿的关系。古代医家、养生家也强调"养生莫若养性"。中医认为讲道德、重仁义有助于清心静神、护卫心神、调和情志。若老人能将仁礼、善性、知足、忍让等品德做到身体力行，可避免忧郁、烦闷、急躁等不良情绪的干扰。

（4）保持良好的人际关系　老年人不要总是倚老卖老、发号施令，应以助人为乐为本，保持良好的人际关系，互敬互助，心情舒畅才有益于心理健康；年轻人也要充分理解、体谅老年人的心理状态，更多地给予安慰、体贴和照顾。

（5）移情易性　培养自己的兴趣爱好，充实地渡过闲逸的生活，是老年人心理健康的重要保障。适度的户外体育活动，如散步、慢跑、练气功、打太极拳等，既能呼吸新鲜空气，享受阳光，有益于身体健康，也可转移注意力，在心理上获得轻松愉快，青春焕发的感觉。老年人也可以通过养动植物、下棋、写作、练习书法绘画、参与社区文体活动、观赏影视作品等来填补生活上的空白，增添生活的情趣，使精神有所寄托。

3.合理膳食

（1）平衡膳食、营养全面　《素问·脏气法时论》曰："五谷为养，五果为助，五畜为益，五菜为充，气味合而服之，以补精益气。"各种食物所含的营养素不同，只有做到合理搭配，才有利于保持营养平衡，满足生理需求。鱼、虾、蛋、奶、新鲜蔬菜水果等营养丰富、易于消化的食物能为老年人提供丰富的营养，特别是足量的蛋白质。

（2）饮食有节　《黄帝内经》提出："食饮有节。"①一日三餐，定时饮食。这是养生的基本原则，可以保证脾胃的消化、吸收有规律地进行，使消化器官有张有弛、有劳有逸。②定量饮食。《遵生八笺》认为："不饥强食则脾劳，不渴强饮则胃胀"、"过饥则气血虚，过饱则肠胃伤。"饮食并非多多益善，也非忍饥挨饿，合理而有节制的饮食是健康的保证。③寒温适中，略偏其温。《黄帝内经》提出："食饮者，热无灼灼，寒无沧沧，寒温中适，故气将持，乃不致邪僻也。"指出吃饭喝水应寒温适中。食物属性的阴阳寒热应互相调和，饮食入腹时的生熟冷热也要相互适宜。

（3）控制主食　老年人宜少食，每日300g主食，可根据个人身体状况、工作量不同进行适当调整。

（4）粗细搭配，多饮温水　一周吃三四次粗粮，如黄豆面、老玉米、红薯、各种豆类等，每顿七八分饱，可以帮助胃肠蠕动，利于老年人身体健康。每天的饮水量不少于1500ml，应主动饮水，足量水的摄入利于防治疾病。

4.适量运动

（1）选择适当的运动项目　老年人要根据自己的健康状况选择锻炼项目，在锻炼之前要做全面的体格检查，最好是根据检查结果按医生开出的运动处方进行锻炼，同时还要考虑年龄、性别、体质、健康、兴趣、职业等情况。

（2）锻炼要循序渐进　老年人运动应有目的、有计划、有步骤地进行。从小运动量开始，逐步递增。运动要以运动时发热、微出汗，运动后感到轻松、舒畅、饮食好、睡眠好为宜，不要急进、冒进。

（3）锻炼应持之以恒　再好的运动短期也不能立竿见影，运动保健贵在坚持，养成按时锻炼的好习惯。

（4）加强运动的自我监护　老年人在运动中要对自己的身体状况及运动效果进行自我观察记录和评估，随时调整运动项目和运动量。

5.中医保健方法

（1）晨起锻炼法　①每天早晨见晨光即披衣坐床，先伸懒腰，转动两肩，活动筋骨。②将两手搓热，擦鼻两目旁，干洗脸、干梳头、搓耳朵各20次。③以两手抱后脑，手心掩耳，用食指压中指弹击后脑30次。④叩齿300下，下床，喝温水一杯。⑤散步于户外，挺身直立，两手上举，先用鼻子深深吸气，再从口中徐徐吐出，同时，上身随之向前一伸一屈，反复进行深呼吸达10次。⑥随后练拳或散步。

（2）气功养生　老年人可根据自身生理状态和兴趣选择太极拳、六字决、八段锦、五禽戏等功法来进行锻炼，通过调息、调身，调心，达到锻炼保健的目的。

（3）保健足浴方　肉桂15g，香附15g，川芎12g，苍术15g，艾叶20g，菖蒲15g，常规煎水1500ml左右，候温，双足浸泡药液中，每次10~15分钟，睡前或早晚各一次。适用于头昏脑胀、头重脚轻、腰膝酸软、足背浮肿、足胫畏寒、倦怠乏力等衰老症状。

（4）古代名人保健十要诀

①一诀：明代养生家吕坤说："仁可长寿，德可延年，养德尤养生之第一要诀。"

②二字：宋代文学家苏东坡认为，养生在于"安"、"和"二字。"安"即静心，"和"即顺。"安则物之感我者轻，和则我之应物者顺。"

③三戒：孔子曰："君子有三戒。少之时血气未定，戒之在色；及其壮也，血气方刚，戒之在斗；及其老也，血气既衰，戒之在得。"

④四法：明代医学家万密斋指出："养生之法有四，一曰寡欲，二曰慎功，三曰法时，四曰祛疾。

⑤五知：宋代周守忠说："知喜怒之损性，故豁情以宽心；知思虑之销神，故损情而内守；知语烦之侵气，故闭口而忘言；知哀乐之损寿，故抑之而不存；知情欲之窃命，故思之而不为。"

⑥六节：明代医学家汪绮石说："节嗜欲以养精，节烦恼以养神，节愤怒以养肝，节辛勤以养力，节思虑以养心，节悲哀以养肺。"

⑦七宜：清代养生家石成金指出："食宜早些，不可迟晚；食宜缓些，不可粗速；食宜八九分，不可过饱；食宜淡些，不可厚味；食宜温暖，不可寒冻；食宜软烂，不可坚硬；食毕宜饮茶二三口，漱口齿令极净。"

⑧八乐：清代养生家石成金还提出了养生保健的"八乐"，即：静坐之乐，读书之乐，赏花之乐，玩月之乐，观画之乐，听鸟之乐，狂歌之乐，高卧之乐。

⑨九思：孔子说："君子有九思，即视思明，听思聪，色思过，貌思恭，言思忠，事思敬，疑思问，忿思维，见德思义。"

⑩十常：乾隆皇帝提出了养生保健的"十常"，即："齿常叩，津常咽，耳常弹，鼻常揉，眼常转，面常搓，足常摩，腹常旋，肢常伸，肛常提。"

第二节　不同职业养生

不同职业养生是指在养生原则的指导下，针对不同职业的特点对工作者身心造成的影响采取恰当可行的养生方法及措施，以避免职业伤害，提高工作效率，有助于益寿延年的养生方法。

现代社会的工种繁多，某一类职业可能同时具备多种劳动类型的性质特点，实际应用时应灵活变通，按需取用。

一、体力劳动者养生

体力劳动者工作时以肢体活动为主，通常是重复同一系列动作或保持同一个姿势，容易出现肌肉、关节的劳损。同时，其工作环境还可能出现过冷、过热、潮湿、粉尘超标、噪音干扰、长期接触有毒有害或放射性物质等多种复杂情况。因此，在日常养生中，应注意加强防护，在可行范围内做到劳逸结合，同时运用科学合理的养生方法减轻身体劳损。

（一）注意防护

1.防毒避害　在冷库或冰窖等低温环境工作的人员应在进入工作环境前穿戴好衣帽，做好热身运动；在炎热环境下工作的人员应在脱离此环境前或汗液大出的情况下穿戴好衣帽，以防突遇风寒之邪而变生它证，待环境温度稳定且身体已适应后尽快脱掉潮湿衣物，沐浴并更换干爽衣物；对于在噪音环境下工作的人员应佩戴耳塞；在充满粉尘或有害气体的空间里应佩戴口罩或防毒面具；在辐射环境中工作的人员应穿戴好防护服；在车间、水泥空间里工作的人员应注意下肢的保暖。

2.劳逸结合　体力劳动者必须保证充足、科学的睡眠。睡眠是人体修复损耗、恢复体能的必要状态，睡眠不足会导致脏腑组织难以得到充分休息并完成新陈代谢，进而给工作带来消极影响。睡眠不足还会导致精神涣散、反应迟钝而发生工伤事故。因此，无论从事何种体力劳动，都应以保护机能为第一要务，切不可为身外之物而多劳伤身，或贪图享乐而占用睡眠时间。要尽可能快地脱离工作环境，利用工间及业余时间充分休养，以躲避伤害、放松心情。条件允许的情况下可进行局部或全身按摩，有助于肌肉及精神的放松。

（二）科学锻炼

1.重体力劳动者　这类工作者看似不缺乏肢体锻炼，但工作中的运动并不能替代科学合理的健身锻炼。首先，重体力劳动者的工作姿势是较为固定的，为完成动作而紧张的肌群也是单一的，这样不仅会造成局部肌肉或关节的劳损，还会使其他肌群得不到有效锻炼。其次，在完成如搬运等工作时，用力多猛，难以保持规律均匀的呼吸。另外，人们在工作中的心理状态以完成任务为主，经常出现劳倦神疲甚至心烦意乱的情况，难以像进行全身有氧运动一样产生欣快感。因此，对于重体力劳动者来说，尽管完成了一天的工作感觉肢体很疲倦，也应进行一些能够调动全身肌肉的舒缓运动，并配合气息的调畅，以达到愉悦身心、放松调神的作用。最适宜的方法为太极拳、五禽戏、八段锦、广播体操等运动。

2.**精细劳动者**　从事精细劳动的工作者虽然没有重体力劳动者耗费体能，但却因需要长时间在注视微小物品而劳伤双目，所谓"久视伤血"，日久会造成精血的亏耗，甚至会出现肝血虚的其他表现，且若工作环境过明或过暗的话则更易出现视力下降、眼干、眼涩，甚至疼痛的症状。因此，这类工作者除应进行正常的体育锻炼外，还应着重进行眼目的运动，如时常运目以润泽双眼，或进行球类运动以调节眼肌。

3.**久坐或久站者**　司机、缝纫工等长时间久坐，印刷工、纺织工、哨兵等长时间久站，这类工作者均会因局部血流不畅而出现下肢或肛周的静脉曲张，因此应在结束工作后及时改变体位。如为防止下肢静脉曲张，可在业余时间倚墙采用倒立或半倒立位，帮助下肢血液及淋巴液回流；也可模仿爬行动物四肢着地行走，以利于肛周血液循环。

（三）饮食调养

总体而言，体力劳动者均应在荤素搭配的前提下注意动物蛋白的摄取，以补充体力。从养生防病的角度出发，不同工种对于饮食的需求则大不相同。

1.**寒冷环境工作者**　要注意适当多摄取温热性的食物，如牛羊肉、生姜、辣椒、葱蒜等，也可小量饮酒，以祛散寒邪。

2.**炎热环境工作者**　可在工间饮用绿豆汤、红小豆汤，以利湿清热。汗出过多者一定要少量频饮含有机盐的饮料或菜汤，以防脱水。还可适当以黄芪、西洋参、沙参等益气生津的中药煮水代茶饮，以防长期出汗耗气伤津。不宜饮酒，因酒性湿热，易加重汗出。

3.**潮湿环境工作者**　外界的潮湿易使人脾困失运，而脾为后天之本，主一身之气血精微的生成运化，因此，除在服饰起居方面应尽快脱离潮湿环境外，还应从饮食上注意趋利避害。如每餐吃些生姜或以姜糖、姜片为零食以发散水湿，饮用薏米粥从小便排湿，食用小米粥、大米粥以养胃气助脾运等。需要注意的是辣椒及酒的辛温之性虽可在一定程度上散除水湿，却也易在脾运失司的前提下酿生湿热，因此，不适合此类人群经常摄取。

4.**噪音环境工作者**　噪声不仅引起听觉损害，还会影响神经、心血管和消化系统，均衡营养的同时应适当增加维生素B和维生素C的摄取，可起到保护神经及心血管和消化系统的作用。另外，适当饮用含咖啡因的茶、咖啡、可乐等，也可保护听觉系统，减轻噪声对听力的影响。

5.**粉尘环境工作者**　长期吸入水泥、棉絮等粉尘可导致慢性鼻炎、咽炎、慢性支气管炎，严重的可发生尘肺、矽肺。生活经验证明，多吃富含β胡萝卜素的果蔬，如胡萝卜、南瓜、木瓜、西兰花、芹菜，富含维生素A的动物肝脏、蛋类，以及猪血、黑木耳、发菜、海藻、紫菜和银耳有助于减轻伤害。

二、脑力劳动者养生

脑力劳动者是指以思维活动为主的工作者。这类工作者的工作环境相对安静舒适，但常因工作压力而思虑过度、脑髓过用、肝气不舒，进而忧思气结、髓海失养、肝失疏泄，导致肝、脾、肾三脏不足或失运，气血壅滞或不足，出现神疲倦怠，头晕，头痛，纳呆，失眠，胸闷气短，脘腹胀满，颈、肩、臂、腰背部麻木或疼痛，以及痔疮等病症。

（一）调畅气血

肢体运动可调畅气血，防止气郁血滞。运动过程中合理调节呼吸，吐故纳新，有利于脏腑化生气血以荣髓海清窍。适时地转移注意力及运动可避免思维停滞及不良情绪的产生。需要注意的是，很多脑力工作者常保持单侧手的书写姿势而出现脊柱侧弯，故宜选择双侧肢体平均运动的体育活动，防止加重左右侧肢体肌肉紧张度不一而导致的失衡。

1.户外运动 由于脑力工作者多在室内工作，导致光照及摄氧量不足，久而久之易出现缺钙、情绪抑郁、大脑缺氧等情况，故每天应保证半小时以上的户外运动时间。避开污浊天气及环境，选择在草木茂盛、空气新鲜的环境中进行快走、慢跑、骑车等运动。也可行吐纳功法调畅呼吸、气血及心神。

2.室内活动 这类工作者应在每工作1小时左右活动手指、眼目、肩颈、胸廓、腰部、下肢。可局部依次进行旋转屈伸运动，也可行太极拳、五禽戏、瑜珈、健身操、游泳等全身运动。

3.舒经活络 脑力劳动者若长时间保持坐姿则脏腑气血停聚，因此，可用按摩手法帮助脏腑气血运行。如按头目以运脑髓气血、摩腹以助胃肠蠕动消化，搓腰以强肾固精，捏手足、耳廓以助全身脏腑气血通畅等。

（二）科学用脑

1.合理安排工作时间 子午流注学说认为，巳时主思虑的脾经最旺，申时入脑髓的膀胱经最旺，酉时主藏精的肾经最旺，因此，上午9~11点和下午3~5点最适合思考和高效地完成工作，下午5~7点适合进行记忆思维工作。其他时段则属于人体消化食物、吸收营养，或养精蓄锐的时间，不宜进行思维活动，即使勉强工作，效率也不令人满意。

2.穿插安排工作任务 一天中，尽量不要长时间连续进行某一项工作，否则易造成大脑兴奋度降低，影响工作效率，应在可行的情况下穿插安排不同的工作任务，不断给大脑新的刺激。

（三）科学饮食及作息

1.适当健脑 除保证均衡的营养膳食外，可适量摄取一些已被证明具有健脑、营养脑神经作用的食物，如深海鱼类、核桃、花生等富含不饱和脂肪酸及卵磷脂的食物等。需要注意的是，这类食物不宜长时期摄取过多，否则其富含的脂肪易致人肥胖或产生高脂血症。

2.科学睡眠 现代睡眠学研究表明，大脑在睡眠中才能得到良好的修复和储能，因此，对脑力劳动者来说，睡眠质量和时间是良好工作状态的必要保证。但脑力工作者常因工作压力而缩短睡眠时间超负荷工作，这种行为极易伤人阳气、耗人精血，降低第二天的工作效率和准确率，对健康及工作有百害而无一利。

三、夜间工作者养生

夜晚是人体顺应自然界阴阳消长变化以养精蓄锐之时，夜间工作者如媒体编辑、印刷工、纺织工、电脑程序员等则多在人工照明或光亮度低的环境中从事生产工作，在本应静谧休憩时强迫肢体或大脑活动，违背了人体的生理需求和自然规律，导致阴精不藏、阳气耗散，常出现气血两虚之乏力、纳呆、神萎、心悸、胸痹、心痛、中风、失眠、健忘等病症，甚至危及生命。

这类工作者首先应摆正心态，在顺应这种特殊的工作状态的前提下，从饮食、情志、起居等方面科学调整，减少熬夜带来的负面影响。

（一）科学提神

1.减少"兴奋剂" 为提高工作效率、保持良好的工作状态，很多夜班工作者有饮咖啡、浓茶或酒类来提神的习惯，但这些具有兴奋作用的饮食会刺激中枢神经，影响神经与肌肉的协调性，久而久之导致自主神经功能紊乱的多种症状，且一旦过量会影响神经系统，致人焦躁或抑郁。另外，糖分高的食品也可转化为大量热能而使人兴奋，但随后会出现血糖快速下降，使人萎靡不振甚至情绪波动，且易导致肥胖和肌肤松弛，因此，甜食也是熬夜者的大忌。

2.运动按摩 科学的提神方法应以运动为主，达到气血通畅、阳气外达的状态。如感到精力不足或者昏昏欲睡时，强迫自己做些简单的导引、体操动作，舒展手脚，让大脑得到短暂的休息。也可按揉头面腧穴疏通脑部气血，达到提神醒脑的目的。

（二）饮食调养

1.温热饮食 夜间工作对人体的阳气消耗很大，若平素饮食温度过低则会进一步加重阳气的耗损；相反，若进食温热的饮食可补充人体阳气，抵御夜晚外界阴气的入侵，也可起到促气血运行而提神的作用。

2.低盐低脂 除前面所说的应低糖、少刺激外，还应控制盐类和油脂的摄入。从晚9点至凌晨5点的亥、子、丑、寅时分别是三焦经、胆经、肝经、肺经当令，违背了人体的起居规律则会直接影响这些脏腑的生理功能，主要包括水液代谢、气血疏泄两大方面。因此，夜间工作者应比其他人群更加注意从饮食方面减轻这些脏腑的负担。脂类摄入过度会加重肝胆的疏泄负担，摄盐过多则导致水饮潴留而加重三焦、肺、肾、脾的水液运化负担，因此，均应在均衡饮食的前提下减少摄入，尤其是晚餐和夜宵更应注意不可过于油腻和过饱。

3.补充营养 熬夜对全身脏腑机能，尤其是视力、肠胃及神经造成影响。夜间工作者可多摄入些牛奶、花生、杏仁、腰果、核桃等食物，他们既富含蛋白质、维生素B、维生素E、钙、铁等营养元素，同时胆固醇含量又较低的食物。另外，维生素A、维生素B和磷脂能提高眼睛对昏暗环境的适应能力、缓解视疲劳，因此，也可适量摄取动物肝脏、蛋黄、鱼子、鱼肝油、鳗鱼、瘦肉、鱼肉、虾、胡萝卜、韭菜、菠菜、白菜、黄花菜、生菜、空心菜、芥菜、枸杞、番茄等。

（三）调适心情

1. 平和恬静　在夜晚万籁俱寂时工作会给人带来压抑甚至恐惧的情绪，也易因得不到正常的睡眠而焦躁、消极。此时，一定要明确自己工作的价值，运用情志养生法调整好心态，否则既得不到休息又影响了工作的状态和效率，可谓得不偿失。另一方面，除非必要，应尽量避免过度亢奋，保持一种安静、平稳的状态，以顺应自然生理变化，将阳气的耗损控制在较低的水平，降低熬夜的伤害。

2. 强心定志　夜半11点至次日凌晨3点正是胆经和肝经当令。胆为中正之官，主决断，长期熬夜造成胆气亏虚则易惊气怯；肝藏魂，藏血，开窍于目，夜班工作者易因过度用眼及阳气不敛、阴精不藏而出现肝血亏虚的表现，如眼目干涩、爪甲不荣、虚烦失眠、幻视、幻听、幻觉等，而肝与胆相表里，肝血虚又会间接耗伤胆气，出现精神恍惚、神志不定的情况。因此，夜间工作者除可通过饮食进行生理上的保养外，还应从心理上坚定神志，专心工作，去除杂念，避免忧恐刺激。

（四）适当休息

1. 补觉不要过巳时　尽管一整夜的工作会让人感到疲惫不堪，但不提倡超长时间的补觉。因为昼间自然界阳气不断升发，此时人体若长时间保持静谧睡眠状态易造成阳郁不达而咽干口燥、头昏头痛。应在巳时前，即上午11点前起床，进行些舒缓的活动，如散步、打太极拳等，既助阳气外达又不至过度而伤身。

2. 午时养神　子午之时是人体及自然界阴阳消长转化的关键时刻，人体本应保持静谧以候阴阳消长之变，夜间工作者既然无法在子时睡眠，那么午时静养一定不可少。因夜间工作者此时刚刚补过觉，故可以闭目养神或打坐吐纳代替午觉，时长以15~30分钟为度。

3. 忙里偷闲　在夜间工作时，工作者应比日间工作者更频繁地休息，轻舒肢体，放松精神，闭目养神，在可行的范围内顺应身体需求和自然规律。

四、沟通交际工作者养生

沟通交际工作者主要指销售人员、售后服务人员、宣讲员、前台窗口接待人员、教师等以语言讲解及人际沟通为主要工作方式的人群。这类工作还可能同时具备体力和脑力工作的性质，但又比纯粹的体力、脑力工作增加了语言沟通方面的工作压力，因此，需要在此方面特别注意养生。

（一）饮食调养

1. 益气生津　多言语者易伤宗气，久而久之出现声低气怯的表现。同时，口中津液也会随之消耗，出现口舌干燥、咽喉肿痛的症状。此类人群应在日常饮食中注意加入益气生

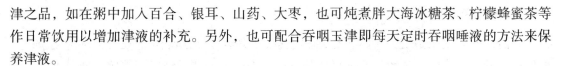

津之品，如在粥中加入百合、银耳、山药、大枣，也可炖煮胖大海冰糖茶、柠檬蜂蜜茶等作日常饮用以增加津液的补充。另外，也可配合吞咽玉津即每天定时吞咽唾液的方法来保养津液。

2.避免刺激 辛辣、油炸、烧烤、高糖类食品热量过高，易助热伤津，因此不建议此类人群长期、大量食用。日常饮食应以清淡少盐为宜，避免伤津增渴。

（二）调养心神

1.平和心态 此类工作者不得不面对形形色色的人群，难免因沟通不畅引发纠纷争执而扰乱心情。若一味纠结执拗则会导致气血逆乱，影响脏腑功能。因此，此类工作者要在每天上工前做好心理防御暗示，坚定"健康第一"的信念，不必为工作琐事伤害自己。当然，提前做好各种情况的处理预案也十分必要，遇到各种问题都能胸有成竹地处理会给工作者带来满足和自信，有助于提高工作效率和避免情绪波动。

2.定时减压 面对难以自我疏解的压力，万万不可积蓄留存，否则易致情绪崩溃而引发脏腑疾患甚至精神疾病。可依照情志养方法及时排解，尤以倾诉排解法最为高效。

第三节 人生不同境遇养生

"天食人以五气，地食人以五味。"人是自然界的一部分，依靠自然环境而生存。人们都喜欢生活在阳光充足、空气清新流畅、水资源丰富、物产富饶、景色优美的自然环境之中。同时人们还更需求稳定、和谐、文明、进步的人文环境亦即社会环境。自然环境是上苍赋予的，但人们可以改善它，也可以破坏它。社会环境是社会群体构建的。自然环境为社会环境创建提供客观背景，社会环境又影响着自然环境的变化态势。总的来说，好的社会环境和自然环境有利于人们的生存，有利于各种保养生命措施的实施，有利于人们的身心健康。不利的环境会使人身心不悦，诱发多种疾病，影响人们的健康。因此，人们都积极寻找、追求、构建有利于生存、生活、学习、工作和事业发展的好环境。"月有阴晴圆缺""人有旦夕祸福"，事物总存在阴阳两个方面，总是动态变化的，故在人们个体生命历程中，人生境遇顺逆是常有之事。

一、逆境之时养生

人生逆境是指人生活在不利的境遇之中，社会环境和自然环境不仅满足不了个人的社会需求和生理需求，而且困难多，甚至恶劣不幸。不好的环境，会使人情绪焦躁、情感抑郁、态度消沉，全身气血运行不畅、脏腑功能失调，蓄发多种疾病。消除疾病、保卫健康是生命过程的首要追求，是实现人生梦想、生命价值的最可靠保证。虽然人具有主观能动性，可以一定程度改造自然，可以创建社会环境，但阶段时期内，尤其对某一个生命个体来讲，其能力可能是微乎其微的，甚至都没有选择的余地，只有被动的接受。不论何故，人若处在这种不利的境地之中，也得生存，那么，保养生命的意义就尤为重要。

（一）改变态度

人们常说："态度决定一切""改变态度就改变命运"。情绪、情感是外界环境刺激，人们所产生的内心体验，二者是态度形成的基础，态度又能调控情绪与情感。面对不好、厌恶的环境，人们都会不同程度、不同时长地表现出抱怨、悲忧、抑郁、急躁等情绪、情感，这是正常现象。但若持续过长、程度过重，就会动摇人们的人生态度，可能出现看破红尘、悲秋厌世、破罐子破摔等状态，如此既容易使人体免疫力下降、脏腑功能紊乱而发生病变，也会使人产生不冷静、不积极、不配合、颓废甚或错误的举动行为，进而进入身体、精神、行为、环境相互不良影响的循环中，更不利于人们摆脱逆境。如果能以积极的心态面对逆境，那么情绪、情感才能得到良性控制，才能更好地自我激励，不畏艰难、奋发向上，也才有可能清晰体会到他人的情绪，改善人际关系，改变人生的困境。

人的一生多多少少都会遇到一些挫折，尤其是对于那些不甘于平庸的人，遇到的挫折和困难会更多，采用什么样的心态去面对，这是非常重要的。

"时时有矛盾，事事有矛盾。"从某种意义上说，人生的过程就是解决矛盾、克服困难的过程。难免有时暗礁多、风险大，人生处于逆势。此时，不必慨叹抱怨，不必参比他人，因为这是自己的现在时，也一定曾经是他人的过去时，也可能是他人的将来时，更主要这是客观规律的呈现。平常、平和地面对困难、困境，改变了心态也就改变了心情、改变了关系、改变了运气、改变了未来。

困难是暂时的，经过努力明天会更好，因为"物极必反""否极泰来""黎明前最黑暗"。遇到逆境，不要气馁，更不能坐以待毙，要面对现实与命运抗争。要相信梅花香自苦寒来。在逆境中可以锻炼我们成长，在逆境中可以使我们变得强大，最终我们可以闯出一条自己的路来，到达成功的彼岸，从而实现自己的梦想。只有经历了这种逆境，感受到了在逆境中的这份苦涩和艰辛，才能真正体会到幸福生活的来之不易，更加珍惜所取得的成绩。如果在逆境中不敢往前冲，不愿意拼搏，只知道哀叹自己的人生，怨天尤人，自甘堕落，消沉下去，任凭命运摆布，最终将会以失败而告终，是非常遗憾和悲哀的，我们要懂得人生起起伏伏都是常事，要学会那种在哪里跌倒就在哪里爬起来的精神。

（二）珍爱自己

"正气存内邪不可干，邪之所凑其气必虚。"在疾病发生的过程中，人体自身的抗病能力即正气起着决定性作用，正气充足人不易患病，正气不足人很易患病。而且在疾病治疗过程中，正气也同样起着决定性作用，各种治疗措施都是在调动人体的正气，激活、激发它的抗病潜能才能最终治好疾病。如果一个人的正气枯萎，怎么调动修复都不复活力，那再好的医生、再好的药物也将无能为力。"内因是变化的根据，外因是变化的条件。"内因与外因两个方面的相互作用促使事物发生、发展与变化，其中内因起决定性作用。因此，一个人要想改变境地，自己的因素是最主要的。

人生低谷，社会归属感差、成就感低，困难多、压力大、所愿不遂，甚或遭非议、受排挤、官司缠身、患病不愈、经济窘困、亲人不睦……此时，人们最容易轻视自己、否定自己，内心悲凉、悲愤、茫茫然。轻视自己的人，也得不到别人的重视。不自信的人，往往做事不积极、决定不果断、信念不坚定、目标不明确，因此，很难成就业绩和拼搏出令人尊敬的实力。只有自己相信自己、自己激励自己、自己拯救自己，才最有可能使自己尽早脱离不利境地。

逆境中的自信不是盲目的自信，要冷静客观的分析造成这种境地的主客观因素，自己的对与错、长处与不足，扬长避短，才能更好的逆势而上。只有战胜了自己才能战胜挫折。

人生总是有输有赢，遇到再大的逆境，也不要放弃自己、消极颓废。遇到逆境，抱怨是一点用处也没有的，逆境可以锻炼我们解决问题的能力，促使我们找到全新的自我。逆境可以使强者获得新生。面对逆境，我们要珍爱自己，要不放弃自己的追求。

（三）调整行为

挑战人生逆境，不仅要有积极的心态、坚忍不拔的意志，也还要有科学合理的行为。有行为才有作为，才能跨越坎坷。"知识改变命运"，学习对任何人都很重要，对逆境之中的人尤为重要。通过学习不仅可以获取知识，更能明晓许多道理，从而增强战胜困难的信心与勇气。一本好书，犹如一碗醒脑开窍、补益气血的鸡汤。不论是励志的、历史的、哲学的、人物传记的，只要能给我们心灵以安慰、精神以振奋、行动以指导的书籍，我们就都可以择其而读。一位老人，就是一部人生、社会、自然经验的集锦，多和身边的长者、智者交流。

处在人生逆境，居处、饮食等可利用的资源少、可选择的余地小，劳逸安排上也会比较被动。面对这些不利因素，并不等于保养生命的行为不可实施。如改变不了居处外环境，那不妨改变一下居室布局；饮食品种少，那也不妨改变食物做法；休息时间少，可以在劳作时唱唱歌、直直腰。总之，要重视生命，要有养生的意识，遵循养生的原则，利用一切可利用的条件，尽可能去爱护自己的生命、保养自己的生命。

二、顺境之时养生

风雨过后便是彩虹。经过不懈的努力、艰苦的忍耐，可以踏过荆棘，实现心中的期待，人生则由逆境转为顺境。顺境是每个人的期许，是社会群体的共有追寻，因为此时各种条件得之容易，有利于身心健康、有利于事业发展、有利于梦想实现、有利于社会进步。事物不仅具有好坏两个方面，而且是动态变化的。顺境有顺境的优势，也有顺境的弊端，如果把握不好，也会使有利变不利，彰显负面效应，使人生又处在逆境。因此，顺境也有顺境的养生要旨。

（一）警醒自我

处在人生顺境，要做到冷静、守则、奋进。顺境之时，好事多、喜事多，快乐、兴奋是正常的，但千万不要太过，要保持必要的冷静，否则，很容易乐极生悲。人逢喜事精神爽，享受顺境之时的快乐，心理上也要做好迎接逆境时的思想准备。因为在人的一生中，总有顺境和逆境，顺境和逆境往往是交替出现的。在顺境时，一定要守则，千万不要得意忘形，放纵自己。如果行为超越道德的底线，定会受到道德的谴责；触及法律的底线，必会受到法律的制裁；违背生活生命的规律，自会受到规律的惩罚，小病大病则相继出现，生命的质量无从保证，生命的长度无法追求。人生顺境，由于生活上的舒适安逸，容易使人饱食终日，无所事事，思想上松懈，身体上怠惰。顺境可以成就一个人，使人获得成功，也可毁掉一个人，使人缺乏上进心而走进颓废。因此，要居安思危，抓住机遇，取得更大发展。只有不断奋进，才能创造生命的精彩，保养生命才更有意义。

（二）尊重他人

尊重他人、善待他人，既是可贵的品格，也是修身养性和成就事业的良方。人在顺境，容易目空一切、自我膨胀，喜拿自己的长处与他人的短处比，以自己的成功对照他人的失败，忘了"文道有先后术业有专攻""尺有所短寸有所长""谦受益满招损"的古训，目光中、言语里、行为上充满了对他人的轻视与不屑。如此，不仅易使自己沉浸在当下的成就中而止步不前，而且定会影响人际关系。现在顺势不代表将来顺势，任何成就都不是小视他人的资本。每个人的内心深处，都渴望得到他人的尊重、善待与理解。不尊重他人的人，也得不到他人的尊重，也就得不到内心深处的渴求。在这样不睦的环境中，怎么能得到身心的真正放松。因此，踏实做事、低调做人，敬畏生命、尊重他人，既是人们追求的境界，更是人生的智慧、养生的准则。

三、应激之时养生

在人生的路途中，难免要参加一些关键考试、大型比赛、重要访谈，也不可避免地会与他人发生一些争执论辩，也一定会有外环境严重干扰自己心绪而使心情震荡不安，也还会有现实击碎期许的情绪跌落，家庭里、工作中、生活上也会出现一些突发问题甚至一些变故。当人们在日常生活和工作中，遇到这些出乎意料情况时，便会产生应激反应。人在应激环境刺激下，交感神经过度兴奋，肾上腺素分泌过多，呈现的主要外显症状是呼吸急促、心跳加快、血压上升、肌肉紧缩、情绪躁动、焦虑、恐惧，甚或出现过激的言语与行为。适当的应激状态，不仅不会使人发病，反而能够增加人体的活动效率和各方面机能。但强烈的、过久的应激会消耗人体大量精气，损伤脏腑，可以引起心脏病、高血压等多种疾病，从而缩短人体寿命。

同样的应激环境，每个人的体验是不一样的。一般来讲，壮年、身体素质好、心理承受力强的人群，对应激刺激的适应性强，产生的负效应小；而老弱病残、心理脆弱的人群则适应性弱、负效应大。不同的人群，虽然承受应激的程度有差异，但只要超越其各自的度就必会出现明显的负效应。减少应激带来的负效应，也就减少了疾病，维护了生命健康。

（一）控制应激源

应激刺激大多会对身体产生不良后果。有些应激是避免不了的，有些应激是可以避开的，故应积极主动躲避不良应激环境，尤其是刺激性强的，如不主动与他人争吵打骂、避开非必需的生离死别现场等。

（二）调整心态

做任何事情要量力而行，对他人对自己不做过高要求，知足常乐，不给自己安排过多的任务，降低争权争名争利的欲望，在做任何事情时，做好出现最坏结局的思想准备，如此就大大降低了期望与现状的强烈落差，从而减小了失落感、自责感。

（三）疏泄转移

遇到突发应激情况，如情绪波涛汹涌，必须使其尽快平复，否则必伤身体。向亲人、知心朋友倾吐心声，在合适的场所大哭一场、大诉一通，想别的问题、做别的事情，从而使抑郁的情绪得到宣泄和转移。

具体还可以尝试用下面的方法，避免不良情绪的发生，学会放松，有节奏的深呼吸，排除杂念，适当舒展身体，平时参加体育锻炼，每天不过度消耗体力，充分享受闲暇，听一些舒缓的音乐，练气功，打太极拳，散步等。

第四节　四时养生法

四时养生法也叫四季养生，是根据一年中四季的时间、气候、物候、阴阳等变化规律，来调摄人体生命活动，达到人与自然的和谐统一，增进健康，延年益寿目的的一种养生方法。具体包括：春三月养生、夏三月养生、秋三月养生、冬三月养生。

一、春三月养生

春三月，是指从立春到立夏，具体包括立春、雨水、惊蛰、春分、清明、谷雨六个节气，共三个月。《素问·四气调神大论》称："春三月，此谓发陈。天地俱生，万物以荣，夜卧早起，广步于庭，被发缓形，以使志生；生而勿杀，予而勿夺，赏而勿罚，此春气之应，养生之道也。逆之则伤肝，夏为寒变，奉长者少。"发陈是指春天阳气上升，气潜发散，生育庶物，陈其姿容。春季的三月，是草木发芽、枝叶舒展的美丽季节。在这一时候，天地一同焕发生机，万物因此而欣欣向荣。人应当晚睡早起，多到室外散步；散步时松解头发，舒展肢体，从而使情志宣发舒畅开来。天地使万物和人焕发生机的时候一定不要去扼杀，赋予万物和人焕发生机的权利一定不要去剥夺，勉励万物和人焕发生机的行为一定不要去破坏，这就是顺应春气养生的法则。违背这一法则，则伤害肝气，到了夏天还会因为身体虚寒而出现病变。之所以如此，是由于春天生机不旺会导致供给身体在夏天茂长时所需的正气缺少的缘故。

阳气是春季主气，人体生机与春季少阳的生发之气相应，但与冬季的秘藏有关。而经过隆冬的闭藏，对肾脏、精气的保养，人体肝胆春生之气也体现出机体少阳的特点，喜宣畅条达，升华疏泄，而恶抑郁。

因此，春季的养生原则，应当顺应自然界阳气生发的积极趋势，与天地万物发芽生长、蓬勃向上的趋向一致，扶助机体阳气，调畅肝胆气机，规避春季各种致病因素，保持人体少阳之气的旺盛，并为夏季的养"长"打下充实的基础。春季养生当注重养阳气、养肝胆之气。

（一）起居

春季养生在起居活动方面的调养，应注重舒展条达，着意疏泄宣发以助阳气之生，不要压抑，需与春天少阳生发之气相应；强调"起居有常"，形成生活起居规律，规避春季的常见致病因素。而"起居无节"，生活没有规律，不懂起居养生，则是逆春气、伤肝、致人"半百而衰"的重要原因。因此，各种起居活动均要考虑到舒展疏畅，宣泄通达，如《素问·四气调神大论》所要求，春季应当稍迟些睡觉，在保证基本睡眠的前提下尽可能早起，进行一些室外活动。一切起居活动均以生发舒畅阳气，消除压抑束缚为原则，如白天尽可能抽出一些时间做做体操，打打太极拳，或进行一些其他活动以舒缓机体的疲惫；晚上适当进行一些有益身心的娱乐活动，如唱唱歌、跳跳舞，以缓解一天的劳累。基本要求是，尽量进行强度不大而舒缓的活动，使机体尽可能地处于一种条达舒畅的状态，使形体尽可能舒缓，但不可过于疲倦、过多劳累，不宜久坐不动、久视不移、久睡不起，不利于肌肉筋骨的舒缓，使经络气血处于抑郁瘀积，有碍于肝胆之气的条畅。

而在乍暖乍寒的初春，依《内经》"春夏养阳"之旨，生活起居及作息安排上应以"祛寒就温"为原则。因此，要"春捂"以养阳气。调护阳气，保养正气。春季阳气刚升而未盛，寒气将去而未衰，乍暖还寒，尤其是经常出现"倒春寒"，机体很难适应这种变幻莫测的气候。而人体的皮肤此时已经开始疏松，以适应阳气的生发，寒温冷热不时，过早地脱去棉衣，寒气会乘虚而入，初生的阳气尚不足以与春寒抗衡，抵御能力减弱，极易感受各种疾病。"春捂"得宜，阳气旺即所以正气盛，"虚邪贼风"便无缘侵袭人体。但这种"捂"是捂住机体，不是封闭居室，经过严冬的室内保温，春天须经常打开门窗通风换气，保持室内的空气新鲜和阳光充足，注意居室内的环境卫生，保持地面的清洁，使各种病菌失去滋生的条件。

认识各种致病因素以适时趋避。春天时节，晴时阳光普照、温暖宜人，阴时阴雨绵绵，则又寒气袭人，令人难挨。而且初春季节又常有回潮的冷空气，让人们重温冬天的寒意。这些气象性致病因素在春季尤其明显，可以引起多种疾病，如疲劳、困乏、头晕、焦虑、失眠、记忆力差、腹胀、食少、胸闷等"春困"现象，关节疼痛，甚至旧病发作。也常是流行性感冒、白喉、腮腺炎、流脑等呼吸道传染病的高发季节；易于发生肝炎、猩红热、水痘等传染病；神经性皮炎、荨麻疹、痤疮等皮肤病在春季多发；胃肠道疾病也时常发生。因此，春季应当尤其注意天气变化对人体的影响，在瞬息转变的时候，避开"虚邪贼风"的侵袭。

（二）饮食

唐代孙思邈在《备急千金要方》里说：人们安身立命的根本是饮食，救疾疗病才须凭借药物。不懂得饮食对健康的重要性，根本就不足以谈安身立命。饮食本身就能够排邪气而安脏腑，悦神爽志，滋生血气。如果懂得用饮食来平息病痛，调节精神情绪，才可称为高明医家。宋代陈直在《养老奉亲书》里也说，一身之中的阴阳运用，五行相生，莫不由于饮食。因此，饮食调养是养生中非常关键的环节。

1.春季饮食调养原则　春天为阳气生发之时，自然界万物因之萌发生机，人体阳气也处于生发之期，"春夏养阳"的原则同样适应于饮食调养。饮食的五味五色在四时中各有所盛，《素问》论四时阴阳以东方之气应春气时，也指出五味之酸味、五色之苍（青）色在四时中应于春气，与人体五脏的关联是"在脏为肝"，说明苍色和酸味入肝。因此，春季的饮食调养主要应考虑增强机体阳气，五脏以调养肝脏为主，苍色与酸味的饮食应当关注。

2.春季饮食调养的方法

（1）养阳气　具有温热特性的食物可以助阳，春季适当多吃些能温补阳气的食物，可达到养护阳气的目的。但此时阳气为少阳，仅宜助其升发，正常情况下不可大温大热的温补，如附片炖狗肉、羊肉之类。明代李时珍《本草纲目》主张以葱、蒜、韭、蓼、蒿、芥等辛辣之菜，杂和而食，就是主张选用谷、果、菜蔬中具辛温性质者配合。

（2）养肝气　肝主人体少阳春生之气，其性升发，喜疏泄条达，但体阴而用阳，性刚而躁，其气易郁易亢，春季的养生应根据肝脏的这些特性进行调养。调理之法，颜色青绿（苍色）的果菜，是春季应时的食物，食之可助长春生之气；酸为春时之正味，能生发万物（植物经发酵腐败以后均具有酸腐之气，如沤肥），故"肝欲酸"，春天应适当食用一些酸味食物以助生发。但过食酸味又可引起很多病症，如酸味会伤筋，筋病不能多食酸；味过于酸，肝气过于亢盛，脾气就会受到抑制等，所以饮食要注意多种食品的配合。《素问》指出了五味调理原则：拘挛、紧急、躁动，宜食甘味的食物以舒缓之；肝失条达舒畅，应食辛味、酸味的食物，或补或泻以疏散之。因此，调养肝气应考虑在不同的病理变化中，选用相应的"味"来调养，甘味以缓其躁急，辛味散其抑郁，酸以泻其亢逆；同时还要注意"省酸增甘"调配食物的抑肝养脾养生法。

3.春季饮食养生药膳

（1）莲子菊花蒸鲍鱼

【配方】菊花（鲜品）30g，莲子20g，鲍鱼150g，菜胆50g，红樱桃、料酒各10g，姜5g，葱15g，胡椒粉2g，鸡油25g，鸡精、盐各3g。

【功效】疏风，清热，明目，解毒，养心，安神。适用于头痛，眩晕，目赤，心胸烦热，失眠等。

【制作】

①将鲜菊花撕成瓣状，用清水浸泡；莲子用清水浸泡1夜，去莲心；菜胆洗净，用盐水煮熟。

②鲍鱼切薄片，洗净，姜切片，葱切段。

③将鲍鱼、莲子、姜、葱、盐、鸡油、鸡精同放蒸盆内，加入上汤少许。

④将蒸盆置武火大气蒸笼内，蒸12分钟，将鲜菊花放入玻璃杯中，扣入蒸盆中间，四角放入莲子、樱桃上桌供食。

（2）银耳昆布仔鸭煲

【配方】银耳30g，枸杞子20g，海带50g，仔鸭1只（1500g），料酒、木耳各10g，姜5g，葱10g，盐4g，鸡精3g，大枣3枚。

【功效】清肺热，益脾胃，软坚化痰，利水泄热。适用于肺热咳嗽，肺燥干咳，胃肠燥热，血管硬化及瘿瘤结核、水肿、脚气、高血压等。

【制作】

①将银耳、木耳用温水浸泡，去蒂头，撕成瓣状；枸杞子去果柄、杂质；海带洗净，用冷水浸泡，切成2cm×5cm的块。

②仔鸭宰杀后去毛、内脏及爪；用沸水余去血水，除去腥味；姜拍松，葱切段。

③将仔鸭、银耳、木耳、海带、料酒、姜、葱、大枣同放炖锅内，加水2800ml，置武火烧沸，再用文火炖煮35分钟，加入盐、味精、枸杞子，即成。

（3）枸杞木耳炒兔丝

【配方】枸杞子20g，兔肉300g，红皮萝卜50g，莴苣30g，红海椒20g，料酒、葱各10g，姜5g，荧粉25g，盐3g，鸡精2g，素油35g。

【功效】补肾润肺，滋肝明目，润肝美容。适用于肝肾亏损，头晕目眩，消渴羸瘦及糖尿病等。

【制作】

①将枸杞子洗净，去果柄、杂质；兔肉切成4cm长的丝，用沸水余一下，除去腥味；红皮萝卜洗净，切4cm长的条块；莴苣去皮，切4cm长的条块。

②红海椒去筋、籽，切4cm长细丝；姜切片，葱切段；荧粉用水少许调成糊状。

③将用沸水余过的兔肉，用荧粉抓匀，备用。

④将炒锅置武火上烧热，加入素油，烧六成热时，下入兔丝、料酒，再加入红皮萝卜、莴苣、红海椒丝、盐、鸡精、枸杞子炒熟即成。

⑤将兔丝盛入盘内，用萝卜花、香菜装饰即成。

（4）枸杞木耳炒肉丝

【配方】猪瘦肉250g，枸杞子、红柿子椒各20g，黑木耳、黄瓜各30g，莴苣50g，盐、味精各3g，素油35g，料酒、葱各10g，红樱桃8个，姜5g，荧粉25g。

【功效】滋肾，润肺，补肝，明目。适用于肝肾阴亏，腰膝酸软，头晕，目眩，目昏多泪，虚劳咳嗽，面色无华及消渴、遗精等。

【制作】

①将枸杞子去果柄、杂质，洗净；黑木耳用温水发透，切成丝状；莴苣去皮，切成4cm长的丝；红柿子椒洗净，去籽、筋，切成细丝；黄瓜切成圆片，备用。

②姜切成片，葱切成段；荧粉用水搅匀备用。

③猪瘦肉洗净，切成4cm长的肉丝，用水荧粉抓匀，备用。

④将炒锅置武火上烧热，加入素油，烧六成热时，下入姜葱爆香，随即下入猪瘦肉丝、料酒，炒变色，加入黑木耳丝、莴苣丝、红椒丝、盐、味精炒熟，加入枸杞子炒熟。装入

盘内。

⑤黄瓜片摆在盘的周围，放入红樱桃装饰即成。

（三）情志

情志是人的情绪状态、思维趋向、精神状态的综合反应，是养生的重要方面。早在《灵枢经·本脏》就认为，只要人的志意和畅，就会精神爽利，魂魄不散，悔怒不起，五脏不至于受病邪侵害了。

1.春季情志变化的特点　春季的特点是寒温不时，阴晴易变，生机盎然，情愫激发，无论动物还是植物，都在焕发出勃勃生气。在春天生发之时，情志也处于一种开放宣达、生发疏泄的状态，情绪易变，易被激惹，精神性疾患较多，"菜花黄，痴子忙"就是民间对这种现象的形象概括。肝气与四时的春气相应，其机能活动特点也与春季少阳之气相类似。

2.春季情志调养的原则　根据春时阳气生发舒张的特点，应使人的精神情绪保持在一种积极乐观、豁达大度、恬静舒畅、与人为善的状态，不要烦恼、躁急、忿怒。应像《黄帝内经·素问》所说"生而勿杀，予而勿夺，赏而勿罚"，即要促进生而不扼杀，要付出而不索取，要多奖赏而少惩罚，以促使志意生发，即是应春气的情志养生之道。从五脏气机来说，要注重肝胆之气的保养，如果逆春气，就可使少阳之气生发障碍，致使肝气内变而病。

3.春季情志调养的主要方法

（1）生发志意　使志意生发是应春气养生的重要概念。《黄帝内经》认为要在"夜卧早起，广步于庭，披发缓形"的状态下才有利于"志"的生发。"以使志生"是要求一种宽松舒缓，气畅神和，恬愉旷达的内在环境，做到心胸开阔，乐观愉快，而不要使情绪抑郁，以便让情志生机盎然，就是说人们在春天要让自己的意志生发。具体地说，在思想上要开朗、豁达，只能促其生发，切不可扼杀，只能助其畅达，而不能剥夺，只能赏心怡情，绝不可抑制摧残。这种状态的反应，就是志的生发。

（2）养肝气以调畅情志　肝胆主司人体少阳之气，在四时与春气相应。肝为将军之官，其性刚强，司少阳之气，主生发，喜条达而恶抑郁，功能主疏泄情志，疏畅气机，藏魂，藏血。因此，在五脏中，肝气与情志的关系最为密切，情志调养应重在养肝气。养肝气一是要保持心情舒畅豁达，心情舒畅，则人体气机畅通，气血运行和缓，能协调肝气的条达；二是要忍急戒怒。肝性刚而易躁急，躁急或忿怒之时，情志偏激，肝气因而横逆上冲，使气血逆乱，甚而郁极生火，耗气伤血，肝失其藏血之职，既使肝的本脏受伤，又容易引起其他脏气的失常，所以说"怒伤肝"。三是适时运用药物或食物调养肝脏，从脏腑功能的角度保持肝脏的活动正常。情绪的过度变动最容易损伤肝脏，而格逆少阳春生之气，因而要有容忍之心，开朗之性，助人之德，或踏青郊游，寄情山水，在清新自然中培植良好情绪。情绪的稳定和乐观向上，可造成条达生发的内在环境，是人体少阳之气活动的基础。

（四）运动

冬季各脏腑器官的阳气以伏藏为主，开春后随着气温的升高，万物的生发，机体阳气也处于一派勃勃生机，应加强锻炼，以辅助阳气的升发。

1.运动的原则 根据每个人体质的不同状态，制定不同的运动方法，采用适宜的运动强度。总的原则是尽量少守舍，多进行户外活动，多接触大自然，以呼吸自然界的清新空气，阅历万物生发的盎然生机，悦情适性，陶冶心境，舒缓筋骨，吐故纳新。若进行运动量大的锻炼，需注意循序渐进，逐步加量，以使身体适应运动状态。如有下述情况，应及时停止或调整：胸部大汗，如伴有心慌、气短，可能是运动过度、心脏负载太重，应立即停止剧烈运动；头晕心慌，眼前发黑，是心、脑供血不良，应立即停止运动，降低头部位置，保证脑部供血；恶心呕吐，是运动过度的信号；腰酸尿多，是肾虚的表现，应减少运动量；神疲无力，有肝病的人要考虑肝脏负荷；喘息气粗，伴胸部紧闷，是运动过量，有心肺疾患者应立即以轻缓活动调节；失眠梦多，是运动过量等。

2.运动的方法 选择空气清新的户外适宜场所，如公园、广场、田野、草地、山坡、树林、河边、海滨等地，尽量避开空气污染的地方，如烟囱旁、马路边、废水废气的排放处。锻炼方式则根据个人爱好，散步、爬山、登高远眺、打球、跑步、打太极拳、做操，不必拘泥于运动方式，以舒畅、畅达为要。不要以为大运动量才是锻炼，这里强调的是户外活动，以多活动为原则，使春天阳气得以有序升发，符合"春夏养阳"的要求。年老体弱、行动不便者，乘风日融和，春光明媚，可在园林亭阁虚畅之处，凭栏远眺，谈天说地，也会情趣盎然，愉悦身心，可以畅发生机，加速新陈代谢的进程，提高适应气候变化，抵抗疾病的能力。但除了练功打坐、呼吸吐纳以外，不可默坐，免生郁气，碍于舒发。

（五）服饰

春三月衣着方面总的要求是：一方面要宽松舒展，另一方面又要柔软保暖，并且还要做到衣服不可顿减。因此，春三月服饰应该注意：

1.顺应四时阳气穿衣 春季是天地俱生，万物以荣，人体阳气生发的季节，在这个季节，人的服饰要有利于阳气的生发，这就要求服饰的款式宽松，衣带勿紧，对皮肤和经络没有压迫，利于气机的运行。面料柔软温和，特别是内衣，更要对皮肤没有刺激和压力。春季服饰不宜太薄，要使体表处于温暖、微欲其汗的感觉，使腠理呈微开的状态，利于阳气的外行。

2.穿衣须防六气之六 《黄帝内经》云："天有四时，地有五气，春季多风，……风以动之。"对服饰的要求为春天要防风，服饰面料和款式要挡风厚实挺括，可戴风帽。

3.四时穿衣皆需防风邪 根据《黄帝内经》对四时之气的论述，四时均有风，皆需避之。《素问·上古天真论篇》云："虚邪贼风，避之有时。"这就要求四时之服饰皆应注意避风的问题。然四季之风邪各有其易趋之所，各有其易感之处。《素问·风论篇》说："风中五脏六腑之俞，亦为脏腑之风，各入其门户，所中则为偏风。"说明五脏六腑各有其俞，其俞为邪气感传脏腑之地。对服饰的要求是据四时风邪的特性有针对性的设计款式和选择面料，以分别重点保护易感之脏。《素问·风论篇》交待了四时风邪易袭之脏："以春甲乙伤于风者为肝风"，《素问·金匮真言论篇》亦言："东风生于春，病在肝，俞在颈项。"说明春天风生于东，病在肝，易感之俞在颈项，这就决定了春天的服饰要固护颈项，尤其是头颈部的风府穴、风池穴和脑后部位，风池、风府二穴是祛风之所亦是最易受风之处，首需固护。脑后受风最伤人，《唐宋卫生歌》曰："坐卧防风来脑后，脑后受风人不寿。"《老老恒言》中亦载："脑后为风门穴，脊梁第三节为肺俞穴，易于受风，办风兜如毡雨帽以遮护之。"所以，春季服饰款式要求为高领或者脖颈围围巾或戴风帽之类保护颈部免受风邪。

二、夏三月养生

夏三月，是指从立夏到立秋，具体包括立夏、小满、芒种、夏至、小暑、大暑六个节气，共三个月。《素问·四气调神大论》称"夏三月，此为蕃秀。天地气交，万物华实，夜卧早起，无厌于日，使志无怒，使华英成秀，使气得泄，若所爱在外，此夏气之应，养长之道也。逆之则伤心，秋为痎疟，奉收者少，冬至重病。"夏天的三个月，是万物繁盛壮美的季节。在这一季节里，天地之气已经完全交会，万物开始开花结实。人应当晚睡早起，不要对天长炎热感到厌倦，要使情绪平和不躁，使气色焕发光彩，使体内的阳气自然得到宣散，就像把愉快的心情表现在外一样。这乃是顺应夏气、保护身体机能旺盛滋长的法则。违背了这一法则，就会伤害心气，到了秋天又会发生疟疾。究其原因，则是由于身体在夏天未能得到充分长养，以致供给秋天的收敛之力少而不足的缘故。到了冬天，还会再导致别的疾病发生。

夏季暑热蒸腾，烈日炎炎，雨水充沛，万物成实。夏季阴阳运行的特点，是阳气旺盛，蒸迫天地之气，天阳下济，地热上蒸，天地阴阳之气上下交合，凝结为万物的繁华茂盛，各种植物大都进入开花结果时期，所以是万物繁荣秀丽的季节，故《素问》把夏三月称为"蕃秀"。但阳极则阴生，所以夏至以后，阴气得以初生。阴气虽已始生，尚处于褴褓之中，未能具抑制阳气之力，天地间仍以阳气盛壮而长养万物为主。人在天地之间，气交之中，故亦应天地阴阳之变化，机体以阳气旺盛为主要生机特点。

夏令属火，暑为夏季的主气，为火热之气所化，独发于夏季。夏季是一年里阳气最盛的季节，气候炎热而生机旺盛，对于人来说，此时是新陈代谢旺盛的时期，人体阳气外发，伏阴在内，气血运行亦相应地旺盛起来，并且活跃于机体表面。为适应炎热的气候，皮肤毛孔开泄，而使汗液排出，通过出汗，以调节体温，适应暑热的气候。人体五脏应于四时，心气通于夏气，所以，《素问·脏气法时论》说："心主夏，手少阴太阳主治。"夏季在人身的主气是心与小肠，养生要以保养心气为主。妨碍心阳的舒缓伸张，就会影响夏季的养生，《素问》中曰，违背夏季阴阳之气的运行规律，会造成心气内虚的病变，所以说"逆之则伤心"。

夏季阳热炽盛，却正是万物盛长的动力，其阳愈盛，则奉于秋而成其实也愈壮，"春夏养阳"，夏日着意养护阳气，即是着眼在"长"字，于人于物，皆是夏季保养的不二法门。

夏日炎暑蒸迫，迫津外泄，易伤阴液，乘凉饮冷，又易郁遏人体阳气。而万物盛长之际，各种致病因素也易于产生与繁殖，蚊叮虫咬，亦均足以致病，因而夏日要顺应阳气旺盛的变化以养生，违背这一特点，既容易影响机体健康，又不利于为下一个季节打好养生基础，甚至引起严重的后果。故《素问》认为，夏季未能养护阳气，导致心气损伤，不能为秋季养"收"打下良好的基础，到秋天可能发生"痎疟"类的病变，冬令还有可能生重病。

长夏是四时之外的另一个季节概念，常指夏秋之交的一段时间。湿为长夏主气，在中国不少地方，尤其是南方，既炎热又多雨，湿病就多见于这个季节。这个季节空气中湿度最大，加之或因外伤暴露，或因汗出沾衣，或因涉水淋雨，或因居处潮湿，以至感受湿邪而发病者最多。湿为阴邪，易伤人体阳气；其性重浊黏滞，易阻遏气机，病多缠绵难愈；湿邪亦好伤脾阳，易导致脾气不能运化而气机不畅，升降失和。

因此，夏令时节的养生原则，应当根据自然界阳气极度旺盛的特点，与天地间万物生长的趋势一致，顺盛阳以养阳，护阳气以养"长"，养心气以辅阳，既要盛夏防暑邪，长夏防湿邪，同时又要注意保护人体阳气，不离"春夏养阳"的总规律，为秋季的养收打下基础。

（一）起居

起居方面，应该"夜卧早起，无厌于日"，以便充分地接受大自然太阳之气的沐浴。但切勿贪凉受风。当风卧或睡在地上，易得风痹，晨起常感虚乏无力，头昏脑胀，精神不振，重者会受凉中风，腿脚麻木痉挛，还可诱发关节炎、腹痛、口㖞眼斜。故有"夏不露宿，坐不当风"之说。由于广泛使用空调，空调病已经成为现代常见病。症状包括咳嗽、头痛、咽喉痛、流涕、关节肢体酸痛、手脚麻木、胸闷憋气、头晕目眩等类似感冒的症状。主要是因为室内外温差大，密闭空间中通风不良、阳光照射不足，病菌繁衍较快，再加上夏天人体皮肤腠理疏松，阳气外泄，人体抵抗力下降，不能完全适应这种人为的"寒暑"变化，所以发病。治疗的有效方法是通过运动出汗以振奋阳气、祛除体内寒湿之气。空调不要开得太冷。最适宜的温度为27~28℃，不应低于24℃。此外，室内温度还要随室外温度的变化进行调整，以室内外温差小于5℃为宜。

酷暑季节的起居养生较难把握，暑热蒸迫而泄汗太多，易伤阴而损阳；避炎暑而饮冷乘凉，则又易致郁闭阳气而积寒湿。因此，夏季的起居要遵循一定的调养原则。

1.夏季起居养生的原则 《素问》认为人在夏令时节，起居应当与日同步，顺应夏季日出较早的特性，做到"无厌于日"；适当多排汗液，"使气得泄"。这是起居的原则，以顺应夏天阴阳变动的养"长"之道。但暑易伤气，炎热可使汗泄太过，因此，日虽欲"无厌于日"，又要注意不在酷暑烈日之中劳作过久、暴汗过汗，以防盛夏中暑。

（1）夏季日常活动调养 夏天日照时间长，阳光充足，利于万物盛长，人体养生也要尽可能地多接触阳光。宜晚些入睡，早些起床，以适应日出早而落晚的规律。尽可能地进行户外活动，进行"日光浴"，使汗液排泄，调节机体体液，排除体内毒素。但活动强度不可过大，以防过汗伤阴，甚或伤暑中暑。白天时间长，卧迟起早，应在午间适当休息小憩，以恢复体力。夏日炎热，腠理开泄，易受风寒湿邪侵袭，不能只顾眼前舒服，过于避热趋凉，或饮冷无度，致使中气内虚，暑热与风寒之邪乘虚而入。睡眠时不宜风扇送风，更不宜夜晚露宿，有空调的房间也不宜室内外温差过大。纳凉时不要在房檐下、过道里，应远离门窗缝隙，选择树荫、水亭、凉台，以防贼风入中。汗孔开张，不宜贸然即用冷水冲凉，或入冷水游泳，或冒雨贪凉，以防寒湿入侵。过热时，可温水浴，或用温湿毛巾擦抹，使机体腠理毛孔不致骤然闭拒，气不得泄，而致邪闭于内。

（2）夏令阳气调养　自然界阳气自春季生发，到夏季以至隆盛。夏季仍需养阳，就是要保护人体阳气的旺盛状态，以适应一年中阴阳盛衰的变动，特别是利于寒冬抵御寒气。阳主动，夏季仍需多活动以辅助阳气运行。适度泄汗，以调节阴阳平衡。多接受阳光，以维持机体阳气的旺盛。饮食也需助阳。临床上"冬病夏治"，就是在夏季最热的时节，用热药以助阳气，来增强冬季抵抗力，使某些病症在冬季少发、轻发或不发，疗效很高，即说明夏季养阳的重要性。

2.防病避邪　暑热过度可令人头昏胸闷，心悸口渴，恶心，甚至昏迷。所以，安排劳动或体育锻炼时，要避开烈日炙热之时，并注意加强防护。午餐后需安排午睡，一则避炎热之势，二则可恢复疲劳。同时应注意预防一些常见病症，如夏季感冒（也称为"热伤风"）、疰夏（又叫苦夏）、中暑（俗称发痧）、汗斑、疮疖、细菌性痢疾、急性胃肠炎（也称为"六月泻"）、流行性腹泻、日光性皮炎、食物中毒等等。

（二）饮食

1.夏季饮食调养的原则　夏季应时之味为苦味，应时之色为赤色，饮食应重视苦味食物和红色食物的搭配；应时之藏为心与小肠，应时之气为火热，养长养阳为夏令的根本，因此，须注意温热养心类食物的选择。

2.夏令饮食调养的方法

（1）适脏气特性以调饮食　饮食之五味分别通于五脏，《素问》认为苦味与心气相适应，《素问·五运行大论》说热能生火，火燃烧后的物质生苦味，苦能促进心气，还认为赤色与心相应。苦味和赤色的食物均有促进心气的作用，故夏令时分应考虑这两类特点的食物。赤色可以助阳，苦味可以清热，于时令于脏气均有裨益。但不宜过食，过则又会导致脏气损伤。另一方面，当夏暑损伤到人体五脏气机时，又当根据五味的性能来调理饮食。夏季出汗多，损及心气时，搏动就会失常，宜多食酸味以固表，多食咸味以补心，多食红色食物以养心，用不同的味来调养心气。

（2）合时令特性以调饮食　夏季饮食一般应以温养为宜，《养生镜》中指出："夏之一季是人脱精神之时，此时心旺肾衰，液化为水，不问老少，皆宜食暖物，独宿调养。"此处"心旺肾衰"，是指自然界阳气旺而阴气弱，食暖物，是为了助脾胃之阳气，符合"春夏养阳"的原则。从另一个方面看，夏季心火当令，心火过旺则克肺金，味苦之物也能助心气而制肺气，故孙思邈《备急千金要方》主张在夏令时分，食物应当"省苦增辛，以养肺气"。夏季气候炎热，西瓜、绿豆汤、乌梅小豆汤均为解渴消暑之佳品，可适当摄食，但夏月伏阴在内，不可过于冷饮冷食，少则尤可，贪多定会寒伤脾胃，阴寒内积，令人吐泻。此期人体消化功能较弱，饮食宜清淡，不宜肥甘厚味。

（3）把好"病从口入"关　夏季饮食调养不可忽视的是：讲究饮食卫生，谨防病从口入。炎暑之际，注意饮食卫生尤其重要。因为炎热的气候环境适合各种细菌、病毒等致病因子的生长繁殖，食物极易腐败变质。另一方面，夏天喝水多，冲淡了胃液，降低了胃液的杀菌力，使致病微生物容易通过胃进入肠道，消化道疾病多由此发生。因此，夏天必须把好"病从口入"这一关，选择新鲜食物，做好保鲜防腐；成品、半成品食物，必须注意保质期。凡变质或过期食物，要能够果断处理，不要因小失大，酿成各种疾病。

夏季调养的时令饮食，主要是指能解暑清热、生津止渴的食物。如西瓜、苦瓜、黄瓜、西红柿、草莓、乌梅等。除蔬菜水果以外，最受人们青睐的就是粥类。养生家们认为，早、晚餐时喝点粥既能生津止渴、清凉解暑，又能补养身体。如绿豆粥、蚕豆粥、荷叶粥、莲子粥、百合粥、冬瓜粥、银耳粥、黄芪粥、豆浆粥和皮蛋淡菜粥等。另外，还可自制一些生津解暑的饮料，主要原料多采用鲜竹叶、鲜荷叶、鲜薄荷、香薷、金银花、土茯苓、生甘草、野菊花、荷花、茉莉花等，选择一至数种，煎水或用开水冲泡，当茶饮用。但生津解暑最好的饮料仍是传统的茶水。

3.夏季养生药膳

（1）百合绿豆子鸭煲

【配方】百合20g，绿豆100g，子鸭1只（1000g），料酒、葱各10g，姜5g，盐4g，味精、鸡精各2g，胡椒粉3g，鸡油25g。

【功效】清热解毒，消暑利尿。适用于暑热烦渴，痈肿疮毒，烦躁，胸闷，呕吐，口渴，阴虚久咳，痰中带血，惊悸等。

【制作】

①将百合用清水洗净，去杂质，用蜂蜜浸泡4小时；绿豆去杂质，淘洗干净；子鸭宰杀后，去毛、内脏及爪；姜拍松；葱切成段。

②将百合、绿豆、子鸭、姜、葱、料酒同放煲内，加水2800ml，置武火烧沸，再用文火炖煮35分钟，加入盐、味精、鸡油、胡椒粉即成。

（2）川明参乳鸽煲

【配方】川明参30g，乳鸽1只，料酒、葱各10g，姜5g，盐、胡椒粉各3g，味精、鸡精各2g，鸡油25g。

【功效】清肺化痰，平肝和胃，补肾壮阳。适用于头晕、呕吐、白带、阳痿等。

【制作】

①将川明参刮去皮，用水浸泡一夜，切成4cm长的段；乳鸽宰杀后去毛、内脏及爪；姜切成片，葱切成段。

②将乳鸽、川明参、料酒、姜、葱同放煲内，加水适量置武火烧沸，再用文火煲28分钟，加入盐、味精、鸡精、胡椒粉、鸡油即成。

（3）山楂子鸡煲

【配方】山楂20g，子鸡1只，菜胆50g，料酒、葱各10g，姜5g，盐4g，味精、鸡精各2g，胡椒粉3g，鸡油25g。

【功效】消食，化积，散瘀，化痰，行气。适用于食积不化，瘀阻癥瘕，胸胁疼痛，气血不足等。

【制作】

①将山楂去杂质，洗净；子鸡宰杀后去毛、内脏及爪；菜胆洗净；姜拍松；葱切成段。

②将子鸡、山楂、料酒、姜、葱同放炖锅内，加水2800ml，置武火烧沸，再用文火炖煮45分钟，加入盐、味精、鸡精、胡椒粉、鸡油即成。倒入煲内，加入菜胆，装饰上桌供食。

（4）马蹄蒸鲍鱼

【配方】马蹄30g，鲍鱼250g，料酒、葱、酱油各10g，姜5g，白矾20g，盐3g，味精、鸡精、胡椒粉各2g，鸡油25g。

【功效】消除痹热，除热明目。适用于咽喉肿痛，大便下血，高血压，全身水肿，小便不畅，头痛，眩晕，骨蒸劳热等。

【制作】

①将马蹄去皮，放入白矾水中浸漂；鲍鱼去壳，洗净（用少许醋），切成薄片；姜切成片；葱切成段。

②将鲍鱼放入盆内，加入料酒、姜、葱、盐、味精、鸡精、胡椒粉、酱油拌匀，码味30分钟。然后将鲍鱼捞出，放入蒸盘内，加入马蹄上笼，用武火大气蒸9分钟即成。

（5）木瓜焗蟹

【配方】木瓜20g，蟹2只，料酒、葱、酱油各10g，姜5g，白糖15g，盐3g，味精、鸡精、胡椒各2g。

【功效】舒筋活络，化湿和胃，清热散瘀。适用于筋脉拘急，风湿痛，关节不利，脚气肿胀，筋骨损伤及疥癣、漆疮、烫伤等。

【制作】

①木瓜洗净，润透，切薄片；螃蟹放入盆内，加入少许食盐和酒，使其吐出污物，再将蟹脐和蟹盖揭开（蟹脐雄者为三角形、雌者为圆形）除去肠杂、污物，洗净，每只蟹剁成四块，留下蟹盖；姜切成片，葱切成段。

②将姜、葱、料酒、胡椒粉、酱油、鸡精、味精、白糖同放锅内，加鸡汤1200ml，烧沸，入蟹及蟹盖、木瓜，用中火焗15分钟即成。捞出螃蟹摆于盘中，盖上蟹盖，装饰上桌。

（三）情志

1.夏季情志变化的特点 夏季火热当令，烈日酷暑，腠理洞开，汗液外泄。而汗为心之液，心气最易耗伤，所谓"壮火食气"，也因"暑易入心"，而"心主神志"，从而产生许多精神方面的症状，如心烦、谵语、神昏等等。心与夏暑相应，主血，藏神，乃君主之官，为五脏六腑之大主。七情过极皆可伤心，致使心神不安。如《素问》所云：只有在心神清爽的前提下，周身机能才会安和，照这一原则养生即可长寿；反之，心神混乱就会影响其他脏腑之气，引起各种病变，按这种方法养生就容易夭亡。《灵枢》认为怵惕思虑等情志变化都可能损伤心神，说明心神是人体五脏六腑、精神情志的主宰，若心的功能受到影响，可影响人体的一切机能活动，另一方面也说明了不正常的情志可损伤心神的功能。

2.夏季情志养生的方法 《素问》指出夏三月养生要使精神像含苞待放的花一样的秀美，并要切忌发怒，使机体的气机宣畅，通泄自如，情绪外向，呈现出对外界事物有浓厚的兴趣，这就是适应夏季的养生之道。在精神调养上，"冬季要藏"、"春季要生"，而夏季则要放，即精神要充沛、情绪要饱满，因为只有神气充足，人体的功能才能旺盛而协调，若神气涣散，就有可能遭到损害。故夏季要神清气和，快乐欢畅，胸怀宽阔，精神饱满，对外界事物要有浓厚兴趣，培养乐观外向的性格，以利于气机的通泄。与此相反，举凡懈怠厌倦，恼怒忧郁，则有碍气机，皆非所宜。

养心气。心主神志，是精神情志之源。心脏之所以与情志有关，又是由于"心藏脉，脉舍神"的缘故。脉，指血脉，也指血液。心主神明、神志，就是通过营运血液的作用来实现的。血脉充盈，则神志清晰，思维敏捷，精神旺盛；血脉亏损，心血不足，则常常会导致失眠、多梦、健忘、眩晕以致精神不振等。因此，夏季精神养生的前提，是要保证"心主血脉"的正常发挥。夏日炎炎，往往令人心烦，而烦则更热，故宁心静神尤为重要，"心静自然凉"是炎暑季节调养心神的重要法则。

长夏天气以湿热为主，表现为气温高、无风，早晚温度变化不明显，这种天气易使人感到心胸憋闷，会产生焦躁和厌烦情绪，更应注意心神的调养。

（四）运动

1.夏季运动调养的原则 夏天由于气温高、湿度大，人体出汗多，易疲劳，给从事体育锻炼养生增加了困难。因此，如何健身，选择一些什么样的项目，是一个不太好把握的难题。最好在清晨或傍晚较凉爽时进行，场地宜选择公园、河湖水边、庭院等空气清新处，以散步、慢跑、太极拳、气功、广播操等强度较低的项目为宜。有条件最好能到高山森林、海滨地区疗养。夏天不宜作过分剧烈的运动，可致大汗淋漓，汗出太多，不仅伤阴，也伤损阳气。

2.夏季运动调养的方式 《寿亲养老新书》中主张：午睡起来汲山泉，煮苦茗，读诗文，于林荫水泉处散步，在长林丰草间养神，坐弄流泉，漱齿濯足；晚饭后弄笔窗间灯下，随意写作书画，展玩墨迹、画卷，或外出散步，闲谈桑麻粳稻，或倚望夕阳，紫绿万状，具可赏心悦目。这种神仙般的情调虽难以适应普通人，但他提出了众多夏季健身措施，如汲山泉、步山径、抚松竹、弄流泉、读书习字、品茶吟诗、观景纳凉等诸般轻缓舒适的活动，于夏季的酷暑时节均有益于身体健康。

3.适合于夏季养生的运动项目 主要应当考虑消夏避暑的休闲旅游，选择海滨和山区，气温相对较低，环境宜人处，有益于身心健康。夏季体育锻炼最好的项目莫过于游泳，能提高人的呼吸系统的功能，使体内组织细胞新陈代谢旺盛，提高心血管系统功能，使大脑皮层的兴奋性增高，尤其对中老年人来说非常有益。玩健身球能调和气血，舒筋健骨，健脑益智，运动量小，不受场地、气候的限制，适宜夏天练习。垂钓，过去许多人把"烟波垂钓"视为文雅活动，明代李时珍就认为垂钓能解除"心脾燥热"。到水库、池塘边，在繁茂的树荫下，获得舒畅宁静，自然心地清凉，消去烦躁，促进健康。

4.夏天运动锻炼注意事项　运动量要适度，不要过度疲劳。剧烈运动后口渴，不宜过量、过快进食冷餐或冷饮，以防胃肠道血管急骤收缩，引起消化道疾患。出汗过多时，可适当喝些盐开水，最好洗个热水澡，既可消除疲劳，又使人感到舒畅。不可立即用冷水冲头浴身，以防寒湿内著而罹患痹症、黄汗等病症。

（五）服饰

1.顺应四时阳气穿衣　夏季是天地气交的季节，人的阳气布于体表，夏季的服饰要款式宽松，面料柔软，无碍阳气在体表的运行。夏季不宜裸露身体尤其是胸背处，以防虚邪贼风袭体表阳气，伤人一身之阳，此谓夏为寒变。《老老恒言》曰："夏虽极热时，必着葛布短半臂，以护其胸背。"另外夏季要无厌于日，使气得泄，如果裸体当风取凉，肌肤受风邪之袭而收引闭塞，不利于气的外泄，此为暑气内闭。

2.穿衣须防六气之亢　《黄帝内经》云，"天有四时，地有五气，……夏季多暑，长夏多湿，……燥以干之，暑以蒸之，风以动之，湿以润之。"对服饰的要求夏季要防暑，服饰宜宽松透气凉爽，但不宜裸露，以防贪暑而感寒。长夏要防湿，服饰面料的吸湿透湿性能要好，款式宽松，夏季不宜光脚，鞋底不可过薄，因夏有暑热和湿气由地蒸腾而上，脚底易感暑湿之气，地之湿气感则害皮肉筋脉。

3.四时穿衣皆需防风邪　《素问·风论》交待了夏季风邪易袭之脏："以夏丙丁伤于风者为心风，以季夏戊己伤于邪者为脾风。"《素问·金匮真言论》亦言："南风生于夏，病在心，俞在胸胁。"说明夏季受风病在心，俞在胸胁，所以夏季虽然炎热，但不宜穿袒胸露背之服饰，以防风邪袭击胸胁而心受病。

4.衣适寒温　服饰有防寒的功能也有防暑的功能，但防寒防暑均应适度，防寒不宜汗出，防暑不宜感凉。《灵枢·师传》云："便此者，食饮衣服，亦欲适寒温，寒无凄怆，暑无出汗。"夏天衣讲究凉爽吸湿防暑，但也不是一味追求凉爽，夏天更要防止因贪凉而受寒，而且夏季腠理疏松，最易受风着寒。因为夏季阳气在表，伏阴在内，受寒之后邪气更易长驱直入，伤及脏腑。

夏季服饰穿着不当可能影响健康。因为身体特点和生理特点，女性出现腰痛的机会比男性要多，如果长期穿露脐装，腰部容易着凉，一旦腰部受寒肾气受损，人就会感到怕冷、乏力。而脐部受寒会影响人体的胃肠功能，导致腹泻、痛经等。长期穿露脐装、低腰裤，将脐部、腰部暴露于外，易造成寒气侵袭肾脏、子宫，形成宫寒。久而久之，有可能导致排卵不正常和受孕困难。

三、秋三月养生

秋季三月，包括我国农历七、八、九月，从立秋开始，至立冬之前，一共历经六个节气：立秋、处暑、白露、秋分、寒露、霜降。农历八月十五日的中秋是气候转化的分界点。

《素问·四气调神大论》中亦说"春夏养阳，秋冬养阴。"秋冬养阴是指秋冬收养阴气、脏气，避免消耗精气而伤阴气，以适应自然界阴气渐长的规律，为下一年阳气的生发打下坚实基础。

秋季保养体内阳气的关键在于防燥护阴。在中医理论中，燥是秋季的主气，其气清肃，其性干燥，故常称其为"秋燥"。秋季气候干燥，尤其在久晴无雨时，燥邪最易伤人。因为肺主呼吸，合皮毛，且与大肠相表里，所以当燥邪入侵时，肺、皮毛和大肠是最易受到侵犯的。

燥邪伤人，最易耗伤人的津液，易出现口唇鼻咽干燥、舌干少津、皮肤干燥缺水甚至皲裂、大便干结等症。肺为娇脏，燥邪犯肺，易伤肺阴。肺失阴液滋养，其功能必然受到影响，则会出现肺失宣降，轻则干咳，少痰，痰黏稠并难以咯出，重则肺络受损，痰中带血。肺中津亏，无津液下济于大肠，则大便干结，排便困难。

秋季的燥气可分为温燥和凉燥两类。一般来说，早秋气温较高，为温燥。晚秋气温较低，为凉燥。不管温燥还是凉燥伤人，均会出现皮肤干燥，阴津不足之表现。不过二者在临床症状上还是有所区别，温燥伤人，多表现为不恶寒或者微恶寒，发热明显，脉细数；凉燥伤人，多表现为不发热或者微发热，恶寒明显，脉多不数。因此，秋季养生以防止燥邪伤害为主，这样才能养护好体内的阴气。

《管子》云："秋者阴气始下，故万物收。"阴气始下，是指秋天因为阳气渐收，阴气渐渐生长；万物收，是指万物成熟、收获。秋季，气候由热转寒，阳气渐消，阴气渐长。秋季是万物成熟收获的季节，是阳消阴长的过渡时期，也是由阳盛转变为阴盛的关键时期，"天人合一"，人体的阴阳代谢也随之开始阳消阴长。所以，秋季养生，须以保养体内阴气为重，无论是起居饮食、精神情志，还是运动锻炼、服饰装扮，都不能离开养收这一原则。

（一）起居

秋季，自然界的阳气由疏泄趋向收敛，故人们的起居作息也要相应调整。

1.睡眠保健 《素问·四气调神大论》曰："秋三月，此谓容平，天气以急，地气以明，早卧早起，与鸡俱兴……"其含义是秋季的三月，是自然界万事万物成熟、平定、收敛的季节。这个时期的天气劲急，地气清明，与之相应地，人们应当早睡早起，晨起的时间应该与雄鸡打鸣的时间相一致。

秋季主收，人体亦会做出相应的调整；秋季是成熟的季节，人体亦是如此。若是春季养生，夏季养长都做得很好，那么到了秋季，人体的状态则会达到一年四季中最平衡、最和谐的一个状态。相对而言，此时的睡眠时间要从夏季的亢奋转变为秋季的内敛，与春季以"生"为主的睡眠不同的是，秋季的睡眠则是以"收"为主。所以，如果有条件，在秋季，最好晚上8点即入睡，或者每天保持9~10小时的睡眠时间。虽然秋季开始收敛，但是还无需要藏。因此，在早睡的时候，还一定要注意早起。秋天的早晨，早起可以让人神清气爽。

秋季的睡眠保健重点是做到早卧早起。早卧，以顺应阳气之收；早起，使肺气得以舒展，并防止收之太过。

2.适当添衣 初秋时节，暑热尚未退尽，凉风时而吹来，天气变化多端。因此，应多备几件秋装，做到酌情增减。注意不要过量添衣，否则，容易减弱机体对气候转冷的适应能力，易受凉感冒。特别是呼吸道抵抗力较弱的人，进行适当的秋冻，可以增强体质，提高自身对气候变化的适应性以及对冬天的御寒能力，以保证机体从夏热顺利地转换到秋凉。

深秋时节，风力增大，气候转凉。俗话说："一场秋雨一场凉"，且秋天昼夜温差较大，应随时增减衣服，以防止秋凉感冒。特别是年老体弱者，尤其应当注意。

3. 护肤保健　在秋季，还应当注重护肤保健。因为一到秋天，天气转冷，气候干燥，人的皮肤不能很快适应这种变化，血液循环减慢，皮肤干燥、紧绷，表皮层出现皲裂、脱皮甚至瘙痒，皮肤弹性降低且肤色变得暗哑无光，很容易出现细碎的干纹甚至皱纹，特别在眼部周围的皮肤，更易出现。所以在秋季更要注重对皮肤的护理，保湿补水，并注重饮食的调理。

（二）饮食

进入秋季之后，气温逐渐凉爽。温度降低，人的食欲开始增强，消化能力提高，正好弥补因为夏天炎热的天气而导致胃口不佳造成的营养不足。秋季，又是收获的季节，蔬菜瓜果数量多、种类全，各种动物肉肥味美，正是安排饮食的最好季节。但是，如果安排不当，就容易造成营养过剩或者食性不当而伤身。所以，要注意防止摄入过多。如果摄入热量过剩，就会转化成脂肪堆积起来，人就会发胖，俗称"长秋膘"。故在秋季饮食中，要注意适量，切不可因为气候宜人，食物丰富而放纵食欲，大吃大喝。

1. 秋季饮食调养原则　肺气通于秋，秋天肺气最旺，但同时肺也是秋季最脆弱的脏器，秋季最易发生肺病。入秋后，秋天空气湿度降低，风力增大，人体汗液蒸发加快，秋天的主气——"燥"侵犯人体，则让人出现皮肤干燥、口唇鼻咽干燥疼痛等症状。秋燥伤及肺脏，耗伤肺阴，则让人出现口咽干燥，干咳少痰，大便干结等症状。所以，根据"燥者润之"，滋阴润肺的原则，"润燥"是秋季养肺的大法，应当多食用滋阴润燥、补养肺气的食物及药物，并注意多饮水，维持体内水代谢平衡。秋燥易伤津耗液，当采用具有滋阴润燥的食物和药物进行补益时，可选用梨、木耳、银耳、蜂蜜、香蕉、甘蔗、百合、天冬、麦冬、沙参、西洋参等柔润食物或药物，还可选用六味地黄丸、麦味地黄丸等中成药，使肺脏安度金秋。《饮膳正要》中也说："秋气燥，宜食麻以润其燥，禁寒饮。"

2. 秋季饮食调养方法　秋季饮食要注意宜温热，忌生冷。因为秋季天气由热变凉，而人体为了适应自然界的变化，人体自身的生理代谢也发生了变化。饮食过于生冷，则会造成消化不良，容易产生各种消化道疾患。故饮食上有"秋宜温"的说法，换而言之，秋天应当避免食用寒凉性的食物，多食温性食物如牛羊肉等，以温补气血、增强体质、润泽脏腑、护肤养颜。

秋季饮食还要注意"少辛增酸"。《素问·藏气法时论》曰："肺主秋……肺欲收，急食酸以收之，用酸补之，辛泻之。"酸味性收敛可补肺，辛味性发散可泻肺。秋天宜收不宜散，所以，要尽可能"少辛"，即少食葱、姜、蒜、椒等辛味之品，适当多食一点酸味的水果蔬菜以"增酸"。秋时肺金当令，肺气盛于秋，故少食辛味，以防止肺气过盛；肺金太旺则克肝木，故多食酸味，以加强肝脏的功能，抵抗过盛肺气的影响。

3.秋季养生药膳

（1）核桃粥

【配方】核桃肉15g，粳米100g。

【功效】润肺止咳、润肠通便、补肾固精。可用于肺燥干咳、肾虚咳喘、腰膝酸软、小便频数、大便秘结等症。

【制作】粳米洗净后，与核桃肉一起放入锅中，加白糖、水适量，武火烧沸，再转用文火熬煮至熟即可。

（2）麦门冬粥

【配方】麦门冬15~30g，粳米100~200g。加冰糖适量。

【功效】养阴润肺、清心除烦、益胃生津。可用于肺阴不足引起的干咳、燥咳、劳嗽、甚或咯血、心烦失眠、阴虚内热、身热夜甚，及胃阴不足引起的口干、口渴等症。

【制作】先水煎麦门冬，去渣留汁，然后把粳米放入汁中，煮成粥即可。

（3）芡实山药粥

【配方】芡实30g、山药50g、粳米200g。

【功效】此粥具有收敛涩精、健脾补肺之功效。可用于脾虚泄泻、慢性久痢、肾虚遗精、虚劳咳嗽等症。

【制作】将三者同时放入锅中，加水煮开后，改用文火熬煮。

（4）莲子芝麻羹

【配方】莲子肉20g，芝麻15g，白糖适量。

【功效】补五脏、强肝肾、清心安神之功效。可用于肝肾不足引起的眩晕、健忘、腰膝酸软、须发早白、肺阴虚引起的干咳少痰、皮肤干燥等症，脾胃阴虚引起的大便秘结，心肾不交或心肾两虚引起的心悸、失眠、尿频、白浊、带下、遗精、脾虚泄泻等。

【制作】先炒香芝麻，研成细末，将莲子加水煮大约1小时，然后加入芝麻细末和白糖，再煮几分钟即可。

（5）鸭蛋银耳羹

【配方】鸭蛋一个，银耳10g，冰糖适量。

【功效】滋阴润肺。可用于肺热久咳、咽干痛、口渴、大便秘结等。

【制作】先泡软银耳，用水熬至软熟，再将鸭蛋打至碗内调匀，而后倒入银耳羹内，再加入适量冰糖。鸭蛋煮熟即可。

（6）百宴南瓜

【配方】嫩南瓜一个，五花肉250g，鸡蛋1~2个，粉丝少许，高汤一碗，姜、葱、味精、盐等调味品适量。

【功效】补中益气止咳、清热解毒。可用于脾胃气虚之纳呆、消化不良、腹胀、体虚咳喘等。

【制作】先洗净南瓜，从有蒂的地方切去一个盖，将中间的瓜瓤挖出待用，五花肉剁碎成泥，粉丝用温水泡软、切成小段后，把五花肉、粉丝、葱花、姜末、味精、盐等搅拌均匀，再加入适量高汤，打入鸡蛋，搅匀成肉馅。而后，将肉馅放入南瓜内，盖上盖儿，置于一大盘中，隔水用大火炖3~4小时即可。

（7）山药百合炖兔肉

【配方】淮山药30g，百合30g，兔肉200~300g，生姜、盐等调味品适量。

【功效】润肺止咳、清心安神、补肾固精、润肠通便。可用于因肺脾肾不足而引起的肺热咳嗽、虚劳咳嗽、慢性气管炎、食少便溏、久泻久痢、尿频，以及老年性糖尿病，更年期综合征等。

【制作】先洗净兔肉，切成小块备用，然后将淮山药、百合以及适量调味品一同放入炖盅内，隔水炖1小时即可。

（三）情志

秋天是宜人的季节，秋高气爽，但是气候渐转干燥，日照时间减少，气温也逐渐降低。当一阵秋风秋雨袭来，叶落草枯，花木凋零，人们心中会不自觉地泛起秋愁，引起凄凉、垂暮之感，产生忧郁、烦躁等情绪变化。不少忧郁症患者在秋天会出现病情加重。

所以，秋天的收和降对人的情绪影响很大。秋内应于肺，肺在志为忧，悲忧易伤肺。肺气虚弱，则机体对外界不良刺激耐受性降低，又容易生悲忧情结。简而言之，秋属肺主悲。秋天的沉降制约了肝的生发，自然出现伤悲。在许多传统文学作品中，大多表达伤感的抒发情怀的诗词歌赋描写的都是秋天，故常有"伤春悲秋"的说法。古代秋后问斩，也是顺应天之象——秋天常常是一派肃杀之象。

因此，《素问·四气调神大论》曰："使志安宁，以缓秋刑，收敛神气，使秋气平，无外其志，使肺气清，此秋气之应，养收之道也。"说明了秋季的养生就是要注重培养乐观情绪，保持神志安宁，以避免秋天肃杀之气对人体的伤害。同时还要收敛神气，精神内守，以平和秋季的肃杀之气。精神、意志不要外驰，以保持肺气之清肃。这些方法都是与秋季的特点相适应的保养收敛人体之气的方法。

长久以来，我国民间就有重阳节（农历九月九日）登高赏景的习俗，也是一种养收之法。登高望远，可让人心旷神怡，所有悲忧、惆怅等不良情绪顿时消散，是调剂精神的佳法。

除此之外，还可以通过琴棋书画怡情易性，《理瀹骈文》中曾说："七情之病也，看书解闷，听曲消愁，有胜于服药者矣。"因此，当秋风瑟瑟，意志消沉时，听听节奏明快的音乐，观看一场喜剧，欣赏一场幽默的相声。这样，忧郁苦闷的心绪也随之而化解了。

（四）运动

金秋时节，天高气爽，正是开展各项运动锻炼的大好时期。每人可根据自己的具体身体情况选择不同的锻炼项目。比如，青年人可打球、爬山、游泳等，而年纪较长者则需调整运动方式，选择一些适合自身状况的运动方式，如打拳、慢跑、散步、气功、做操、钓鱼、郊游等。多参加运动锻炼，可以加强身体的伸展运化，收敛心神。多接近大自然，可以吸收天地精华，运用呼吸带动机体循环系统、消化系统以及内分泌系统，气血循环正常，活络通经，机体则更能适应气候改变、温度变化，增强自身的抗病能力。

需要注意的是，因秋季以"收"为主，人体的生理功能活动随着自然界的变化而变化，同样处于"收"的阶段，人体的阴精、阳气均处于收敛内养的状态，所以，在运动养生时也要遵从"收养"这一原则，不要进行运动量过大的项目，以防汗液流失、阳气耗伤。

因此，在秋季适合多做"静功"锻炼。比如，可以采用《道藏·玉轴经》所载秋季养生功法：每日清晨洗漱后，于室内闭目静坐，先叩齿36次，再用舌在口中搅动，待口里液满，漱炼几遍，分3次咽下，并意送至丹田，稍停片刻，缓缓做腹式深呼吸。吸气时，舌舐上腭，用鼻吸气，用意将气送至丹田。再将气慢慢从口呼出，呼气时要稍撮口，默念"呬"，但是不可出声。如此反复30次。这个功法又称为秋季吐纳健身法，秋季坚持多加练习，可以达到保肺强身、延年益寿之功效。

另外，也可以练习六字诀。六字诀是一种吐纳法，通过六个字（呬、呵、呼、嘘、吹、嘻）发音口型的不同，唇齿喉舌用力的不同，牵动不同的脏腑经络气血运行。秋季练功，以练习六字诀中的呬字功为佳。呬字功对应肺脏，在秋季，练习呬字功可以起到补肺气的作用，对于因肺病而引起的咳嗽、喘息之症有一定疗效。

（五）服饰

秋季来临，温度下降，人们换下单薄的夏衣，换上秋装。不过，秋季穿衣也是有技巧的。

关于穿衣，民间总结了一句俗语"春捂秋冻"。即春天气候变暖，要多捂一捂，不要轻易减少衣服，要多注意保暖。而秋天的天气渐渐转凉，此时，经过夏天的炎热，人体出汗多，体内的盐分丢失得较多。夏天毛孔张开，而秋天渐冷，毛孔收缩闭合。如果天气稍冷就急着添衣，皮肤未经严寒，抵抗力就会下降。适当的凉爽刺激，有助于增强人体的耐寒能力。在温度逐渐降低的过程中，经过一定时间的锻炼，能促进机体的新陈代谢，增加产热，提高人体对低温的适应能力。"秋冻"之说就是这个道理。而且，季节刚开始转换时，气温很不稳定，暑热亦未褪尽，有句老话说"立秋处暑，上蒸下煮。"指的就是从立秋到处暑这段时间，"秋老虎"发威，日照强，气温高，温度甚至可达35℃以上。如果这时过多过早地增加衣服，一旦气温回升，出汗受风，更容易伤风感冒。

特别是青壮年，在秋季衣着上不宜过多。其原因是秋季的养生特点为"阴精内蓄，阳气内收"。若穿衣过多，则身热汗出，汗液多，阴津伤，阳气泄，极不利于养生。

不过，凡事都应当有个限度，"秋冻"也不能过头。对于儿童和老年人而言，其体质较弱，对寒冷的敏感性较高，在秋季尤其应当注意衣服的加减，早晚添衣，避免受凉感冒。不过同样地，要避免天一凉就加厚衣，这样更有利于增强机体对气候变化的适应力。

四、冬三月养生

冬三月，是指从立冬起至立春前一天的一段时间，即阴历十月至十二月，包括立冬、小雪、大雪、冬至、小寒、大寒六个节气。此时气候寒冷，水结成冰，地冻冰冽，万物凋零，蛰虫伏藏，自然界万物生机潜伏，阳气固密于内，阴精藏而不泄，阴阳二气蓄藏于内，内寓勃勃生机，为来年的春生、夏长作准备。《孝经纬》云："冬者，终也，万物皆收藏也。"指出冬三月自然界的特点即是"藏"。冬季之"藏"对于自然界四季更迭具有重要的意义，俗语谓"瑞雪兆丰年"，意思是说冬季大雪覆盖土地，阳气与阴精藏得好，来年庄稼的生长才有良好的基础，才能有好的收成。对于人体而言，与天地相应，冬三月之时阳气与阴精亦藏于肾内，因此，冬三月的养生应遵循"藏"的原则。《素问·四气调神大论》曰："冬三月，此谓闭藏。水冰地坼，无扰乎阳，早卧晚起，必待日光，使志若伏若匿，若有私意，若已有得，去寒就温，无泄皮肤，使气亟夺，此冬气之应，养藏之道也。逆之则伤肾，春为痿厥，奉生者少。"则明确地指出了冬三月养"藏"的原则和具体方法。

（一）起居

1.早卧晚起　冬三月，白天短而夜晚长，正是阳衰阴盛之时，日常作息应顺应自然，做到"早卧晚起，必待日光"。早卧可以养人体之阳气，而晚起可以固护人体之阴精。《云笈七签》曰："孟冬谓之闭藏，水冻地坼，早卧晚起，必候天晓，使至温畅。"《千金要方》亦谓："冬欲早卧而晏起，皆益人。"皆说明了冬季要尽量早睡晚起以保证充足的睡眠，不可恣意熬夜或起的太早，如此方可使阳气得到很好的潜藏，而"勿扰乎阳"，此为冬三月的养"藏"之道。

2.祛寒就温　冬季乃阳藏之时，自然界阴寒极盛，易侵袭人体而损伤阳气，故冬季要时刻注意防寒保暖，遵循"祛寒就温"的养生原则。"九九歌"中有"一九二九不出手"之说，即是指冬至过后，天气愈加寒冷，要注意保暖以防寒邪伤阳。冬季气候寒冷，大家喜欢待在室内，应当保持一定的室内温度，室内温度既不可过低也不可过高，以人感受温暖舒适为度。温度过低则易受寒而耗阳气，又易感冒；温度过高，则容易出汗而使腠理开泄，阳气外泄，不能潜藏。冬季户外温度较低，因此，外出时要穿着厚实，戴好手套、围巾等。对于老年人因体质较弱，特别是患有心血管系统疾患等，一定要避免在大寒、大风、大雪及雾露之中逗留过久，以免诱发心、肺等旧疾。中医谓："四肢为诸阳之本"，手足位于四肢的末端，阳气不易到达，气血流通不畅，极易受寒邪入侵。因此，在养生中对于手足的防寒尤其注重，俗语"寒从足下生"即是此意。冬季要常揉搓双手，可促进血液循环，不仅防寒，还可预防冻疮的发生。睡前还可用温水泡脚，并揉按足心100~200次，可达到引火归原，补肾健脑的作用。对于冬季温水泡脚的好处，古人早有"晨起三百步，睡前一盆汤"的说法。老人还可常晒太阳，借天阳以扶助人体的阳气，助血脉之通行，此皆祛寒就温的有效方法。有研究表明，多晒太阳能够预防骨质疏松，调节激素内分泌水平，起到兴奋神经、改善情绪的作用。

3.节制房事　节制房事本为养生中的重要环节，尤其冬三月乃阳气与阴精蓄藏之时，尤当注意不可纵欲，要保护元阳与阴精勿受损伤，使之藏而不泄。《养生镜》曰："冬三月乃水藏闭涩之时，最宜固守元阳，以养真气。"《寿世保元》更明确指出："精乃肾之主，冬季养生应节制房事，不能恣其情欲，伤其肾精。"故冬三月之时应"远房帷，绝嗜欲"，以免损伤元阳，耗损阴精。《遵生八笺·四时调摄笺》曰："冬之三月，乾坤气闭，万物伏藏，群子戒谨，节嗜欲，止声色，以待阴阳之定。"并引《五经通义》云："至后阳气始萌，阴阳交精，万物气微，在下不可动泄。"皆强调了冬季养生中应节制房事，使阴阳闭藏的重要性。民间有"春一，夏二，秋一，冬无"之说，指出了一年四季房事的适宜频率，其"冬无"之说，虽未必尽然，然则于冬季主张节制房事的提倡还是值得肯定的。对于冬季纵欲的害处，《素问·金匮真言论》一针见血地指出："夫精者身之本也，故藏于精者，春不病温。"强调了冬季节制房事，不使阴精受损，对于预防春季温病，具有重要意义。

（二）饮食

1.冬季饮食调养的原则 冬季养生还应当遵循"保阴潜阳"、"无扰乎阳"的原则，在食物的选择上，既不宜过于生冷，也不宜过于燥热。过食燥热之品，一则可使内伏阳气郁而化热，甚至扰动阳气，阳气不固则阴精易于外泄；再则燥热之品本身又可伤及阴精。而过食生冷之品亦应所当禁忌，生冷食物最易伤及脾胃阳气。脾胃为后天之本，脾胃受损，气血乏源，自不能充养先天之肾精，而使冬"藏"不足；其次，脾土不厚则肾中阴阳难以伏藏，此皆违反冬应"闭藏"的特点。因此，在食物的选择上要注意温补而不燥、滋润而不寒的原则，如谷类、羊肉、鳖、龟、木耳、胡麻、枸杞子、红枣等食品，以及胡萝卜、油菜、豆芽等富含维生素类蔬菜，皆是适宜之品。

2.冬季饮食调养方法

（1）食宜温热 冬季气候寒凉，阳气内藏，寒凉之品易损伤脾胃，耗伤阳气，因此，饮食上可多食温热之品，以助阳防寒为原则。如狗肉、羊肉、鹿肉、葱、姜、荔枝、桂圆、核桃、板栗等品。性味温热之品一则可以助养阳气，阳气固而阴精得于敛藏，此即"阳生阴长""阳密乃固"之谓；二则可温阳散寒，使气血畅通，防止寒邪的入侵。《饮膳正要》谓"冬气寒，宜食黍，以热性治其寒"，提倡"冬季宜食羊肉粥，温补阳气。"指出冬季食养应以性温之品为主，此皆为养生的经验之谈。

（2）适宜进补 冬季正是阳气与阴精蓄积之时，"藏"的目的即是为了使阳气与阴精更加的旺盛，为来年的春生与夏长奠定基础。中医早有"秋冬养阴"之说，盖升者为阳，降者为阴，所谓"阴"，一指"降"与"藏"，即冬季养生要养"藏"，即饮食起居等皆应顺应这一特点；其次"阴"尚指阴精之意，指冬季是蓄养阴精的大好时机。因此，根据冬三月的这一特点，顺应冬藏之势，可以适宜进补。俗语道："三九补一冬，来年无病痛"、"冬令进补，开春打虎"，说明冬季进补的重要性与必要性。冬季进补可以采用食补与药补之法，或二者合用。《遵生八笺》云："冬三月，宜服酒浸补药，以迎阳气。"《千金方》亦云："冬三月，宜服药酒一二杯，立春即止，终身常尔，百病不生。"强调冬三月气候寒冷，进补应以温补为主。但人体体质有寒热之差异，虚实之不同，实际操作中还是要根据个体的体质特点有针对性地进行进补。如气虚之人，可用人参、黄芪等炖鸡汤服用；血虚之人，可服食红枣、桂圆等；阴虚之人，可吃圆鱼、乌龟和淡菜等；阳虚之人，可食牛肉、羊肉及狗肉等。其或补阳或补阴，总之要使阳生阴长，阴阳相互转化，从而阳气与阴精蓄藏充足，以应来年之需。

（3）早餐食粥 冬季早晨气候尤为寒冷，人体需要充足的热量以抵抗寒冷，故应定时早餐，切不可空腹。《抱朴子》曰："冬朝勿空心，夏夜勿饱食。"强调了冬季不食早餐的危害性。冬季人体脾胃阳气不足，运化能力较弱，故早餐以食热粥为宜，不可多食油腻、生冷及不易消化之品。粥类之品性平补中，滋养阴津，于寒冷之早晨服热粥则畅旺中州，化生气血，促进脾胃的运化，以后天补先天，从而达到充实肾中阴精的作用。可以服用糯米红枣粥、八宝粥、小米粥等，另外还可以根据自身的体质特点，食用桂圆粥、鲫鱼粥、茯苓粥、芝麻粥等。《琐碎录》记载："晨兴以钟乳粉入白粥中拌和食之，极益人。"盖钟乳粉性温补肾，与粥合用，温阳养津，正合冬季阴阳蓄养之道。虽然以钟乳粉制粥，现代人不易接受，但其食养之精神却值得学习。至于冬季的晚餐则不宜多食，因为一日之夜晚应于四时中的冬季，晚餐少食，可减少脾胃之负担，使阳气秘于内更好地得以潜藏。

（4）少咸增苦 冬应肾，肾味咸。冬季本就肾气偏旺，若再过食咸味，则肾气过旺，必至克伤心气，此即咸胜苦之意。因此，冬季不可过服咸味之品，而应适当多吃苦味之品。苦味入心，具补心之功，可防咸味之克伐，即如《千金食治·序论》云："冬七十二日，省咸增苦，以养心气。"《四时调摄笺》亦云："冬月肾水主咸，恐水克火，故宜养心。"二者皆提出了冬季饮食应遵循少咸增苦的原则，值得参考。冬季的食养，要顺应冬藏，保存肾精为要，所以，多食苦味还可使肾精秘藏于内，更加充旺。《素问·藏气法时论》云："肾主冬……肾欲坚，急食苦以坚之，用苦补之，咸泻之。"冬季肾脏的养生重在"坚"，坚即为固秘之意，此为肾精得以蓄养的前提。苦味之品具"坚"的特性，可以使阴精固秘于内而不得外泄，从而使阴精充足。可见苦味之品补肾的作用是通过"坚"而达到的，非苦味之品本身能补肾精。

冬季饮食除了少咸增苦之外，还应注意适当辅以辛味之品。从五行来讲，辛属肺，味辛之品可助肺之宣达与肃降，肺之肃降如常，阴精潜降于肾，则肾始能藏，此即金生水之意，可见肾之"藏"必基于肺能"降"的前提。因此，冬季适当地食用辛味之品，增加肺的功能，阳气与阴精才能更好地得到"藏"，肾中精气也就愈加地充实。

3.冬季饮食养生药膳

（1）燕窝枸杞鱼翅

【配方】燕窝10g，鱼翅150g，枸杞子、冰糖各20g，鸡油15g，鸡汤1000ml。

【功效】补阴润燥，补益脾胃，护肤美容。适用于虚损、咳嗽、痰喘、咯血、吐血、久痢、久疟及噎膈反胃、肌肤不润、面色无华等。

【制作】

①将燕窝用温水发4小时，用镊子夹去燕毛，用清水漂起；枸杞子洗净，去果柄、杂质；鱼翅用温水发2小时，然后用鸡汤蒸发，备用；冰糖粉碎成末，放入奶锅，加清水煮沸，加入鸡蛋清，除去杂质备用。

②将鱼翅、枸杞子、燕窝放入蒸盘，加入冰糖、鸡油、鸡汤上武火大气蒸笼内蒸35分钟，停火，出笼，装盘。

（2）桃仁炒鸡丁

【配方】核桃仁、红柿子椒、芡粉、莴苣各30g，枸杞子20g，鸡胸肉400g，白糖15g，鸡蛋1个，料酒、酱油、葱各10g，姜5g，盐3g，味精、鸡精各2g，素油50g。

【功效】补肾温肺，润肠补脑。适用于腰痛脚软、虚寒咳喘、肠燥便秘、健忘。

【制作】

①将核桃仁用素油炸香，待用；枸杞子去果柄、杂质、洗净；红柿子椒、莴苣洗净，切成丁；鸡胸肉沸水焯过切成丁；姜切成片；葱切成段。

②将鸡肉丁放入碗内，加入芡粉、料酒、酱油、盐、味精、鸡精、鸡蛋清，加少许水，兑成汁液，令鸡丁挂上浆。

③将炒锅置武火上烧热，加入素油，烧六成熟时，下入姜葱爆香，随即下入鸡丁、料酒、枸杞子，炒熟，下入盐、味精、鸡精、核桃仁即成。

（3）枸杞草鱼煲

【配方】枸杞子20g，草鱼一条1000g，料酒、葱各10g，姜5g，盐4g，味精、鸡精各2g，胡椒粉3g，黑木耳、鸡油、银耳各30g。

【功效】补肝肾，明目。适用于肝肾亏损所致的腰膝酸软、头晕、目眩、目昏多泪，虚劳咯痰及消渴等。

【制作】

①枸杞子去果柄、杂质、洗净；草鱼处理后用少量醋清净，切成3cm见方的块；姜拍松；葱切成段；木耳用温水发透，撕成瓣状。

②将草鱼、枸杞子、银耳、黑木耳、葱姜、料酒同放入煲内，将清水2800ml，置武火烧沸，再用文火煮12分钟，加入盐、味精、鸡精、胡椒粉、鸡油即成。

（4）山药孔雀

【配方】山药、西红柿各50g，山药粉肠150g，胡萝卜、红皮萝卜及黄瓜各100g，茯苓卤猪肘肉200g，姜10g，葱20g，盐5g，味精3g，白糖15g，芝麻油30g。

【功效】健脾补肺，清热解毒。适用于脾虚泄泻，虚劳咳嗽，消渴，遗精，带下，小便频数，消化不良，高血压等。

【制作】

①山药浸泡1夜，切成薄片，加少量盐，蒸熟；山药粉肠切成片；茯苓卤猪肉，切成片；西红柿、胡萝卜、红皮萝卜、黄瓜切成片。以上用葱、姜、盐、味精、白糖、芝麻油拌匀码味30分钟。

②用大胡萝卜刻一个孔雀头，放置在大圆盘中央，然后红皮萝卜、上药粉肠、番茄、胡萝卜、茯苓猪肘肉、黄瓜、山药片，摆成孔雀的翅膀和身尾即成。

（三）情志

1.藏神于内 冬三月是闭藏的季节，在精神活动方面，亦应遵循"藏"的原则，保持精神的安宁平静。《纂要》曰："冬三月，六气十八候皆正养脏之令，人当闭精塞神，以厚敛藏。"即谓冬三月不仅是阳气阴精要潜藏于内，对于神志的调养也应做到藏之于内。《素问·四气调神大论》云"使志若伏若匿，若有私意，若已有得"，进一步明确了冬三月精神调养的具体做法，指出冬季应当调摄情志，固密心志，避免受各种不良情绪的干扰和刺激，让心情始终处于淡泊宁静的状态，就如有个人的隐秘，严守而不外泄，又如获得了自己渴求的东西，非常珍惜它，很好地藏起来一样。《黄帝内经》对冬三月精神情志的养生进行形象地描述，强调要藏神于内，面对外界的各种刺激不应大喜、大悲、大怒等，要使情志宁静，神藏则阳气、阴精得固。因此，要加强道德修养，少私寡欲，只有品德高尚、光明磊落的人才能做到宠辱不惊，处变不惊。总之，冬三月要使精神内藏而不外露，勿使情志过极，从而达到"无扰乎阳"的目的。

2.消除抑郁　冬三月，草木枯萎，万物凋零，一派肃杀之象，难免触景生情，意志消沉而生抑郁寡欢之情，因此，应当善于自我调节，保持精神宁静愉悦。如可增加社交活动，多交朋友，走亲访友，或积极参加一些有益的娱乐活动，如唱歌、跳舞等，以此来转移注意力，使精神愉快，消除抑郁的状态。冬季也要积极走向大自然，踏雪赏梅，饮酒赋诗，提高自己的文化修养，善于从大自然中寻找美与乐趣，以此来陶冶情操，振奋精神，消除冬季不利的情绪。冬季还可多参加户外活动，如慢跑、打太极、打球等，促进气血流通，气机的疏泄可有利于抑郁情绪的缓解，从而调节精神，畅悦情怀，使心志安宁。在日常生活中，要培养热爱生活的热情，在着装上可多穿着色彩艳丽的衣服，家居的颜色也应以暖色调为主。这种鲜明亮丽的色彩，可以以振奋精神，使情绪放松，从而可以缓解冬季不良的情绪。另外，冬季天黑得早，光照时间短，人体大脑松果体的褪黑激素分泌增强，从而影响人体的情绪，也是使人产生抑郁情绪的一个原因，因此，还可以通过多晒太阳来缓解冬季的抑郁情绪。

（四）运动

冬季气候寒冷，气血流通较慢，因此，适当的锻炼对身体的健康是有利的，正如民谚所云"冬天动一动，少闹一场病；冬天懒一懒，多喝药一碗。"《素问·移精变气论》有云："往古人居禽兽之间，动作以避寒。"指出通过适当的锻炼而达到避寒的养生观念，说明冬季进行适当的运动锻炼是有益于人体健康的。由于气温较低，冬季运动要避免在大风、大寒、大雪、雾露中锻炼，以在室内锻炼为佳。锻炼强度不宜过大，可选择强身按摩、导引、气功、保健功、太极拳等。身体体质较好者，可适当到户外运动，如长跑、竞走、武术、滑冰、滑雪、健身操、打球、冬泳等，但要根据天气与自身的特点，量力而行。

冬季虽然以保暖防寒、固护阳气为要，但也可以进行适当的耐寒锻炼，以提高适应寒冷、防御外寒的能力。俗语谓"要想身体好，每天冷水澡"。《摄生要论》提倡："冬宜冻脑"，指出人类可顺应天时积极地进行耐寒锻炼。《宋史·郭忠恕》记载"穷冬鉴河冰而浴"，于冬季寒冷之时以冷水洗浴，就是主动进行针对耐寒锻炼的例子。适当地进行冷水浴于健康确实有益，由于入水时皮肤血管收缩，血液内流，出水时则血液由内脏向皮肤流动，一定程度上促进血液循环，可提高抗寒能力。值得注意的是，此种锻炼确实应因人而异，而且要循序渐进，切不可贸然进行冷水洗浴，特别是针对有心脑血管疾病的老人，更要量力而为，以免引起意外情况的发生。

冬季以阳气蓄藏为特点，运动仍然要坚持"勿扰乎阳"为原则，因此，运动应因人而异，运动强度不宜过大，以免由于运动过度而致肌腠开泄，大汗淋漓，不仅伤阳，而且伤阴。《千金要方·道林养性》曰："冬时天地气闭，血气伏藏，人不可作劳汗出，发泄阳气，有损于人也。"《四季养生歌》中也说："伏阳在内三冬月，切忌汗多阳气泄。"均指明了冬季运动要适度的原则，否则由于运动过度而导致大汗淋漓，阳气外泄，这对健康是极为不利的。在时间的选择上也应有所注意，应遵循"早卧晚起，必待日光"的原则。早晨锻炼时间不可过早，必待阳光充足，气温略升时才可以进行适当的运动，上午的10时至下午的3时是户外运动的最佳时段。

（五）服饰

冬季气候寒冷，着装服饰应以御寒保暖为原则，要做到《理虚元鉴》所云"冬防寒，又防风"。可选择保温性好，暖和柔软的衣被，如毛织品、棉花、丝绵及鸭绒等制成衣裤，较为适宜。外衣应选择颜色较深的面料，以吸收自然界的热量，以助阳气。外衣的款式应稍宽大，以利于气血流通和四肢活动。衣服的厚薄要以身体温暖为度，过薄及过厚皆非所宜。衣着过少过薄，保温较差，易耗阳气，感受寒邪；衣着过多过厚，及骤然加衣皆非所宜，如此则腠理开泄，阳气不藏，对于养生也是不利的。如《保生要录·论衣服门》云："寒时不可极温……冬月棉衣莫令极温。"《摄生消息论》云："冬三月天地闭藏，……宜寒甚方加棉衣，以渐加厚，不得一顿便多。"皆说明了冬季着装虽以保暖为要，但也要注意适度的问题。

冬季尤其要注意头颈部、背部与足部的保暖。手足乃四肢之末端，冬天阳气藏于内而虚于外，气血不易达于手足，手足易冷，应注意防止寒邪的入侵。古人云"寒从足下起"，即说明了冬季足部防寒的重要性，因此，外出时可戴手套，穿戴松软厚实的棉袜以保暖防寒。《老老恒言》云："头为诸阳之首"，《黄帝内经》称"头为诸阳之会"，头部为全身阳气汇集之处，头颈部的防寒在冬季也是重要的。外出时可戴帽及围巾，以减少不必要的耗热，既有利于脑部的保健，也有利于全身的保暖，防止寒邪的入侵。俗语谓"冬天戴棉帽，如同穿棉袄"，即是此意。人体的背部也是防寒的重点，因为背部为督脉、足太阳膀胱经所过之处，督脉为"阳脉之海"，足太阳膀胱经布敷阳气于四肢百骸，五脏六腑之俞穴皆开窍于背，其防寒保暖的重要性不言而喻。背部受寒最易伤阳，因此老年人宜穿棉背心或皮背心保护背部，以免阳气受损。

第五节 不同体质养生

体质是人体在生命过程中，由先天禀赋和后天获得的基础上所形成，生理功能、形态结构和心理状态诸方面相对恒定的特有本质，是人类在生长发育过程所形成的与自然，社会环境相适应的人体个性化特征。体质现象是人类生命活动的一种重要表现形式，与人的疾病种类和健康情况密切相关。目前公认的人体体质有九种，即平和质、阴虚质、阳虚质、气虚质、瘀血质、痰湿质、湿热质、气郁质、特禀质。

一、体质养生的作用

（一）有利于提高养生保健的准确性

《素问·经脉别论》曰："诊病之道，观人勇怯，骨肉皮肤，能知其情，以为诊法也。"有针对性的说明了中医辨证中体质方面的重要性。治病求本，从养生方面来看，同一种方法对应的养生保健，会因为体质的不同而出现不同的疗效，所以，首先辨清体质特点，可以显著提高养生保健的准确性。

（二）体质不同决定养生原则的差异

中医学注重人体体质的差异性与疾病治疗方法的关系，如《素问·阴阳应向大论》曰："形不足者，温之以气，精不足者，补之以味。"《灵枢·五变》曰："肉不坚，腠理疏，则善病风……粗理而肉不坚者，善病痹。"临床中常见肥人多病中风，瘦人多患痨嗽。因此，在养生保健中，应根据体质差异而采取不同的养生原则。

二、体质分类与特点

（一）平和质

阴阳气血调和，面色肤色润泽，头发稠密有光泽，目光有神，鼻色明润，嗅觉通利，唇色红润，不易疲劳，精力充沛，耐受寒热，睡眠良好，胃纳佳，二便正常，舌色淡红，苔薄白，脉缓和有力。性格随和开朗。平时患病较少，对自然环境和社会环境适应能力较强。

（二）气虚质

元气不足，肌肉松软不实，平素语音低弱，气短懒言，容易疲乏，精神不振，易出汗，舌淡红，舌边有齿痕，脉弱。性格内向。不喜冒险，易患感冒、内脏下垂等病，病后康复缓慢，不耐受风、寒、暑、湿之邪。

（三）阳虚质

阳气不足，肌肉松软不实，平素畏寒，手足不温，喜热饮食，精神不振，舌淡胖嫩，脉沉迟。性格多沉静，内向。易患痰饮、肿胀、泻泄等病，感邪易从寒化。耐夏不耐冬；易感风寒湿邪。

（四）阴虚质

阴液亏少，体型偏瘦，手足心热，口燥咽干，鼻微干，喜冷饮，大便干燥，舌红少津，脉细数。性情急躁，外向好动。易患虚劳、失精、不寐等病，感邪易从热化。耐冬不耐夏，不耐受暑、热、燥邪。

（五）痰湿质

痰湿凝聚，体型肥胖，腹部肥满松软，面部皮肤油脂较多，多汗且粘，胸闷痰多，口黏腻，喜食肥甘甜腻，舌苔腻，脉滑。性格偏温和、稳重，多善于忍耐。易患消渴、中风、胸痹等病。对梅雨季节及湿气较重的环境适应能力差。

（六）湿热质

湿热内蕴，形体中等或偏瘦，面垢油光，易生痤疮，口苦口干，身重困倦，大便粘腻不畅或燥结，小便短黄，男性易阴囊潮湿，女性易带下增多，舌质偏红，舌苔黄腻，脉滑数。容易心烦急躁。易患黄疸或热淋等病。对夏末初秋湿热气候或气温偏高环境较难适应。

（七）血瘀质

血行不畅，胖瘦均见，以肤色晦暗，色素沉着，容易出现瘀斑，口唇黯淡，舌暗或有瘀点，舌下脉络紫暗或增粗，脉涩为特征。容易烦躁，健忘。易患癥瘕、血症等。不耐受寒邪。

（八）气郁质

气机郁滞，形体瘦者为多，以神情抑郁，情感脆弱，烦闷不乐，舌淡红，苔薄白，脉弦为主要特征。性格内向不稳定、敏感多疑。易患脏躁、梅核气、百合病及郁证等。对精神刺激适应能力较差；不适应阴雨天气。

（九）特禀质

先天失常，以生理缺陷、过敏反应为主要特征。过敏体质者常见哮喘、风团、咽痒、鼻塞、喷嚏等；患遗传疾病者有垂直遗传、先天性、家族性特征；患胎传性疾病者具有母体影响胎儿个体生长发育及相关疾病特征。过敏体质者易患哮喘、荨麻疹、花粉症及药物过敏等；遗传性疾病如血友病、先天愚型等；胎传性疾病如五迟（立迟、行迟、发迟、齿迟和语迟）、五软（头软、项软、手足软、肌肉软、口软）、解颅、胎惊等。适应能力差，如过敏体质者对易致过敏季节适应能力差，易引发宿疾。

三、不同体质的养生方法

（一）平和质的养生

1.饮食调节　注意节制，力求五味调和，不可偏嗜，不要常吃过冷过热或不净的食物，尽量选择平性或稍具温凉之性的食品，也可利用相反的食性来调节食物的寒温之性，如水产品鱼鳖之类多有寒凉之性，烹调时多佐以葱姜等调味品，或加料酒，可借其辛温之性以消除水产食物的寒性。粗细粮食要搭配合理。

2.**生活起居**　应有一定的规律，不要过度劳累，饭后宜缓行，不宜食后即睡，作息宜有规律，劳逸结合，保持充足的睡眠。

3.**体育锻炼**　根据年龄和性别参加适当的运动，如年轻人可适当跑步、打球，老年人可适当散步、打太极拳等。

4.**情志调摄**　保持乐观开朗的情绪，积极进取，节制偏激的情感，及时消除生活中的不利事件对情绪的负面影响。

5.**疾病倾向**　平和质的人群身体棒，吃饭香，再加上睡眠好，性格开朗，社会和自然适应能力强，不易疲劳，精力充沛，大小便正常，性格随和，较少患病。

6.**对外界环境适应能力**　对自然环境和社会环境适应能力均较强。

（二）气虚质的养生

1.**饮食调节**　宜食性平和、营养丰富易于消化的食物，可多食用粳米、小米、山药、香菇、大枣等补气食物，并针对气虚体质之人不耐寒冷、抵抗力差的特点，在冬季宜食用冬虫夏草、羊肉、狗肉等温性食物，佐以肉桂、干姜等辛温之品以补助阳气，增加机体抗寒能力。补气之品容易导致气机壅滞，妨碍脾胃运化功能，应配伍少许行气之品，如陈皮、砂仁等。

2.**生活起居**　起居宜有规律，夏季应适当午睡，保持充足的睡眠，平时要注意保暖，避免劳动或剧烈运动时出汗受风。不要过于劳累，以免伤正气。

3.**体育锻炼**　可做一些柔缓的运动，如打太极拳、做广播操等，并持之以恒。平时自行按摩足三里穴位。不宜做大负荷运动和出汗运动，禁忌用力过猛和做长久憋气的动作。

4.**情志调摄**　多参加有益的社会活动，多与别人交谈沟通，以积极进取的态度面对生活。

5.**疾病倾向**　气虚质人群说话声低，经常出虚汗，容易呼吸短促，疲乏无力，吃或喝凉的食物不舒服，大便稀溏，小便颜色清而量多，易患感冒，生病后抗病能力弱并且难以痊愈，易患内脏下垂等。

6.**对外界环境适应能力**　不耐受风、寒、暑、湿之邪。

（三）阳虚质的养生

1.**饮食调理**　平时可多食用牛肉、羊肉、狗肉、韭菜、生姜、花椒等甘温益气之品，少食黄瓜、柿子、冬瓜、西瓜、莴苣等生冷寒凉食物，少饮用绿茶。

2.**生活起居**　居住环境应空气流通，秋冬注意保暖，夏季避免长时间待在空调房中，可在自然环境下纳凉，但不要睡在穿风的过道上和露天空旷之处，平时注意足部、背部及下腹丹田部位的防寒保暖，防止出汗过多，在阳光充足的情况下适当进行户外运动，保持足够的睡眠。

3.**体育锻炼**　可做一些舒缓柔和的运动，如慢跑、散步、做广播操等，夏季不宜做过分剧烈的运动，冬天避免在大风、大雾及大雪和空气污染的环境中锻炼，自行按摩气海穴、足三里穴、涌泉穴等保健穴，或经常艾灸足三里穴和关元穴，可适当洗桑拿或温泉浴。

4.情志调摄　多与别人沟通，对待生活中不顺心的事情，要从正反两方面分析，及时消除情绪中的消极因素，平时可听一些激扬、高亢的音乐以调动情绪，防止悲伤和惊恐。

5.疾病倾向　阳虚质人群手脚发凉，不敢吃凉的食物，性格多沉静、内向。容易大便稀溏，小便颜色清而量多。主要疾病为寒病、腹泻、阳痿等。

6.对外界环境适应能力　耐夏不耐冬，易感风、寒、湿之邪。

（四）阴虚质的养生

1.饮食调理　可多食用猪肉、鸭肉、绿豆、海蜇、芝麻、百合等甘凉滋润之品，少食用羊肉、狗肉、韭菜、辣椒等性温燥烈之品。

2.生活起居　起居应有规律，居住环境宜安静，睡前不要饮茶、锻炼和玩游戏，应早睡早起，中午保持一定的午休时间。避免熬夜、剧烈运动和在高温酷暑下工作，宜节制房事、戒烟酒。

3.体育锻炼　只适合做中小强度、间断性的身体锻炼，可选择太极拳、气功等动静结合的传统健身项目，锻炼时要控制出汗量，及时补充水分。皮肤干燥甚者，可多游泳，不宜洗桑拿。

4.情志调摄　平时宜克制情绪，遇事要冷静，正确对待逆境和顺境，可用练习书法或下棋来怡情悦性，用旅游来寄情山水，陶冶情操。平时多听一些曲调舒缓、柔和抒情的音乐，防止恼怒。

5.疾病倾向　阴虚质人群怕热，经常感到手心发热，面潮红或偏红，皮肤干燥，容易失眠，经常大便干结，常感眼睛干涩，口干咽燥，性情急躁。易患咳嗽、干燥综合征、甲状腺功能亢进等。

6.对外界环境适应能力　耐冬不耐夏，不耐受暑、热、燥之邪。

（五）痰湿质的养生

1.饮食调理方面　饮食应以清淡为主，少食用肥肉及甜、黏、油腻的食物，可多食用葱、蒜、海带等食物。

2.生活起居方面　居住环境宜干燥不宜潮湿，平时多进行户外运动，衣着宜透气，经常晒太阳或进行日光浴，在湿冷的气候条件下，应减少户外运动，避免受寒淋雨，不要过于安逸，贪恋床榻。

3.体育锻炼方面　因形体肥胖，易于困倦，应根据自己的具体情况循序渐进，长期坚持运动锻炼，如选择散步、慢跑、游泳等适合自己的各种运动。

4.情志调摄方面　保持心境平和，及时消除不良情绪，节制大喜大悲，培养业余爱好，转移注意力。

5.疾病倾向　痰湿质人群心宽体胖，腹部松软肥胖。皮肤出油，汗多，眼睛浮肿，容

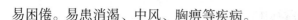

易困倦。易患消渴、中风、胸痹等疾病。

6.对外界环境适应能力　对梅雨季节及湿重环境适应能力差。

（六）湿热质的养生

1.饮食调理　应以清淡为主，可多食用赤小豆、绿豆、空心菜、丝瓜等性味甘平的食物，少食用羊肉、狗肉、鳝鱼、胡椒、花椒、蜂蜜及火锅、烧烤等甘酸滋腻、辛温助热的食物，应戒烟戒酒。

2.生活起居　避免居住低洼潮湿的地方，居住环境宜干燥、通风，不要熬夜、过于劳累，盛夏暑湿较重的季节，减少户外活动的时间，保持充足而有规律的睡眠。

3.体育锻炼　适合做大强度、大运动量的锻炼，如中长跑、游泳、爬山、各种球类、武术等。夏季由于气温高、湿度大，最好选择在清晨或傍晚较凉爽时锻炼。

4.情志调摄　克制过激的情绪，合理安排自己的工作、学习，培养广泛的兴趣爱好。

5.疾病倾向　湿热质人群脸部和鼻尖总是油光发亮，容易生粉刺和疮疖。一开口就能闻到异味，常感口苦、口臭，大便粘滞不爽，小便有发热感，尿色发黄，易患黄疸等病。

6.对外界环境适应能力　对夏末秋初湿热气候，湿重或气温偏高环境较难适应。

（七）血瘀质的养生

1.饮食调理　日常饮食不宜多吃收涩、寒凉、冰冻的食物，以免影响血液的流通。适当吃活血养血的食物，促进身体血液循环，例如桑葚、荔枝、黑木耳、菠菜、胡萝卜、猪肉、羊肉、甲鱼、海参等。血瘀的人可以适当以中药调理养生，经常服用当归补血汤、四物汤、归脾汤等。

2.居住环境　起居作息要有规律，不要熬夜，保证良好睡眠。居室环境要温暖舒适，要避免寒冷刺激。生活习惯良好，看电视时间不要太久，注意动静结合，不可贪图安逸，以免加重气血瘀滞。春秋季节加强室外活动，夏季不可贪图饮冷，冬季谨避寒邪，注意保暖。

3.体育锻炼　坚持经常性锻炼，促进气血运行。如保健功、按摩、太极拳、五禽戏、散步，慢跑、乒乓球等。血瘀质的人心血管功能较弱，不宜做大强度、大负荷的运动锻炼，应采取中小负荷多次的锻炼。

4.情志调摄　血瘀的人要注意日常精神调养，培养乐观情绪，精神愉悦则气血和畅，有利于血瘀体质的改善。避免焦虑、不安、苦闷、忧郁等不良情绪的产生。

5.疾病倾向　血瘀质人群刷牙时牙龈出血，眼睛有血丝，皮肤多干燥，常出现疼痛。易患肿瘤、中风、胸痹等疾病。

6.对外界环境适应能力　不耐受寒邪。

（八）气郁质的养生

1.饮食调理　多食用小麦、葱、蒜、黄花菜、海带、海藻、萝卜、金桔、山楂等具有行气解郁作用的食品，饮用槟榔、玫瑰花等醒神作用的饮料。

2.生活起居 居住环境应安静，保持有规律的睡眠，睡前避免饮茶、咖啡等具有提神醒脑作用的饮料。

3.体育锻炼 应尽量增加户外活动，可选择运动量较大的项目，如跑步、登山、游泳、武术等。多参加群众性的体育运动，如打球、跳舞、下棋等，以便更多地融入社会，解除自我封闭状态。

4.情志调摄 培养开朗、豁达的性格。多参加有益的社会活动，结交知心朋友，及时向朋友倾诉不良情绪，寻求朋友的帮助。

5疾病倾向 气郁质人群多愁善感，经常闷闷不乐，无缘无故叹气，容易心慌失眠。感情脆弱，容易感到害怕和受惊吓，常感乳房及两肋部胀痛，咽喉常感有堵塞物或异物，主要疾病为抑郁症、神经官能症、乳腺增生等。

6.对外界环境适应能力 对精神刺激适应能力较差；不适应阴雨天气。

（九）特禀质的养生

1.饮食调理 饮食宜清淡、均衡，粗细搭配适当，荤素配伍合理，少食荞麦（含致敏物质荞麦荧光素）、蚕豆、白扁豆、牛肉、鹅肉、蟹、鲤鱼、茄子、酒、辣椒、浓茶、咖啡等辛辣之品、腥膻发物及含致敏物质的食物。

2.生活起居 居室应通风良好，保持室内清洁，被褥、床单经常洗晒，以防止对尘螨过敏。室内装修后不宜立即搬进居住，让油漆、甲醛等有毒化学物质气味挥发干净后再进新居。春季室外花粉较多时，要减少室外活动时间，以防止花粉过敏。不宜养宠物，以免对动物皮毛过敏。起居应有规律，保持充足的睡眠时间。

3.体育锻炼 积极参加各种体育锻炼，增强体质。天气寒冷时锻炼要注意防寒保暖，防止感冒。

4.情志调摄 合理安排作息时间，正确处理工作、生活和学习的关系，避免情绪紧张。

5.疾病倾向 特禀质人群经常鼻塞、打喷嚏、流鼻涕，对花粉或某些食物过敏。易患哮喘、荨麻疹、花粉症及药物过敏等；遗传性疾病如血友病、先天愚型等；胎传性疾病如五迟（立迟、行迟、发迟、齿迟和语迟）、五软（头软、项软、手足软、肌肉软、口软）、解颅、胎惊等。

6.对外界环境适应能力 适应能力差，如过敏体质者对易致过敏季节适应能力差，易引发宿疾。

四、体质养生的注意事项

1.在体质养生中首先要明确体质类型，要根据不同的体质分型合理确立养生方法。
2.要严格按照体质分类与特点来明确体质类型。

学习小结

1.学习内容

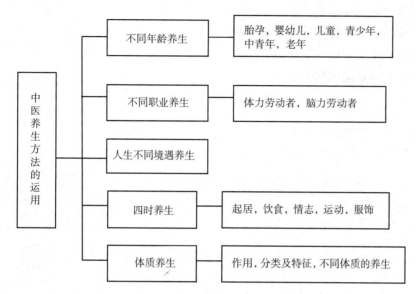

中医养生方法的运用
- 不同年龄养生 —— 胎孕，婴幼儿，儿童，青少年，中青年，老年
- 不同职业养生 —— 体力劳动者，脑力劳动者
- 人生不同境遇养生
- 四时养生 —— 起居，饮食，情志，运动，服饰
- 体质养生 —— 作用，分类及特征，不同体质的养生

2.学习方法

掌握中医养生方法运用的注意事项、禁忌，熟悉和了解各种中医养生方法的运用。

复习思考题

1.婴幼儿时期作为人体发育的第一个高峰期，在进行喂养时应该遵循什么养生原则？

2.更年期的女性应该如何进行养生保健？

3.老年期进行中医养生的侧重点在哪？具体应该怎么做？

4.经常赴外地出差的工作者应如何养生？

5.航空从业人员日常养生应注意哪些问题？

6.观察身边不同职业人员的健康状况，分析其职业特点对其产生的影响。

7.逆境之时养生主要从哪几方面着手？

8.如何理解应激之时养生中的疏泄转移？

9.春三月如何养肝气？

10.春三月服饰上应该注意哪些？

11.夏三月起居养生的原则是什么？

12.夏三月饮食调养的方法有哪几方面？

13.试述秋三月起居养生应当注意哪些方面？

14.试述秋三月如何进行饮食养生?

15.秋三月服饰上应该注意哪些?

16.冬三月起居养生从哪几个方面着手?

17.冬三月饮食调养的方法有哪几方面?

18.冬三月服饰上应该注意哪些?

19.九种中医体质的主要特征分别是哪些?

20.气虚质人群养生如何进行饮食调节?

21.气郁质人群有哪些疾病倾向?

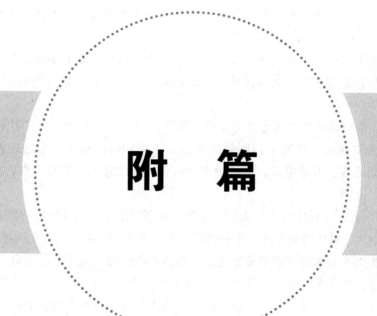

附　篇

第九章　养生文献辑要

一、养生总论

原文：凡人三百六十节，九窍、五脏、六腑。肌肤欲其比也，血脉欲其通也，筋骨欲其固也，心志欲其和也，精气欲其行也。若此，则病无所居，而恶无由生矣。病之留，恶之生也，精气郁也。（《吕氏春秋》）

原文：化不可代，时不可违，夫经络以通，血气以从，复其不足，与众齐同，养之和之，静以待时，谨守其气，无使倾移，其形乃彰，生气以长，命曰圣王。（《素问·五常政大论》）

原文：人能应四时者，天地为之父母；知万物者，谓之天子。天有阴阳，人有十二节；天有寒暑，人有虚实。能经天地阴阳之化者，不失四时；知十二节之理者，圣智不能欺也；能存八动之变，五胜更立；能达虚实之数者，独出独入，呿吟至微，秋毫在目。（《素问·宝命全形论》）

原文：是故圣人不治已病治未病，不治已乱治未乱，此之谓也。夫病已成而后药之，乱已成而后治之，譬犹渴而穿井，斗而铸锥，不亦晚乎。（《素问·四气调神大论》）

原文：势力不能诱也，辩者不能说也，声色不能淫也。美者不能滥也，智者不能动也，勇者不能恐也，此真人之道也。（西汉·刘安《淮南子·俶贞》）

原文：养生之方，唾不及远，行不疾步，耳不疾听，目不久视，坐不至久，卧不及疲，先寒而衣，先热而解，不欲极饥而食，食不过饱，不欲极渴而饮，饮不过多。凡食过则积聚，饮过则成痰癖。不欲甚劳甚逸，不欲起晚，不欲汗流，不欲多睡，不欲奔车走马，不欲极目远望，不欲多啖生冷，不欲饮酒当风，不欲数数沐浴，不欲广志远愿，不欲规造异巧。冬不欲极温，夏不欲穷凉，不露卧星下，不眠中见肩，大寒大热，大风大雾，皆不欲冒之。五味入口，不欲偏多，故酸多伤脾，苦多伤肺，辛多伤肝，咸多伤心，甘多伤肾，此五行自然之理也。（晋·葛洪《抱朴子·极言》）

原文：养生大要，一曰啬神，二曰爱气，三曰养形，四曰导引，五曰合语，六曰饮食，七曰房室，八曰反俗，九曰医药，十曰禁忌。过此以往，义可略焉。（南梁·陶弘景《养性延命录》）

原文：《神农经》曰：食谷者智慧聪明。食石者，肥泽不老（谓之炼五石也）。食芝者延年不死。食元气者，地不能埋，天不能杀。是故食药者与天地相异，日月并列。（《养性延命录·卷上》）

原文：《列子》曰：少不勤行，壮不竞时，长而安贫，老而寡欲，闲心劳形，养生之方也。（《养性延命录·卷上》）

原文：《圣记经》云：夫一日之道，朝饱暮饥；一月之道，不失盛衰；一岁之道，夏瘦冬肥；百岁之道，节谷食米；千岁之道，独男无女，是谓长生久视。（《医心方·卷第二十七·养生》）

原文：人之寿夭不齐何欤？曰：元气盛衰不同耳。夫人有生之初，先有二肾，号曰命门，元气之所系焉，是故肾元盛则寿延，肾元衰则寿夭。（明·虞抟《医学正传·医学或问》）

原文：养生之法有四：曰寡欲，曰慎动，曰法时，曰却疾。（明·万全《养生四要》）

原文：发宜多梳，目宜常运，耳宜常凝，齿宜常叩，口宜常闭，津宜常咽，气宜常提，心宜常静，神宜常存，背宜常暖，腹宜常摩，胸宜常护，囊宜常裹。（明·冷谦《修龄要旨·起居调摄》）

原文：琴医心，花医肝，香医脾，石医肾，泉医肺，剑医胆。（清·朱锡绶《幽梦继影》）

二、饮食养生

原文：阴之所生，本在五味；阴之五宫，伤在五味。（《素问·生气通天论》）

原文：谨和五味……骨正筋柔，气血以流，腠理以密，如是则骨气以精……长有天命。（《素问·上古天真论》）

原文：味过于甘，心气喘满，色黑，肾气不衡。味过于咸，大骨气劳，短肌，心气抑。味过于苦，脾气不濡，胃气乃厚。味过于酸，肝气以津，脾气乃央绝。味过于辛，筋脉沮弛，精神乃央。（《素问·生气通天论》）

原文：春不食肝，夏不食心，秋不食肺，冬不食肾，四季不食脾。如能不食此五脏，尤顺天理。（南梁·陶弘景《养性延命录》）

原文：食能排邪，而安脏腑；药能怡神养性，以资四气。故为人子者，不可不知此二事。（唐·孙思邈《千金翼方》）

原文：人生食用最宜加谨，以吾身中之气，由之而升降聚散耳。何者？多饮酒则气升，多茶饮则气降，多肉食谷食则气滞，多辛食则气散，多咸食则气堕，多甘食则气积，多酸食则气结，多苦食则气抑。修真之士，所以调燮五脏，流通精神，全赖酌量五味，约省酒食，使不过则可耳。（明·陈继儒《养生肤语》）

原文：古人治病之方，和以醴泉，润以元气。药不辛不苦，甘甜多味，常能服之，津液五脏，系之在肺，终身无患。（明·高濂《遵生八笺》）

原文：古人制食，早曰昕食，晏曰盰食，夕曰晡食，谓之三餐。三餐之外，不多食也。孙真人曰：早晨一碗粥，饭莫教人足。恐其过饱，伤脾胃也。（明·万全《养生四要》）

原文：宁少毋多，宁饥毋饱，宁迟毋速，宁热毋冷，宁零毋顿，宁软毋硬，此六者调理脾胃之要法。（清·丁其誉《寿世秘典》）

三、情志养生

原文：凡人才所不至而虚思之则志伤也，……积忧不已则魂神伤矣，积悲不已则魄神伤矣。喜怒过多，神不归室；憎爱无定，神不守形；汲汲而欲神则烦，切切而思神则败。

（《彭祖摄生养性论》）

原文：人有五脏化五气，以生喜、怒、悲、忧、恐，故喜怒伤气。（《素问·阴阳应象大论》）

原文：怒则气上，喜则气缓，悲则气消，恐则气下，惊则气乱，思则气结。（《素问·举痛论》）

原文：恬淡虚无，真气从之，精神内守，病安从来。（《素问·上古天真论》）

原文：内无思想之患，以恬愉为务，以自得为功，形体不敝，精神不散，亦可以百数。（《素问·上古天真论》）

原文：志意者，所以御精神，收魂魄，适寒温，和喜怒者也。……志意和则精神专直，魂魄不散，悔怒不起，五脏不受邪矣。（《灵枢·本脏》）

原文：仁人之所以多寿者，外无贪而内清静，心和平而不失中正，取天地之美以养其身，是其且多且治。（西汉·董仲舒《春秋繁露·循天之道》）

原文：修性以保神，安心以全身。爱憎不栖于精，忧喜不留于意；泊然无感，而体气和平。（《嵇康集·养生论》）

原文：清静虚泰，少私寡欲，知名位之伤德，故忽而不营，非欲而强禁也。识厚味之害性，故弃而勿顾，非贪而后抑也。（晋·嵇康《养生论》）

原文：善摄生者，要先除六害，然后可以保性命延驻百年。何者是也？一者薄名利，二者禁声色，三者廉货财，四者损滋味，五者除佞妄，六者去妒忌。（老子《太上老君养生诀·养生真诀》）

原文：精神内守，则身心凝定，而无俟于制伏之强，如今之静功也。……主理以求静……主于理，则人欲消亡而心清神悦，不求静而自静。……正思虑以养神。（李梴《医学入门·保养说》）

原文：若不识尽天年度百岁乃去机括，虽终日闭目，只是一团私意，静亦动也；若识透天年百岁之有分限节度，则事事循理自然，不贪不躁不妄，斯可以却病而尽天年矣。……主于理，则人欲消亡心清神悦，不求静而自静也。（明·李梴《医学入门·保养说》）

四、房事养生

原文：人产而所不学者二：一曰息，二曰食。非此二者，无非学与服。故贰生者，食也；孙生者，色也，是以圣人合男女必有则也。（《马王堆汉墓医简第40—41·养生方》）

原文：黄帝曰：夫阴阳交接节度为之奈何？素女曰：交接之道，故有形状，男致不衰，女除百病，心意娱乐，气力强然。不知行者，渐以衰损。欲知其道，在于定气、安心、和志，三气皆至，神明统归，不寒不热，不饥不饱，亭身定体，性必舒达，浅内徐动，出入欲稀，女快意男盛不衰，以此为节。（《素女经》）

原文：房中者，性情之极，至道之际，是以圣人制外乐以禁内情而为之节。久乐而有节，则和平寿考。迷者弗顾，以生疾而殒性命。信哉是言：曰极、曰际、曰制、曰禁，非纵欲以败度，乃养性以延龄也。（《洞玄子》）

原文：合男女必当其年，男虽十六而精通，必三十而娶；女虽十四而天癸至，必二十而嫁。皆欲阴阳充实，然后交而孕，孕而育，育而子坚壮强寿。（宋·陈自明《妇人良方·求男论》）

原文：惟人之生，与天地参。坤道成女，乾道成男。配为夫妇，生育攸寄。血气方刚，惟其时矣。成之以时，接之以时。父子之亲，其要在兹。眷彼昧者，徇情恣欲。惟恐不及，济以燥毒。气阳血阴，人身之神。阴平阳秘，我体长春。血气几何，而不自惜。我之所生，翻为我贼。女之耽兮，其欲实多。闺房之肃，门庭之和。士之耽兮，其家自废。既伤厥德，此身亦瘁。远彼帷薄，放心乃收。饮食甘美，身安病瘳。（元·朱震亨《格致余论》）

五、老年养生

原文：养老之要，耳无妄听，口无妄言，身无妄动，心无妄念，此皆有益老人也。（唐·孙思邈《千金翼方·养老大例》）

原文：老人性情孤僻，易于伤感，感则易病。……凡丧葬凶祸不可令吊，疾病危困不可令惊，悲哀忧愁不可令人预报，……暗昧之室不可令孤，凶祸远报不可令知，轻薄婢使不可令亲。（《寿亲养老新书·卷一》）

原文：高年之人，真气耗竭，五脏衰弱，全仰饮食，以资气血……若生冷不节，饥饱失宜，调停无度，动成疾患。……老人之食，大抵宜温热熟软，忌其粗硬生冷。（《寿亲养老新书·卷一》）

六、脏腑养生

原文：主明则下安，以此养生则寿，殁世不殆。……主不明则十二官危，使道闭塞而不通，形乃大伤，以此养生则殃。（《素问·灵兰秘典论》）

原文：五脏坚固，血脉和调，肌肉解利，皮肤致密，营卫之行，不失其常，呼吸微徐，气以度行，六腑化谷，津液布扬，各如其常故能久长。（《灵枢·天年》）

原文：治虚有三本，肺、脾、肾是也。肺为五脏之天，脾为百骸之母，肾为性命之根，治肺治脾治肾，治虚之道毕矣。（明·汪绮石《理虚元鉴·治虚三本》）

原文：慎动，……人之性常静……心常清静则神安，神安则精神皆安，以此养生则寿，殁世不殆。……心劳则神不安，神不安则精神皆危，便闭塞不通，形乃大伤，以此养生则殃。……正养此心，使之常清常静，常为性情之主。（明·万全《养生四要》）

原文：太饥伤脾，太饱伤气。盖脾借于谷，饥则脾无以运而脾虚；气转于脾，饱则脾过于实而滞气。故先饥而食，所以给脾；食不充脾，所以养气。（清·曹庭栋《老老恒言·饮食》）

七、调气养生

原文：真气者，若天与日，失其所，则折寿而不彰。（《素问·生气通天论》）

原文：苍天之气，清净则志意治，顺之则阳气固。虽有贼邪，弗能害也，此因时之序。

故圣人传精神，服天气，而通神明。失之则内闭九窍，外壅肌肉，卫气散解，此谓自伤，气之削也。(《素问·生气通天论》)

原文：久卧伤气，久坐伤肉。(《素问·宣明五气篇》)

原文：元气之充足，皆由脾胃之气无所伤，而后能滋养元气，若胃气之本弱，饮食自倍，则脾胃之气既伤，而元气亦不能充，而诸病之所由生也。(金元·李东垣《脾胃论·脾胃虚实传变篇》)

原文：人生以气为本，以息为元，以心为根，以肾为蒂，……人呼吸常在心肾之间，则血气自顺，元气自固，七情不炽，百骸之病自消矣。(明·龚廷贤《寿世保元·呼吸静功妙诀》)

原文：故人之所生，神依于形，形依于气，气存则荣，气败则灭，形气相须，全在摄养。(明·高濂《遵生八笺·延年却病笺》)

原文：气欲柔不欲强，欲顺不欲逆，欲定不欲乱，欲聚不欲散，故道家最忌嗔心。嗔心一发，则气强而不柔，逆而不顺，乱而不定，散而不聚矣。(明·袁黄《摄生三要·养气》)

八、四时养生

原文：春三月，此谓发陈，天地俱生，万物以荣，夜卧早起，广步于庭，被发缓形，以使志生，生而勿杀，予而勿夺，赏而勿罚，此春气之应，养生之道也。逆之则伤肝，夏为寒变，奉长者少。夏三月，此谓蕃秀，天地气交，万物华实，夜卧早起，无厌于日，使志无怒，使华英成秀，使气得泄，若所爱在外，此夏气之应，养长之道也。逆之则伤心，秋为痎疟，奉收者少，冬至重病。秋三月，此谓容平，天气以急，地气以明，早卧早起，与鸡俱兴，使志安宁，以缓秋形，收敛神气，使秋气平，无外其志，使肺气清，此秋气之应，养收之道也。逆之则伤肺，冬为飧泄，奉藏者少。冬三月，此谓闭藏，水冰地坼，无扰乎阳，早卧晚起，必待日光，使志若伏若匿，若有私意，若已有得，去寒就温，无泄皮肤，使气亟夺，此冬气之应，养藏之道也。逆之则伤肾，春为痿厥，奉生者少。(《素问·四气调神大论》)

原文：故阴阳四时者，万物之终始也，死生之本也，逆之则灾害生，从之则苛疾不起，是谓得道。道者，圣人行之，愚者佩之。从阴阳则生，逆之则死，从之则治，逆之则乱。反顺为逆，是谓内格。(《素问·四气调神大论》)

原文：贼风数至，暴雨数起，天地四时不相保，与道相失，则未央绝灭。唯圣人从之，故身无奇病，万物不失，生气不竭。(《素问·四气调神大论》)

原文：逆春气，则少阳不生，肝气内变；逆夏气，则太阳不长，心气内洞；逆秋气，则太阴不收，肺气焦满；逆冬气，则少阴不藏，肾气独浊。(《素问·四气调神大论》)

原文：冬时天地气闭，血气伏藏，人不可作劳出汗，发泄阳气，有损于人也。(唐·孙思邈《千金要方·道林养性》)

原文：谨于摄生，春夏奉以生长之道，秋冬奉以收藏之理，饮食之有节，起居而有常，

少思寡欲，恬淡虚无，精神内守，此无病之时，不药之药也。（元·罗天益《卫生宝鉴·无病服药辨》）

九、积精养神

原文：凡阴阳之要，阳密乃固，两者不和，若春无秋，若冬无夏，因而和之，是谓圣度。故阳强不能密，阴气乃绝，阴平阳秘，精神乃治，阴阳离决，精气乃绝。（《素问·生气通天论》）

原文：上古之人，其知道者，法于阴阳……起居有常，不妄作劳，故能形与神俱，而尽终其天年，度百岁乃去。今时之人不然也，以酒为浆，以妄为常，醉以入房，以欲竭其精，以耗散其真，不知持满，不时御神，务快其心，逆于生乐，起居无节，故半百而衰也。（《素问·上古天真论》）

原文：形恃神以立，神须形以成。……修性以保神，安心以全身，……爱憎不栖于情，忧喜不留于意，泊然无感。……清虚静泰，少私寡欲，知名位之伤德，故忽而不营，非欲而强禁也。（三国·嵇康《养生论》）

原文：神者精也，保精则神明，神明则长生。精者血脉之川流，守骨之灵神也。精去则骨枯，骨枯则死矣。是以为道务实其精。（南梁·陶弘景《养性延命录·服气疗病篇》）

原文：善摄生者，惟能审万物出入之道，适阴阳升降之理，安养神气，完固形体。使贼邪不得入，寒者不能袭。（宋·赵佶等《圣济总录》）

原文：主闭藏者肾也，司疏泄者肝也，二脏皆有相火，而其系上属于心。心，君火也，为物所感则易动，心动则相火亦动，动则精自走，相火翕然而起，虽不交会，亦暗流而疏泄矣。所以圣贤只是教人收心养心，其旨深矣。……善养生者，亦宜暂远帷幕，各自珍重，保全天和。（元·朱震亨《格致余论·阳有余精不足论》）

原文：聚精在于养气，养气在于存神，神之于气，犹母之于子也。故神凝则气聚，神散则气消，若宝惜精气而不知存神，是茹其华而妄其根矣。（明·袁黄《摄生三要·存神》）

原文：经云：肾为藏精之府。又云：五脏各有藏精血，无停泊于其所。盖人未交感，精函于血中，未有形状。交感之后，欲火动极，而周身流行之血至命门而变为精以泄焉。……养生者务实其精。实精之要，莫如经年独宿，……聚精之道，一曰寡欲，二曰节劳，三曰息怒，四曰戒酒，五曰慎味。（明·袁黄《摄生三要》）

原文：精成于血，不独房室之交损吾之精，凡日用损之事，皆当深戒。如目劳于视则血以视耗，耳劳于听则血以听耗，心劳于思则血以思耗，吾随事而节之，则血得其养而与日俱积矣，是故贵节劳。（明·袁黄《摄生三要·聚精》）

原文：精不可竭，竭则真散。盖精能生气，气能生神，营卫一身，莫大乎此。故善养生者必宝其精，精盈则气盛，气盛则神全，神全则身健，身健则病少。神气坚强，老而益壮，皆本乎精也。（明·张景岳《类经·卷一》）

原文：坐而假寐，醒时弥觉神清气爽，较之就枕而卧，更为受益。然有坐不能寐者，但使缄其口，闭其目，收摄其心神，休息片时，足当昼眠，亦堪遣目。（清·曹庭栋《老老

恒言·昼卧》)

十、气功、导引养生

原文：肾有久病者，可以寅时面向南，静神不乱思，闭气不息七遍，以引颈咽气顺之，如咽甚硬物。如此七遍后，饵舌下津令无数。(《素问遗篇·刺法论》)

原文：欲为道者，目想日月，耳响师声，口恒吐死气、取生气，体象五星，行恒如蹦空，心存思长生，慎笑节语，常思其行，要道也。(梁·陶弘景《真诰》)

原文：为道务宝其精。从夜半至日中为生气，从日中后到夜半为死气。常以生气时正僵卧瞑目握固，闭气不息，于心中数至二百乃口吐气出之。日增息如此，身神具，五脏安。能闭气至二百五十，华界明、耳目聪，举身无病，邪不干人也。(梁·陶弘景《养性延命录·服气疗病篇》)

原文：取夜半之后、五更以来，睡觉后以水漱口，仰卧，伸手足，徐徐吐气一二十度，候谷气消尽，心静定后，即闭气忘情，将心在脐下丹田气海之中，寂然不动，则咽气两三度，便闭气，使心送向丹田中，渐觉气作声，下入气海中，幽幽然，是气行之候也。良久，待气行讫，又开口吐气徐徐，又闭口而咽之。如是三二十度，皆依前法。觉气饱即冥心志情，清思万虑。久久习之，觉口中津液甘香，食即有味。(宋·张君房《云笈七签》卷五十载《诸家气法·申天师服气要诀》)

原文：学道人行住坐卧，不得少顷心不在道。行则措足于坦途，住则凝情于太虚，坐则匀鼻端之息，睡则抱膝下之殊。(金·王颐中辑《丹阳真人语录》)

原文：临卧时坐于床，垂足解衣，闭气，舌柱上腭，目视顶，乃提缩谷道，以手摩擦两肾腧穴，各一百二十次，以多为妙，毕，即卧。如是三十年，极得力。(明·高濂《遵生八笺·延年却病笺上》)

原文：气滞则痛，血滞则肿。滞之为患，不可不慎。治之须澄心闭息，以左手摩滞七七遍，右手亦然，复以津涂之。勤行七日，则气通血畅，永无凝滞之患。修养家所谓干沐浴者，即此之义。(明·逍遥子《逍遥子导引诀·闭摩通滞气》)

原文：颜色憔悴，良由心思过度，劳碌不谨。每晨静坐闭目，凝神存想，神气冲澹，自内达外，两手搓热，拂面七次。仍以漱津涂面，搓拂数次。行之半月，则皮肤光润，容颜悦泽，大过异常矣。(明·逍遥子《逍遥子导引诀·搓涂自美颜》)

十一、运动养生

原文：舞以宣导之，……以防民气郁瘀而滞着，筋骨瑟缩而不达。(《吕氏春秋·古乐篇》)

原文：形不动则精不流，精不流则气郁。郁处头则为肿为风，处耳则为挶为聋，处目则为蔑为盲，处鼻则为鼽为窒，处腹则为张为疛，处足则为痿为蹶。(《吕氏春秋·达郁》)

原文：动胜寒，静胜热，能动能静，所以长生。(梁·陶弘景《养性延命录》)

原文：五禽之戏：一曰虎，二曰鹿，三曰熊，四曰猿，五曰鸟。亦以除疾，兼利蹄足，

以当导引。（南朝·范晔《后汉书·华佗传》）

原文： 食毕当行步踟蹰，计使中数里来。行毕使人以粉摩腹上数百遍，则食易消，大益人，令人能饮食，灭百病。（唐·孙思邈《千金要方·饮食》）

原文： 鸡鸣时起，……四时气候和畅之日，量其时节寒温，出门行三里二里，及三百二百步为佳，量力行，但无令气乏气喘而已。亲故邻里来相访问，携手出游百步。（唐·孙思邈《千金翼方·养性》）

原文： 吹嘘呼吸，吐故纳新，熊经鸟伸，导引按跷，所以调其气也；平定气息，握固凝神，神宫内视，五脏昭彻，所以守其气也；法则天地，顺理阴阳，交媾坎离，济用水火，所以交其气也。（金元·刘完素《素问病机气宜保命集·原道论》）

原文： 散步者，散而不拘之谓，且行且立，且立且行，须得一种闲暇自如之态。……步主筋，步则筋舒而四肢健。……饭后缓行数百步，散其气以输其食，则磨胃而易腐化，……闲暇散步所以养神；睡前绕室行千步，始就枕，是以动求静。（清·曹庭栋《老老恒言》）

参考文献

［1］王旭东.中医养生康复学［M］.北京：中国中医药出版社，2004.

［2］马烈光.中医养生学［M］.北京：中国中医药出版社，2012.

［3］马烈光.中医养生保健学［M］.北京：中国中医药出版社，2009.

［4］刘占文.中医养生学［M］.北京：中国中医药出版社，2012.

［5］郭海英.中医养生学［M］.北京：中国中医药出版社，2009.

［6］杜祖贻，汤伟奇，王育杰，等.中医养生学精华［M］.桂林：广西师范大学出版社，
　　2007.

［7］陈立典.中医养生［M］.北京：北京科学技术出版社，2006.

［8］蒋德平.现代中医养生学［M］.天津：天津科学技术出版社，2012.

［9］颜德馨，夏翔.中华养生大全［M］.上海：上海科学技术出版社，2001.

［10］李庆升.中医养生学［M］.北京：科学出版社，1993.

［11］张恩勤.中医养生康复学［M］.上海：上海中医学院出版社，1990.

［12］王玉川.中医养生学［M］.上海：上海科学技术出版社，1992.

［13］王玉川.中医养生学［M］.上海：上海科技出版社，2006.

［14］董湘玉.中医心理学［M］.北京：人民卫生出版社，2008.

［15］傅华.预防医学［M］.北京：人民卫生出版社，2008.

［16］徐福松.徐福松实用中医男科学［M］.北京：中国中医药出版社，2009.

［17］刘天君.中医气功学［M］.北京：中国中医药出版社，2011.

［18］虞定海.中国传统保健体育与养生［M］.上海：上海科学技术出版社，2001.

［19］曹裕安.二十四式简化太极拳通俗讲法［M］.北京：中国中医药出版社，2013.

［20］杨继军，佘延芬.刮痧疗法［M］.北京：中国中医药出版社，2011.

［21］曹希亮.中国养生学（上卷）［M］.陕西：陕西科学技术出版社，2005.

［22］倪泰一，易洪波.中华养生宝典［M］.重庆：重庆出版社，2006.

［23］刘占文，马烈光.中医养生学［M］.北京：人民卫生出版社，2007.

［24］彭铭泉.常见病四季养生药膳全书［M］.北京：人民军医出版社，2006.

［25］桑全喜.古今养生文化精要［M］.吉林：延边大学出版社，2011.

［26］曹希亮.中国养生学［M］.西安：陕西科学技术出版社，2005.

［27］王琦，田原.解密中国人的九种体质［M］.北京：中国中医药出版社，2009.

［28］王琦.九种体质使用手册［M］.北京：中国中医药出版社，2012.

［29］马烈光，李英华.养生康复学［M］.北京：中国中医药出版社，2005.

［30］孙秀发，周才琼，肖安红.食品营养学［M］.郑州：郑州大学出版社，2011.

［31］汪受传.中医儿科学［M］.北京：人民卫生出版社，2009.

［32］翁维健.中医饮食营养学［M］.上海：上海科学技术出版社，1992.

［33］孟景春.中医养生康复学概论［M］.上海：上海科学技术出版社，1992.

［34］李彪.中国传统性治疗学［M］.海南：三环出版社，1992.

［35］云中玉.实用自我推拿治疗保健大全［M］.广州：广东旅游出版社，1996.

［36］韦大文，董锡玑.中医养生学概要［M］.北京：中国医药科技出版社，2012.

［37］石学敏.针灸学［M］.新世纪(第二版)，北京：中国中医药出版社，2007.

［38］王富春.刺法灸法学［M］.上海：上海科学技术出版社，2013.

［39］王华，杜元灏.针灸学［M］.北京：中国中医药出版社，2012.

［40］刘毅.拔罐刮痧速效自疗［M］.武汉：武汉出版社，2011.

［41］孟宪忠.中华拔罐疗法大全［M］.北京：中国医药科技出版社，2010.

［42］施杞.中国养生全书［M］.上海：学林出版社，1990.

［43］王锦芳.形体舞蹈［M］.杭州：浙江大学出版社，2006.

［44］任平.中国书法［M］.北京：北京师范大学出版社，2012.

［45］张齐文.实用中医保健学［M］.北京：人民卫生出版社，1989.

［46］刘丽芳，鲁札容.中华养生四季篇［M］.呼和浩特：远方出版社，2006.

［47］张学梓，钱秋海，郑翠娥.中医养生学［M］.北京：中国医药科技出版社，2002.

［48］张冰，张瑞贤，林玲.黄帝养生术［M］.北京：华夏出版社，1993.

［49］操达志，刘颖岩，姚红，等.插图本中国养生经典［M］.上海：上海科学技术文献出版社，2006.

［50］王明辉，王风雷，蒋士生，等.养生箴言与中华传统文化［M］.北京：中国医药科技出版社，2001.

［51］忽思慧著.张秉伦，方晓阳译著.饮膳正要［M］.上海：上海古籍出版社，2017.

［52］刘炳凡.养生颐年古今鉴［M］.湖南：岳麓书社，1999.

［53］郭松涛.人生保健［M］.北京：中国古籍出版社，2012.

［54］卞镝.中医养生学图表解［M］.辽宁：辽宁科学技术出版社，2015.

［55］陈涤平.中医养生大成［M］.北京：中国中医药出版社，2014.

［56］王旭东.中医养生康复学［M］.北京：中国中医药出版社，2017.

［57］马烈光，蒋力生.中医养生学［M］.北京：中国中医药出版社，2016.

［58］陈涤平，周时高.中医养生学导论［M］.北京：人民卫生出版社，2019.